临床医学影像诊断与实践

代京翠 ◎ 著

吉林科学技术出版社

图书在版编目（ＣＩＰ）数据

临床医学影像诊断与实践 / 代京翠著. -- 长春：
吉林科学技术出版社，2022.4
ISBN 978-7-5578-9507-5

Ⅰ. ①临… Ⅱ. ①代… Ⅲ. ①影像诊断 Ⅳ.
①R445

中国版本图书馆CIP数据核字(2022)第115945号

临床医学影像诊断与实践

著	代京翠	
出 版 人	宛　霞	
责任编辑	练闽琼	
封面设计	山东道克图文快印有限公司	
制　　版	山东道克图文快印有限公司	
幅面尺寸	185mm×260mm	
字　　数	339 千字	
印　　张	14.5	
印　　数	1-1500 册	
版　　次	2022年4月第1版	
印　　次	2023年3月第1次印刷	

出　　版	吉林科学技术出版社
发　　行	吉林科学技术出版社
地　　址	长春市福祉大路5788号
邮　　编	130118
发行部电话/传真	0431-81629529 81629530 81629531
	81629532 81629533 81629534
储运部电话	0431-86059116
编辑部电话	0431-81629518
印　　刷	三河市嵩川印刷有限公司

书　　号	ISBN 978-7-5578-9507-5
定　　价	128.00元

前　言

随着医学影像学新技术、新设备、新治疗方法的不断涌现和创新，影像诊断已从单一依靠形态变化进行诊断逐渐发展成为集形态、功能、代谢改变为一体的综合诊断体系，是现代医学临床工作不可缺少的助手。为更好地利用影像设备治疗疾病，缓解医患关系，减轻患者经济负担，提高患者生活质量，本书编者参考大量国内外文献资料，结合临床实际情况，编写了本书。

本书介绍了 X 线临床常见疾病诊断、CT 临床常见疾病诊断、MRI 临床常见疾病诊断、超声常见疾病临床诊断等内容，以各种临床常见疾病的诊断为主要骨架，集所有影像学检查技术为一体，描述医学影像学的表现特征，便于医学学者灵活掌握并指导临床实践，并从基础入手，提纲挈领，删繁就简，涵盖整个医学影像学的内容，深入浅出，便于理解和记忆。总体而言，本书具有新颖性、先进性、科学性，可作为影像学医务工作者及其他临床医师参考的工具书。

在编写过程中，由于编者较多，写作方式和文笔风格不一，再加上时间有限，难免存在疏漏和不足之处，望广大读者提出宝贵的意见和建议。

编　者

目　　录

第一章　X线诊断学

第一节　循环系统疾病 X 线诊断

一、检查方法与正常影像

(一)后前位

后前位位于胸部中线偏左侧,一般1/3位于中线之右侧,2/3位于中线之左侧。心右缘上方为上腔静脉,向下进入右心房,右心房构成心脏大血管右缘的下 1/2,近膈面处有时可见下腔静脉,向上内方向斜行。左缘上方向外突起的为主动脉结。其下方为肺动脉段,此处向内凹入,称为心腰;肺动脉与左心室缘之间为左心耳,正常情况下 X 线片上不能显示;左心室缘向外下方延伸然后向内,转弯处称为心尖。

(二)右前斜位

前缘自上而下为升主动脉、肺动脉主干前缘和肺动脉圆锥,下段大部分为右心室,仅膈上一小部分为左心室,如旋转角度＞45°,则下部由右心室构成。后缘上段由气管与上腔静脉组成并相互重叠,下段大部分由左心房构成,略向后突呈浅弧形,膈上的一小部分为右心房,后心膈角有时可见一斜三角形阴影,为下腔静脉的投影。食管与降主动脉位于心后缘与脊柱之间的透明间隙内,食管与左心房的后缘相邻接。

(三)左前斜位

前缘自上而下为升主动脉、右心房、右心室。上段的升主动脉和下段的右心室近似平直或略向前隆突,两者之间的倾斜段由右心房心耳构成。后缘上方为左心房,占心后缘的小部分,后缘下部为左心室,后者与脊椎前缘相邻近。左心室段的下端常可见一切迹即心室间沟,为左、右心室分界的标志,深吸气位或悬垂型心脏较易见到。左心房之上方可见左主支气管的透明影。

由主动脉弓部所围绕形成的透明区称为主动脉窗。其中可见肺动脉、气管分叉、左主支气管和与其伴行的左肺动脉。降主动脉自弓部向下行经心后缘与脊柱之间的心后间隙内,或部分与脊柱重叠。后心膈角(心后缘之膈面)常可见一三角形阴影伸入心影内,系下腔静脉的投影,深吸气位尤易显示。

(四)左侧位

侧位心影的纵轴自后上斜向前下,下部与前胸壁邻近,由右心室构成,由于其下端的回缩,前心膈角区可见到小的三角形透明间隙,深吸气位较著。由右心室向上逐渐离开胸壁,其与前胸壁之间形成倒三角形之间隙,称为胸骨后间隙。该段由右心室漏斗部与肺动脉主干共同构成,形成向前膨隆之弧形。因此,正常情况下仅右心室下部之一部分与前胸壁相邻接。心前缘之上方为升主动脉,略呈前突之弧状向上走行。上腔静脉、头臂血管和气管位于主动脉升、降部之间,部分与升主动脉重叠。心影后缘与主动脉不相重叠,其间形成一狭长的心后间隙,可见降主动脉沿脊柱前缘下行。心后缘上段为左心房,下段为左心室,正常两者之间无明确的分界。后心膈角的三角形阴影是下腔静脉。

二、冠状动脉粥样硬化性心脏病

(一)X线诊断要点

1.轻度心肌缺血

X线心脏往往无明显阳性发现。

2.心肌梗死

心肌梗死的X线征象为梗死区搏动异常,此为主要X线征象,可出现典型的矛盾运动、搏动幅度减弱或消失等。较广泛或多发的心肌梗死、心力衰竭或心包积液可使心影增大。心力衰竭常从左心开始,以后波及右侧。偶可见血栓钙化。

3.心室膨胀瘤

心室边缘局部隆起,矛盾运动,搏动减弱或消失。

(二)临床联系

本病主要侵犯主干及大分支,如前降支的近心段、右冠状动脉和右冠支。由于血流受阻,心肌出现缺血、梗死,严重者出现心室壁瘤。

三、风湿性心脏病

(一)X线诊断要点

不同摄片体位的表现如下。

1.后前位

两侧肺淤血,上肺静脉扩张,下肺静脉变细,血管模糊,重者出现肺静脉高压征象,如间质性或肺泡性水肿、Kerley线等。左心房增大导致右心缘可见双心房影和(或)心影中央密度增高。主动脉结因心搏量少及心脏旋转而变小。肺动脉段隆起,肺动脉增粗、模糊。左心缘出现第三心弓(左心耳),左下心缘平直,心尖上翘,当有关闭不全时则左心室增大,左下心缘长径与横径均增大,重者左支气管上抬,气管分叉角增大。

2.右前斜位

心前间隙缩小,肺动脉段隆起,左心房增大,心后上缘后突,压迫充钡食管。

3.左前斜位

心前间隙缩小,肺动脉段隆起,左主支气管受压上抬。

4.侧位

胸骨后心脏接触面增加,食管受左心房压迫而后移,单纯狭窄者心后三角存在,关闭不全时缩小或消失。

(二)临床联系

临床症状以劳累后心悸为主,重者可有咯血、端坐呼吸、肝大、下肢水肿等症状,心尖区舒张期隆隆样杂音。

四、心包炎及心包积液

（一）X线诊断要点

心包积液在300mL以下时不易发现。中等量积液时正位见心脏阴影向两侧增大，心缘正常弧变消失，心脏外形可呈烧瓶状或球形。上纵隔阴影缩短增宽。心脏搏动减弱或消失，尤以心尖部明显，主动脉搏动正常。肺纹理减少或正常。

（二）临床联系

本病多是全身疾病的局部表现或邻近组织病变蔓延的结果，表现为心前区疼痛或闷痛、呼吸困难与心脏压塞等症状。

五、房间隔缺损

（一）X线诊断要点

婴幼儿期或年龄较大缺损小而分流量少的，心肺可无明显异常。达到一定分流量时，右心房、右心室因容量的过负荷而增大，肺血增多，左心室发育较差，主动脉正常或缩小。其表现如下。

1. 肺血增多

除肺动脉段隆突外，两肺门血管影增宽，肺门血管呈扩张性搏动（称肺门舞蹈症），两肺中带肺血管纹理增粗、增多，并可延伸至肺外带，肺血管纹理边缘清晰。

2. 心脏增大

心脏呈不同程度的增大，右心房增大较明显。

（1）后前位。心脏左移，右上纵隔与右心缘影不明显，主动脉结缩小，肺动脉段空出，心尖上翘，肺血增多。

（2）左、右前斜位。肺动脉段隆起，心前间隙缩小，左心房不大，右心房段延长或隆起。

（3）侧位。心前缘与胸骨接触面增加，心后三角存在。

（二）临床联系

本病患者可以无症状，形体正常，发育稍小，劳累后有心悸、气促，易患呼吸道感染，无发绀。体检胸骨左缘第2肋间收缩期杂音。

六、室间隔缺损

（一）X线诊断要点

室间隔缺损的X线表现完全受血流动力学异常所决定。

1. 缺损小而分流量少者

心肺无明显异常或仅肺血管纹理增多，此种肺血管纹理增多仅发生于下肺野。肺动脉段多平直或隆突，左心室轻度增大。

2. 缺损在1cm以上者

分流量较大，肺血增多，肺动脉段隆起，心影以左心室增大为主，左心室、右心室均增大。

3. 在上述基础上合并肺动脉高压者

两肺中外带肺纹理扭曲变细，肺动脉段与大分支扩张，严重者肺门呈一"截断"样。心脏右心室增大比左心室显著，常伴有肺间质水肿及肺泡性水肿的X线片，但以充血现象为主。

（二）临床联系

临床上小孔室间隔缺损患者无症状,胸骨左缘有全收缩期杂音。大孔室间隔缺损有大量左向右分流出现震颤,婴儿期即可有充血性心力衰竭。患者生长及发育差,反复呼吸道感染、多汗、喂养困难、心悸、气促、乏力,至右向左分流时可出现发绀。

七、动脉导管未闭

（一）X线诊断要点

导管细小而分流量少者,心、肺可无明显异常,或仅有左心室轻度增大,肺动脉段轻突,主动脉弓稍宽。导管较粗而分流量多者,肺动脉段隆突及肺血增多明显,两肺纹理增多且粗,透视可见"肺门舞蹈症",但较房间隔或室间隔缺损发生较少。心脏呈轻度至中度增大,主动脉弓增宽,有时可见漏斗征。

（二）临床联系

本病可因分流量大小表现出不同的临床形式。分流量甚小者临床可无主观症状;中等分流量者常感乏力、劳累后心悸、气喘;分流量大时多为临床症状严重。

八、肺动脉瓣狭窄

（一）X线诊断要点

1.心脏改变

肺动脉瓣轻度狭窄者,心脏大小正常或仅轻度增大,以右心室为显著,心脏呈二尖瓣型。肺动脉瓣严重狭窄者,右心室增大明显。

2.肺门改变

肺动脉段因狭窄后扩张而隆突,隆突下方与心脏交界分明,呈切迹样。左肺门影增大,主动脉弓相对变小,故整个心脏与大血管显示为下面为圆隆的心脏,中间为隆突的肺动脉段,两者之间界限分明。最上方为相对变小的主动脉弓,故颇似葫芦形。如果有增大而搏动的左肺门,纤细而静止的右肺门,为瓣膜型肺动脉狭窄的典型表现。

3.肺纹理

肺野清晰,血管纤细稀少,边缘清晰。

（二）临床联系

轻症肺动脉瓣狭窄可无症状,重者在活动时有呼吸困难及疲倦,严重狭窄者可因剧烈活动而导致晕厥甚至猝死。

九、法洛四联征

（一）X线诊断要点

25%的患者伴有右位主动脉弓,故右上纵隔处有突出之主动脉结,部分患者左上纵隔无主动脉结,肺动脉段凹陷,心左下缘为向上翘起的心尖,左、右心房无明显改变,肺动脉和肺血均减少。

（二）临床联系

患者自幼出现发绀和呼吸困难,易疲乏,劳累后常取蹲踞位,常伴杵状指,严重缺氧时可引起晕厥。

第二节　呼吸系统疾病 X 线诊断

一、检查方法与正常影像

(一)常规胸部平片

常规胸片(conventional chest x-ray imaging)为首选和最常用的 X 线检查方法,它可以比较清楚地显示胸部的正常和异常,而且有些病例可做出比较明确的定位和定性诊断。如果采用高千伏投照技术(管电压在 120kV 以上)则有利于显示胸内某些隐蔽区的病变(如心后区的病变)。根据常规胸片的发现,可以进一步选择其他检查方法。另外,胸部平片在健康人群普查中也具有重要的作用。实践证明,它可以早期发现无症状的胸内病变,如:支气管肺癌、肺结核和纵隔肿瘤等。然而,常规胸片为一互相重叠的复合图像,会丢失许多图像信息。其密度分辨率较低,对于观察一些隐蔽区或细微病变还有一定的限度。

(二)正常 X 线表现

熟悉和掌握后前位和侧位正常胸片的 X 线表现是胸部疾病影像诊断的基础。

1. 胸廓(胸壁)

胸壁包括骨骼及其周围的软组织,正常胸廓两侧对称。

(1)骨骼

1)肋骨。共 12 对,肋骨前后端不在同一水平上,自后向前下斜行。第 4 肋骨后端多与胸锁关节同高,第 10 后肋约相当于第 6 前肋高度,与膈肌等高。肋软骨未钙化时不显影,故胸片上肋骨之前端呈"游离"状态。于 25～30 岁出现软骨钙化,以后自下向上顺序钙化。钙化的肋软骨沿肋软骨边缘呈片状、条状、颗粒状或块状钙化影,应与肺内病变相区别。通常以肋骨作为胸部病变的定位标志,并将肋骨分为前、后两部,相邻两肋骨间的间隙分别称为前、后肋间隙,正常两侧肋间隙宽度左右对称。

肋骨先天变异以右侧变异较多,常表现在形态、数目或连接形式上的变异。①颈肋:多见于女性。位于第 7 颈椎旁,较直,与第 1 颈椎相比,其两侧的横突向下倾斜。②叉状肋:多发生在右侧第 3 或第 4 肋骨,肋骨远端呈叉状,或有小的突起。③肋骨联合:多见于第 5、第 6 肋骨和第 1、第 2 肋骨之间,常在肋骨后端近脊处,应与肺内病变相区别。

2)肩胛骨。胸部摄片时标准后前位胸片上,肩胛骨应当投影于肺野之外。如果两肩向前旋转不够,尤其在仰卧位胸片上肩胛骨影像与肺野上外方相重叠,其内缘与胸壁平行呈带状阴影,应与胸膜增厚相区别。发育过程中的肩胛骨,其下角可出现二次骨化中心,可投影于肺野内,不可误诊为骨折。

3)锁骨。在标准后前位胸片上,两侧胸锁关节与中线等距,位于胸廓的上口附近,可作为判断胸片位置是否端正的标志。锁骨稍呈"S"形弯曲,内端下缘有时可见边缘不规则的半圆形凹陷,称为"菱形窝",系肋锁韧带(菱形韧带)附着部位,应与骨质破坏相区别。

4)胸骨。由胸骨柄、胸骨体和剑突构成,胸骨柄与胸骨体相连处向前突起形成角度称为胸骨角,是第 2 前肋水平的标志。在正位片上,胸骨大部分与纵隔阴影重叠,胸骨柄的两侧缘可突出于纵隔阴影之外,应与纵隔内病变或肺内病变相区别。

5)胸椎。正位片上胸椎和纵隔影相重叠。上部 4 个胸椎清楚可见,心脏后部的胸椎仅隐约可见。胸椎横突可突出于纵隔影之外,应与纵隔内增大的淋巴结相区别。

(2)软组织:胸廓软组织在 X 线胸片上可显示不同密度影像,于后前位胸片上可见到如下正常软组织结构。

1)皮下脂肪。比皮肤密度低,透亮。从其影像厚度上可以推测被测者的营养状况。

2)胸大肌。两侧胸大肌位于两肺中野外侧,显示密度均匀的扇形致密影,外下缘清楚,向外上伸延至腋窝,尤其是男性体力劳动者,胸大肌影像更为明显。

3)胸锁乳突肌。在两肺尖内侧形成外缘锐利的均匀致密阴影,如投照位置不正或颈部向一侧偏斜均可使左右阴影不对称,易误为肺尖部病变。

4)锁骨上皮肤皱褶。为锁骨上皮肤和皮下组织的投影,与锁骨平行,呈中等密度的薄层软组织阴影,厚度常在 1mm 至 2cm。

5)女性乳房和乳头。妇女乳房在两肺下野形成密度增高的半圆形阴影,有时两侧发育不等,其大小与密度均可不同。在斜位观察时乳房阴影常与心脏前缘重叠,应引起检查者的注意。如果一侧乳房发育不良或手术切除后,则肺野透亮度增加,可采取侧位或斜位透视与肺内病变相鉴别。乳头在肺下野可呈对称性边缘清楚的小圆形致密影,一侧显影者可于透视下确定。

6)伴随阴影。在肺尖部,位于第 1、第 2 后肋下缘,1~2mm 宽的线状阴影,为胸膜在肺尖部的反折处及胸膜处肋骨下软组织所形成。

2.管和支气管

(1)气管:气管起于喉部环状软骨下缘(相当于第 6~第 7 颈椎平面),经颈部和上纵隔的正中垂直向下进入胸腔。左侧为主动脉弓,稍向右偏。在第 5~第 6 胸椎水平分成左、右主支气管。右侧主支气管颇似气管的直接延伸,同体轴中线所形成的角度较左侧者小。左、右主支气管下壁交接处形成气管隆嵴,其角度为 60°~85°,一般不应超过 90°。

(2)支气管及其分支:右主支气管长 1~4cm,与气管长轴呈 20°~30°;左主支气管长 4~7cm,与气管长轴呈 40°~50°。两侧主支气管分别分出肺叶支气管,继而又分出肺段支气管,经多次分支,最后分支为终末细支气管。各叶段支气管的名称与相应肺段一致。

3.肺

肺位于胸腔内纵隔的两侧,底面向下,尖端向上,似圆锥体。右肺较左肺体积大,左肺长径大于右肺。

(1)肺野:纵隔两侧密度较均匀一致的透亮区称为肺野。为便于说明肺部病变的位置,通常在第 2、第 4 肋骨前端下缘划一水平线,将其横向划分为上、中、下肺野。肺炎与锁骨下区合称为肺上野,由此至第 4 肋骨前端下缘水平为肺中野,以下为肺下野。

此外,肺野纵行分为内、中、外 3 个带。内 1/3 为内带,包括肺门阴影。中 1/3 为中带,可见明显的肺纹理。外 1/3 为外带。肺野的透亮度与胸廓结构及胸壁软组织厚度和呼吸运动有关。体胖和健壮者透亮度低,瘦弱者透亮度高;深吸气时透亮度增加,下野尤为显著,但平静呼吸下透亮度无明显变化。

(2)肺叶:肺叶由肺间胸膜分隔而成,右肺分为上、中、下3叶;左肺分为上、下2叶(左肺上叶相当于右肺上叶、中叶之和)。正位时肺叶之间相互重叠,部分肺下叶位于心脏与膈的后面,被其所掩盖。

1)右肺。有2个叶间裂,即主裂(斜裂)与横裂(水平裂)。主裂在侧位胸片易于显示,它的起点约与第5肋骨后端同高,向前向下多在前肋膈角后方2~3cm处与膈相交。主裂的后方为下叶,前方为上叶和中叶。侧位时横裂始于主裂的中部,向前并略向下,止于前胸壁;正位则始于肺门的中点,水平向外达侧胸。

2)左肺。通常只有一个裂隙,相当于右肺之主裂,左肺的主裂后端比右侧者稍高,其前下端止于肺的前下角处。

3)副叶。为肺的先天性变异,常见的副叶有下副叶和奇叶。①下副叶。也称心后叶,发生率为6%~10%,以右侧多见。其叶间裂自膈内侧开始,向上、向内斜行到达肺门。正位片上此裂显示为一弧形细线条影,起自膈面由外下方行至内上方,常可在膈面形成轻微幕状突起。下副叶的形态呈楔状,底部靠膈,尖端指向肺门,位于下叶的前内部,大小不一。下副叶常为支气管扩张和先天性肺囊肿的好发部位。②奇叶。系胚胎发育时奇静脉异常移行,上肺叶的内侧部分即为奇叶,其大小随奇静脉的位置而异。奇副裂在正位片上为一弧形条状阴影,呈纵行走向,突面向外,止于肺门上方,终端呈一倒置的逗点状。

(3)肺门:肺门影是肺动脉、肺静脉、支气管及淋巴组织的总合投影,肺动脉和肺静脉的大分支为主要组成部分,尤以肺动脉为主。

1)正位肺门阴影。在正位胸片上,两侧肺门阴影的大小与密度大致相似。在肺门附近有时可以见到血管的断面,呈致密的小圆点影,直径为2~3mm,并与支气管断面的环形影伴行。①右肺门。分为上、下两部,上部由上肺静脉干、上肺动脉及下动脉干后回归支所构成,右上肺静脉干即是右肺门上部的主要成分。下部由右肺下动脉干构成,沿中间支气管外缘平行地向外下走行。肺门上、下两部之间的较钝夹角称为肺门角。②左肺门。主要由左肺动脉及其分支和上肺静脉及其分支所构成。上部由左肺动脉弓及其尖后支和前支以及上肺静脉的尖后静脉、前静脉构成,呈半圆形或逗点状阴影,下部由左下肺动脉及其分支构成,大部分为心影所掩盖。

2)侧位肺门阴影。两侧肺门大部分重叠,右侧肺门略偏前,似逗号状,前缘为上肺静脉干,后上缘为左肺动脉弓,向下延长的阴影由两下肺动脉干构成。对于侧位肺门影像的分析,必须以体层像为基础,参照肺血管造影进行分析。

(4)肺纹理:两肺纹理呈树枝状阴影,由肺门向外呈放射性分布。正常时止于脏层胸膜下1~2cm处。

肺纹理是由肺血管、支气管及淋巴管的阴影所组成,其中主要是肺血管分支的影像。肺动脉阴影浓而清晰,常与支气管伴行。肺静脉影粗而淡,其走行不规则。胸部正位片中,下部肺纹理较上部者粗。右下肺内带所见肺纹理较粗大而不锐利,呈水平方向分布,是下肺静脉的投影。

4.胸膜

胸膜分为脏层和壁层,包绕于肺脏表面的一层为脏层胸膜,与胸壁、纵隔及横膈相贴为壁层胸膜,两层胸膜之间为潜在的胸膜腔。正常胸膜菲薄,在 X 线上不显影,如胸膜显影则属病理改变,但在以下部位正常胸膜可以显示。

(1)胸膜反折部:肺尖和两侧肋骨腋缘中下部,因胸膜反折可见伴随阴影。

(2)横裂和斜裂:摄片时,X 线束与叶间裂平行,则可见其呈细线样致密影像。

(3)胸椎旁线:过度曝光的正位片上,可见纵隔胸膜反折影,于胸椎左侧、降主动脉内侧,为起自主动脉弓下,止于膈肌,与胸椎外缘平行的线条影,又称为脊柱旁线。

(4)纵隔、食管胸膜线:在高千伏后前位胸片和质量较好的普通胸片上可显示前纵隔线、后纵隔线及食管胸膜线。

5.纵隔

纵隔位于两肺的中间,前为胸骨,后为脊柱,上自胸廓入口,下至膈肌。纵隔主要由心脏、大血管、气管、食管、淋巴组织、胸腺、神经及结缔组织等构成,于胸部正位片上形成致密的中央阴影。

(1)纵隔分区:为便于描述与分析病变性质,可将纵隔划分为 9 个区。

1)前后方向划分。胸骨之后,心脏、升主动脉和气管之前狭长的倒置三角形区域为前纵隔;心脏、主动脉弓、气管、肺门和食管所占据的范围为中纵隔;食管之后及脊柱旁沟区为后纵隔。

2)上下方向划分。依第 4 胸椎下缘与胸骨柄下缘之间的连线和肺门下缘的水平线,将前、中、后纵隔各分为上、中、下 3 个部分。

(2)X 线表现:在标准后前位胸片上,右上纵隔的边缘由上腔静脉和右头臂静脉所组成。右肺尖内缘相当于第 2、第 3 后肋间隙处,为右锁骨下动脉所形成。左上纵隔主动脉弓以上主要为左锁骨下动脉的影像。老年人主动脉弓延长、迂曲,使主动脉增宽而组成右上纵隔边缘的一部分。两侧心膈角可因脂肪组织充填而变钝,以左侧较明显,肥胖体型尤为显著。纵隔的阴影极易受体位或呼吸的影响,在卧位或呼吸时,纵隔变宽而短,立位或吸气时变窄而长,尤以小儿明显。

6.膈肌

膈肌为一薄的腱膜肌,位于胸、腹腔之间。横膈呈圆顶状,一般右膈顶在第 5 肋间前端至第 6 前肋间水平,相当于第 9 或第 10 后肋骨平面,通常右膈比左膈高 1～2cm。两侧膈顶均靠近内侧,逐渐向外下方倾斜,与胸壁间形成锐利的肋膈角,内侧与心脏形成心膈角。

平静呼吸时膈肌运动幅度为 1～2cm,深呼吸时可达 3～6cm,两侧膈肌动度大致相等。肋膈角吸气时较钝,呼气时尖锐。人体直立时膈位最低,平卧时略高。膈肌的位置因体型而异,矮胖者较高,瘦长者则较低。吸气时,右膈一般位于第 10 后肋水平,相当于第 6 肋前端水平,左膈较右膈低 1～2cm。

膈肌的正常变异可使其形态、位置和运动发生改变,右膈的内前部分可出现一局限性半圆形隆起,吸气时明显,深呼气时可减小,甚至消失,称为局限性膈膨升。有时深吸气时横膈可呈波纹状,称为波浪膈,与膈粘连相区别。

二、大叶性肺炎

(一)X 线诊断要点

X 线征象较临床症状出现为晚,X 线表现与病理分期有关。

1. 充血期

初期无明显异常。一般常在发病 6~12h 后出现 X 线征象,表现为病区肺纹理增浓,肺野透亮度略减低,有时病区周围可出现极淡的云雾状阴影。

2. 实变期

实变期相当于病理上的红色和灰色肝样变期。典型表现为病变区呈均匀密实阴影。其形态、范围与受累肺段、肺叶完全符合。由于抗生素的广泛应用,大叶肺炎以肺段形式出现者日益增多,实变阴影呈现一个肺段的解剖形态和范围,其近胸膜一边常显示清楚、平直,其余则模糊不清。

病变的叶间裂可稍突。如果病变内伴有肺不张,也可略小于正常,叶间裂稍凹。若有少量胸膜渗出液,则可见肋膈角变钝。由于含气支气管与实变肺组织相互衬托,有时可显示空气支气管征。

3. 消散期

实变阴影的密度逐渐减低,呈散在斑片状阴影。进一步吸收,仅出现条索状阴影或完全恢复正常,少数病例可演变成机化性肺炎或慢性肺化脓症。

(二)临床联系

本病好发于青壮年,冬、春季发病较多。患者发病急骤,高热、寒战、胸痛、气急等为常见症状。吐铁锈色痰则为本病的典型临床表现。严重者可出现休克。

三、支气管肺炎

(一)X 线诊断要点

支气管肺炎 X 线表现比较复杂,基本上是呼吸性细支气管炎伴有小叶性的实质浸润、肺不张和肺气肿的综合反映。

1. 斑片状小病灶阴影

斑片状小病灶阴影是支气管肺炎的主要诊断依据。多数于发病第一天即出现,病灶直径为 2~5mm,中心致密,边缘模糊,大小不等,沿肺纹理散在分布,以中、下肺野内中带较密集。长期卧床患者的坠积性肺炎则多见于脊柱旁沟区和两肺下野。晚期,小病灶更加密集重叠或融合,可形成较大的片状阴影,但其密度仍保持不均匀的多中心融合的特征。

2. 小叶性肺不张和小叶性肺气肿

小叶性肺不张和小叶性肺气肿表现为边界清楚、密度较高的小三角形或斑点状致密影和泡性小透亮区,常掺杂在小病灶影之间。以幼儿出现率较高,诊断意义较成年人尤为重要。

3. 肺门影

肺门阴影密度增高,肺纹理增浓,结构模糊不清。有时肺门区有结节状致密影。这是经常伴随的血管、支气管周围炎和淋巴结炎的综合反映。

4. 急性期

常伴有明显的呼吸功能障碍征象,如膈肌运动和肺呼吸透亮度差、减低等。

(二)临床联系

本病多并发于麻疹、百日咳、猩红热等急性传染病,幼儿、老年人易感。常表现为高热、咳嗽、咳泡沫状黏液脓性痰,严重者可有呼吸困难、发绀。

四、支原体肺炎

(一)X线诊断要点

X线表现很不典型。多数患者病变局限于1个或2个肺段,以下叶多见。

1. 局限性肺纹理增浓

早期为肺间质性炎症改变,表现为病变区肺纹理增浓,边界模糊,有时伴有网织状阴影,或较淡的斑点状阴影。常呈肺段分布。

2. 肺门周围炎

肺门周围炎表现为单侧肺门阴影增大,结构模糊,边界不清。

3. 肺泡实质性浸润灶

以节段性分布较多,表现为一较大的云絮状片状阴影,有的呈小叶性分布,呈现多个小斑片状阴影,形如支气管肺炎。有的呈底边与肺门阴影相延续,而向肺野伸展的扇形阴影,病变密度一般较淡,边缘模糊,但也偶有表现为粟粒样病变或密度较浓,边缘较清晰,类似团块状病变者。病变一般2周左右开始吸收,如无继发感染,吸收后不留痕迹。

(二)临床联系

本病发病多在冬、春之交合夏末秋初,好发于青壮年。轻重不一,有的无自觉症状,仅在胸痛透视时发现,有的也可高热。一般表现为轻微发热、咳嗽、胸闷、头痛、咳黏稠痰、疲乏感等。

五、流感病毒性肺炎

(一)X线诊断要点

1. 单纯流感性肺炎

肺门阴影增大、模糊,肺门上极周围及肺上野纹理增浓、增多或呈网状影,而两肺下野透亮度增强,呈急性肺膨胀状态,此为间质性炎症的反应。主要见于婴幼儿,有的同时伴有心脏普遍性增大。

2. 严重病例或继发细菌感染

出现大小不等的实质性病灶阴影。有的在肺上野纹理增浓区出现斑点状影;有的呈现类似支气管肺炎的小叶性病变;甚至可有节段性或大叶性病变。一般来说实质性病变阴影越多,越应考虑为混合性感染。病变的性质及分布,一般取决于混合感染的致病菌。比如链球菌感染常为粟粒样病变;肺炎双球菌感染常呈肺段性或大叶性实变;葡萄球菌感染则常伴有肺气囊等。这些病变的吸收一般较慢,在临床复原后,常可持续1~2个月。

(二)临床联系

本病以婴幼儿和少年儿童并发率高,年龄越小影响越重。一般是在流行性感冒发病4~5d后,即感觉好转时重新出现症状。患儿常急性发作,先有发热、鼻咽炎或气管炎,引起呼吸困难、咳嗽及咳痰。听诊有湿性啰音。

六、腺病毒肺炎

(一)X线诊断要点

(1)肺纹理增浓、模糊。初期纹理走向尚规则,后期间质炎症转为纤维化时则显示紊乱。

(2)肺炎性浸润,密度较淡而均匀,边界模糊,有时伴有条状或斑点状阴影,多分布于下肺野和内侧带。严重者小病灶可迅速融合成大病灶或扩及一叶大部,呈密集的大片状阴影,形如大叶性肺炎。病变周围的肺野可有明显的肺气肿或肺不张,偶有心脏增大。

（3）肺门阴影增大,或见有增大淋巴结的结节状阴影。

（二）临床联系

本病好发于 6 个月至 4 岁的儿童,以 6～18 个月者多见,营养不良婴幼儿易感。一般发病急骤,中毒症状较一般非化脓性细菌性肺炎为重,体征也较明显。其表现有高热、嗜睡、萎靡及阵发性痉挛性咳嗽等。严重者有呼吸困难,明显发绀,并有心血管和中枢神经系统功能失调等症状。

七、麻疹肺炎

（一）X 线诊断要点

麻疹时肺部改变一部分是由麻疹病毒引起的麻疹肺炎;另一部分是在麻疹病理基础上的细菌性继发感染,即麻疹并发肺炎。以幼儿多见。

1. 麻疹肺炎

X 线表现与一般间质性肺炎相似,可分 3 种类型。

（1）网织型。或称为细支气管炎型。由于间质性浸润,两肺广泛的网状阴影,肺纹理增强、模糊。间质性炎症是其主要病理基础。

（2）网织小结节型。或称为细支气管炎伴粟粒状支气管肺炎型。表现为两肺广泛的网状阴影,伴有针尖大小的结节状阴影。系间质性改变伴肺泡性炎症及泡性肺不张的反应。

（3）网织、浸润型。表现为密度较淡、均匀、边缘不清的云雾状阴影。浸润病灶的产生系肺不张及肺泡炎症进展的结果。

以上 3 种类型可随病程演变而发展,约持续 2 周后开始吸收。肺门淋巴结可有轻至中度增大,但一般仅表现为肺门阴影增浓。

2. 麻疹并发肺炎

一般取决于混合感染致病菌的种类,常见者有 2 种类型。

（1）间质性肺炎伴小叶性肺炎。除以上间质性改变外,尚有密度深浓、边缘模糊的小斑片状阴影,沿支气管分布,以两肺下野内带居多。

（2）间质性肺炎伴病灶融合性肺炎。病变互相融合成大病灶,甚至呈节段性大叶性肺实变,广泛分布于两肺的内中带。病灶区内可见到散在分布的肺气肿征象,显示为小条状或圆形透亮区。

麻疹并发肺炎吸收缓慢,吸收后常产生支气管扩张。比如并发肺大疱、纵隔气肿及气胸等并发症,则产生相应的 X 线改变,从而使本病 X 线表现更加复杂化。

（二）临床联系

本病以多见于幼儿,初期症状与严重麻疹呼吸道感染的临床表现无法区别,也可能在发疹性退热后体温重新上升而发病。一般表现有发热、气急、咳嗽、呼吸困难、胸痛、烦躁不安等。

八、机化性肺炎

（一）X 线诊断要点

本病是肺部外特征性炎症未能彻底治愈的结果。肺炎一般经 2～4 周的有效治疗即可消散,如超过此限仍未消散,称为未消散性肺炎。根据炎症消散和纤维化的程度,进而又可转化为机化性肺炎及炎性假瘤。

1. 未消散性肺炎

由于急性炎症的消退,肺内片状阴影的边缘较急性期略清晰,但仍较模糊,并有少量条索状阴影出现,病变周围的胸膜反应较明显。

2. 机化性肺炎

由于纤维组织的逐渐增生收缩,可见病变范围逐渐缩小,密度更加致密,轮廓日益清晰,周围条索影更加增多。持续一定时间后,其大小、形态趋向稳定,即成为机化性肺炎。病变节段或肺叶常有萎缩现象,周围肺组织常有代偿性肺气肿。邻近叶间裂向病侧移位,附近胸膜明显增厚。

3. 炎性假瘤

基本上是机化性肺炎的后期阶段。X线显示为较明确的瘤样团块状阴影,多为单发,也可多发。呈圆形、椭圆形、哑铃形或三角形,密度较高,边缘大多光滑清晰,有的有长条索影伸向肺野。少数假瘤可显示空洞、囊腔或钙化。假瘤发展甚为缓慢。

(二)临床联系

本病以成年人多见,女性居多。可无任何症状,也可有胸闷、胸痛、低热、咳嗽、咳浓痰或血丝痰等症状。化验检查一般无特异性发现。病程一般较长,可有肺部炎症病史。

九、间质性肺炎

(一)X线诊断要点

(1)弥散性不规则的纤细条纹阴影,自肺门向外伸展,边缘较清晰,相互交织成细网状,增厚越显著网影越粗糙,其间夹杂有小点状致密阴影(肺不张)或小透亮区(肺气肿)。病变以肺门周围和下肺野较明显。肺野透亮度均匀地减低、模糊。

(2)肺门阴影增浓增大,结构紊乱模糊,有时可见到增大的淋巴结。

(3)婴幼儿患者常有明显的具有特征性的急性肺膨胀表现,肺野透亮度增加,肋间肺膨出、膈下降、动度减低、肋膈运动失调,肺呼吸运动透亮差减低。

(4)长期反复的支气管感染常表现为广泛散布的绳索状或粗网状阴影,粗糙,致密,肺纹理增加,分布紊乱,甚至可达蜂窝肺的程度。多见于成年人继发的慢性间质性肺炎。

(二)临床联系

间质性肺炎分急性和慢性2种。在婴幼儿多发生于麻疹、百日咳、流行性感冒等病。慢性者多继发于肺和支气管的慢性疾病。

十、吸入性肺炎

(一)X线诊断要点

1. 急性肺水肿

急性肺水肿初为两肺广泛性肺纹理增强、模糊,继而有密度较淡的片状云雾状阴影自肺门向外扩散,并以两肺内中带明显,形如蝶翼,而两肺尖、外带和肺底部清晰。

2. 阻塞性肺气肿和肺不张

病变区局限性透亮度增加和致密的三角形、条状或不规则的阴影。可与其他征象并存,也可为早期征象单独出现。

3.支气管肺炎

支气管肺炎表现为散在性小斑片状阴影,中央较浓、边缘模糊,以中下野较多见,如系单侧多见于右侧。

4.纤维化、肉芽肿及"石蜡瘤"

此为类脂质性肺炎的慢性阶段,表现为两肺基底部密度增加、紊乱的线状阴影,正常肺纹理结构不清,并有细小散在的粟粒状阴影,夹杂于线状阴影周围。所谓"石蜡瘤"为孤立的边缘较模糊的圆形致密阴影,直径为2～3mm。有时肺门阴影增浓并有结节状增大淋巴结。应与周围型肺癌相区别。

5.肺脓肿

慢性吸入性肺炎极易发生细菌性感染,在病变区内形成肺脓肿,可呈急性表现或慢性经过。一般表现为团絮状浓密阴影,如与支气管相通则可见脓腔及液平面,并常有广泛的间质性纤维化及肺不张。

(二)临床联系

吸入性肺炎是呼吸道吸入异物引起的肺部炎症性病变,多发生于婴幼儿及久病体弱的老年人。

十一、肺结核

(一)X线诊断要点

肺结核是由结核杆菌在肺内引起的慢性传染性疾病。其分为以下几种类型。

1.原发型肺结核

(1)原发复合征。原发病灶表现为云絮状密度增高阴影,边缘模糊。伴有病灶周围炎时,表现为较大范围的云絮状阴影,有时可占据一个或数个肺段,其边缘模糊,与正常组织分界不清。病灶周围炎逐渐吸收后,在愈合中的原发病灶可显示为境界清楚,密度较高的增殖性或已经部分钙化的病灶。肺门或纵隔增大淋巴结表现为突出于正常组织的肿块影。自原发病灶引向增大淋巴结的淋巴管炎,表现为一条或数条较模糊的条索状致密影。有时原发病灶、淋巴管炎与增大的肺门淋巴结连接在一起,形成哑铃状,称为原发复合征,但这种征象在临床上并不多见。

(2)胸内淋巴结结核。肺门及纵隔淋巴结增大时,统称为胸内淋巴结结核。淋巴结大,常伴周围组织渗出性炎症浸润,称为炎症型。淋巴结周围炎吸收后,在淋巴结周围有一层结缔包绕,称为结节型。炎症型主要变化为增大的淋巴结周围肺组织内出现较多的炎性浸润,表现为从肺门向外扩展的密度增高阴影,边缘模糊,与正常肺组织分界不清,如气管旁淋巴结大,则1侧或2侧上纵隔呈弧形增宽。结节型表现为肺门区的圆形或椭圆形致密阴影,向肺野突出,右侧较多见。如数个相邻淋巴结同时增大,可融合成块,边缘呈分叶状。气管旁淋巴结大表现为上纵隔两旁的突出阴影,比如多个淋巴结增大,可使纵隔影增宽,边缘呈波浪状。隆突下组淋巴结大在正位上不易显示,侧位片上肺门增大的淋巴结可清楚显示。

2.血行播散型肺结核结

核杆菌进入血液循环可引起血行播散型结核。根据结核杆菌侵入血液循环的途径、数量、次数和机体的反应,可分为急性粟粒性肺结核和亚急性血行播散性肺结核。

（1）急性粟粒性肺结核。两肺从肺尖到肺底均匀分布大小及密度相同的粟粒状阴影,直径约 2mm,境界清楚,如渗出性病灶,则其边缘较模糊,正常肺纹理不易辨认。发病初期,仅见肺纹理增强,2 周左右才出现典型的结节,晚期粟粒状阴影常有融合的倾向。恶化时,粟粒状密度增高影常有融合的倾向。

（2）亚急性及慢性血行播散性肺结核。由于结核菌多次反复地侵入肺部,在 X 线上出现多种性质的增殖性、渗出性、纤维化及钙化等病灶。陈旧的硬结钙化灶大多位于肺尖及锁骨下;新的渗出或增殖病灶大多位于下方,有时可见薄壁空洞。病灶多密度不同,分布不匀,大小不等。有些病灶可吸收或硬结钙化而愈合。机体抵抗力差或治疗不彻底而病变恶化时,可发生病灶周围炎,并发渗出性胸膜炎,也可形成空洞,进而发展成慢性纤维空洞型肺结核。

3.浸润型肺结核

病变早期大多局限于锁骨上下区,其次为两下叶背段。往往渗出与增殖同时出现,并可伴有少量干酪样改变。X 线上常可见到陈旧性病灶周围炎,表现为边缘模糊的致密阴影,中心密度较高。锁骨下新的渗出性病灶呈边缘不清、密度不均匀的云絮状阴影。范围较广时,可波及一个或数个肺段,为楔形絮状或团块状阴影,也可弥散于整个肺叶(多在右侧),为密度浅而均匀的大叶性浸润,还可位于两肺任何部位,表现为边缘不清的圆形浸润。

病灶内密度低区为病灶溶解、空洞形成的表现。空洞有无壁、薄壁、张力、干酪厚壁和纤维空洞等数种,多为圆形或椭圆形,其周围可能有多少不等的周围炎或纤维性变。一侧或两侧中下肺野有空洞播散而来的广泛散在的支气管播散灶。

4.结核球

结核球为一种干酪性病变被纤维组织包围而成的球形病灶,呈圆形或椭圆形;也可因空洞引流支气管阻塞,空洞被干酪物质充填而形成。大小各为 2～3cm。多数为单发,多见于锁骨下区。结核球轮廓清楚整齐。偶可略呈切迹很浅的分叶状,密度一般均匀,但其内的干酪病灶可液化而形成空洞。空洞形态不一,常为厚壁。部分结核球内可见成层状的环形或弥散的斑点状钙化影。除球形灶外,结核球附近的肺野内可见散在的增殖性或纤维性病灶,称为卫星病灶。

5.干酪性肺炎

干酪性肺炎为大片渗出性结核炎变很快产生干酪坏死所形成。其表现为肺段或肺叶的实变,轮廓较模糊,与大叶性肺炎相似。肺叶体积常因肺组织广泛破坏而缩小。

6.慢性纤维空洞型肺结核

锁骨上下区见有形状不规则的纤维空洞,周围有比较广泛的条索状纤维性改变及新老不一的病灶。由于纤维收缩,常使肺门上提,肺纹理垂直向下呈垂柳状,可合并支气管扩张。未被病变波及的部位可呈代偿性肺气肿。两侧上部通常见胸膜增厚。胸膜增厚及肺纤维性变引起邻近肋间隙变窄。纵隔被牵拉移向患侧胸廓塌陷。肋膈角胸膜也可增厚,使肋膈角变钝,同时伴有膈幕状粘连。

(二)临床联系

本病为严重危害人类健康的主要传染病,传染源主要是继发性肺结核的患者,飞沫传播是肺结核最重要的传播途径。常表现为咳嗽、咳痰、咯血、胸痛、呼吸困难,多伴有长期午后潮热,部分患者可有倦怠乏力、盗汗、食欲减退和体重减轻等。

十二、胸膜炎

(一)X线诊断要点

急性期胸部主要表现为胸腔游离积液或包裹性积液,部分患者并发支气管胸膜瘘,则可见气胸平面。慢性期主要表现为胸膜增厚、粘连,甚至钙化,使患者肋间隙变窄,胸部塌陷,纵隔移向患侧,横膈上升。部分患者邻近肋骨可出现骨膜反应。

(二)临床联系

胸膜炎的常见病因是感染,尤其结核性胸膜炎最为常见。其次为细菌感染。

十三、胸骨甲状腺肿

(一)X线诊断要点

胸骨后甲状腺多位于胸腔入口处,下界多在主动脉弓顶部水平以上。向纵隔的一侧或两侧突出。

肿块呈椭圆形、梭形或倒置三角形,边缘光滑,可延伸至颈部,可随吞咽动作向上移动,上界不清。肿块密度均匀,有的伴有钙化,呈斑状或壳状。

气管可受压变形、移位。胸部正位片可见上纵隔密度增多,侧位胸片显示胸骨后方透亮度降低。

(二)临床联系

胸骨后甲状腺常伴有颈部甲状腺肿大,可在早期出现气管压迫症状,引起刺激性干咳和气急。

十四、胸腺瘤

(一)X线诊断要点

胸腺瘤大多位于前纵隔中部,往往紧贴心底部,心脏与大血管交界处。大多向纵隔的一侧突出,体积大者也可突向两侧。肿块呈圆形或椭圆形,边缘光滑,密度均匀,少数有点条状或弧形钙化,呈波浪状或分叶状。X线后前位胸片可见纵隔增宽,侧位可见前纵隔内肿块影。

(二)临床联系

本病恶变机会较多,表现为生长快,切除后复发,部分病侧有重症肌无力症状。个别病例有严重贫血,胸腺癌切除后可好转。

十五、畸胎类肿瘤

(一)X线诊断要点

肿瘤多位于前纵隔,心脏与升主动脉交界处最多。左侧多于右侧。肿块呈圆形或椭圆形,轻度波浪状,多房性囊肿可呈分叶状。边缘光滑锐利。如果伴有继发感染和炎性粘连,边缘可不规则,形成锯齿状或粗毛刺样边缘。其内可显示骨骼影。

(二)临床联系

一般多发生于青年或中年人,肿块发展到一定体积后才引起症状,如胸闷、胸痛和干咳。

十六、恶性淋巴瘤

(一)X线诊断要点

主要位于中纵隔上中部和肺门区,通常以气管旁为主。清楚、锐利、密度均匀,一般无钙化,典型征象为两上纵隔增宽,边缘呈波浪形,明显的分叶状肿块。病变发展迅速,常压迫气管变窄或移位。

(二)临床联系

纵隔恶性淋巴瘤多发生于青壮年,男多于女。主要症状为不规则发热、周身浅表淋巴结大,以颈部最多见。

十七、支气管囊肿

(一)X 线诊断要点

支气管囊肿多位于中纵隔上中部,以气管旁和隆突下最多见。少数可位于食管旁和肺门区。囊肿呈圆形或椭圆形,边缘清楚,密度均匀,无分叶或钙化征。隆突下囊肿后前位观察与心影相重叠,可突出于右肺门区。气管和主支气管侧的边缘可受压呈扁平形。囊肿可随呼吸运动变形,也可有随吞咽动作上移征象。

(二)临床联系

本病多发于儿童和青少年,10 岁以下较多见。囊肿较小时一般无症状,囊肿较大者出现呼吸道和食管压迫症状,以隆突下囊肿出现症状较早而明显。

十八、心包囊肿

(一)X 线诊断要点

心包囊肿位于纵隔前部,大多数在心膈角前部,右侧多于左侧。少数发生于心底部,可向纵隔两侧突出。囊肿呈圆形或椭圆形,边缘光滑,与心影不能分开。密度偏低而均匀,无钙化。囊肿小者侧位观察形成水滴状影像可随深呼吸或体位改变而变形,常伴有传导性搏动。

(二)临床联系

心包囊肿是一种发育畸形,一般无症状,囊肿较大者可有心前区闷痛。

十九、神经源性肿瘤

(一)X 线诊断要点

神经源性肿瘤多位于后纵隔脊柱旁沟区,后缘大多与椎间孔相重叠。呈圆形或椭圆形,多为单发,向纵隔的一侧突出。恶性肿瘤可引起较广泛的骨质侵蚀,边缘欠清晰。

(二)临床联系

本病于青壮年较多,大多数无症状,约 50% 患者在 X 线检查时偶被发现,体积大者可引起疼痛与麻木,以肩胛间或后背明显。

第三节   消化系统疾病 X 线诊断

一、检查方法与正常影像

(一)食管

食管是介于咽与胃之间的肌肉管道,宽度可达 1.5～3cm,起自第 6 颈椎水平与下咽部相连。食管一般分上、中、下 3 段,上段自入口至主动脉弓上缘水平,中段为自主动脉弓上缘至右肺下静脉,下段自右肺下静脉至贲门管交界处。

食管的生理狭窄有 4 处。①咽同食管交界处,即食管上端。②主动脉弓压迹处。③左主支气管横过食管处。④食管下段,相当于膈肌食管裂孔处。

食管的压迹为主动脉弓压迹、左主支气管压迹以及左心房压迹,其压迫程度一般与年龄俱增。在主动脉弓和左主支气管 2 个压迹之间,食管往往相对膨出,钡剂通过时稍滞留,不可误为食管憩室。

(二)胃

1. 胃的 X 线解剖

胃上部与贲门管相接,下借幽门管与十二指肠球部(冠部)相续,一般分为胃底、胃体、胃窦 3 部分及胃小弯和胃大弯。在胃贲门管交界水平线以上称为胃底。以贲门管开口为中心、半径约 2cm 圆形区域称为胃贲门区。胃的内上侧边缘称为胃小弯,外下侧边缘为胃大弯,胃通向十二指肠的环形狭窄部称为幽门管,胃小弯向下行然后转向右上或略水平转向右方转角处称为角切迹或胃角,胃角至幽门管斜向右上方起行的一部分称为胃窦,与胃底之间的区域称为胃体,幽门近端约 2.5cm 区域内称为幽门—门前区。

2. 胃形

胃的形状与体型、紧张力及神经系统的功能状态有关。胃的形状大致可分为 4 型。

(1)牛角型。多见于矮胖体型、紧张力强,上部宽而下部窄,比较横位,胃角不显著,胃下缘在脐以上。

(2)无力型。胃部松垂,胃小弯角切迹低于髂骨嵴水平,甚至进入盆腔内,紧张力甚低,上窄下宽。

(3)鱼钩型。胃底垂直,胃角明显,胃下缘约在髂骨嵴水平,属于中度紧张力。

(4)瀑布型。胃底位于胃体后上方,胃泡甚大,胃体比较细小,胃下缘多在脐部以上或同高。瀑布型的形成是胃下部肌群收缩的结果,可以认为是生理性的。

3. 黏膜皱襞

所谓黏膜皱襞是沟峰起伏的皱褶,在少量的钡剂和适当加压下,沟被钡剂填充形成致密的条纹影,而峰不受钡剂的遮盖,因而是透明的,根据消化食物的需要,胃肠道的黏膜皱襞可以随时变形。虽然黏膜皱襞有着各种各样的改变,但在不同部位多少有些典型的形状。胃体部的黏膜皱襞表现为同胃长轴平行的 4~8 条纵行透明条纹,靠近大弯侧的皱襞比较弯曲,在大弯的边缘形成锯齿状影像;胃体部的皱襞延续到胃窦部,常保持为纵行的平行透明条纹,但有时变为斜行甚至同胃长轴垂直的皱襞,胃底的黏膜皱襞呈不规则的排列。正常黏膜皱襞在胃体部最显著。

4. 蠕动和排空

胃蠕动是一种波浪式的运动,有节律地由胃体上部向幽门方向推进。蠕动波渐进渐深,至胃窦时蠕动波最明显。大弯侧的蠕动波比小弯侧更深,每波出现的时间间隔为 10~20s,全胃同时可见 2~3 个蠕动波。

当蠕动波到幽门前区时,幽门即可起始开放。由于胃窦收缩,钡剂即通过幽门,当蠕动通过幽门时,幽门随之关闭,但不是每次胃窦收缩都能将钡剂推入十二指肠。胃紧张力的高低、体位、蠕动的强弱和幽门—门的功能状态都影响胃的排空时间,一般在服钡餐后 2～3h 内胃即排空。

(三)十二指肠

十二指肠全程如 C 字形,可分为壶腹(球部)、降部、水平部和升部。球部同胃的幽门管相接,升部远端于屈(Treitz)氏韧带处与空肠相连续。球部为边缘整齐的等腰三角形或圆顶帽状,黏膜皱襞可纵行、横行,有时呈花纹状或羽毛状。球部的运动为整体性收缩,可一次将钡剂排入降部。降部和升部表现为波浪状前进的蠕动波,有时可见逆蠕动。低张力双重造影的十二指肠管径增宽 1/3 至 1 倍,黏膜皱襞为环形,或如龟背壳花纹形。在降部内侧缘上中段交界处有一肩样突起称为岬部,为乳头所在处,岬部以下为垂直段,其中可见纵行的皱襞。低张力造影十二指肠乳头常被显示,多位于降部中段内壁或内后壁,呈圆形或椭圆形,直径一般不超过 1.5cm。

(四)空肠和回肠

空肠大部分位于腹腔左中部,通常上部肠曲为横行,同胃窦部的大弯平行,其余部分的位置常是纵行的。空肠的黏膜皱襞比胃的黏膜皱襞细致,高突而密集,空肠的蠕动一般较强,常显示为羽毛状影像,如肠内钡剂少则表现为雪花状或散点状。回肠肠腔较小,充盈饱满,皱襞少而浅,故黏膜皱襞影不明显。当肠壁或黏膜层收缩时,皱襞可呈横行或纵行。在回肠末端则为纵行皱襞。回肠蠕动较弱,往往可见分段的钟摆样运动和推进性的蠕动。钡剂通过全部小肠的时间一般为服钡后 3～5h,7～9h 小肠排空。

回盲瓣的上下缘呈唇状突起,在充盈的盲肠中形成半透明阴影。

(五)大肠

大肠分盲肠、升结肠、横结肠、降结肠、乙状结肠和直肠,绕行于腹腔四周。大肠充钡后,X 线主要特点为结肠袋,是由半月襞形成不完全的间隔。结肠袋以升结肠、横结肠最明显,乙状结肠以下则逐渐消失。

结肠的黏膜皱襞一般表现为横、纵、斜 3 种方向交错结合。盲肠、升结肠和横结肠的黏膜皱襞显著。以斜行和横行为主,降结肠以下皱襞以纵行为主。

结肠的蠕动主要是总体运动。口服钡剂后,结肠应在 24～48h 内排空。

(六)阑尾

阑尾位于盲肠的内下侧。在进行钡剂检查时,被检查者约 60% 显示阑尾充盈,呈条状致密阴影,边缘光滑,移动性大。正常阑尾常和盲肠同时排空。

二、胆囊结石

(一)X 线诊断要点

1. 平片

胆囊阳性结石占全部胆石的 5%～20%,所以平片对诊断胆石是一种不可缺少的步骤。阳性胆囊结石常为多发,也可单发。形态多种多样,以石榴子样、椭圆形及不规则砂粒状为多见,大小不一,有逐步增大的倾向。单个结石有时较大,可达 4～5cm,大多数胆石直径在 1cm 左右,体积越小数量越多,多者可达百余粒,相互拥挤呈镶嵌状或关节状。结石的密度不均匀,可表现为砂粒状或环状,分层状阴影。阳性胆囊结石应与右肾石、肋软骨钙化及肠系膜淋巴结钙化鉴别。侧位片观察肾石位后腹部与脊椎相重叠,必要时可以造影鉴别。肋软骨钙化在前胸壁内,呼吸时随肋骨移动。肠系膜淋巴结钙化多位于右下腹部,常随体位或推压而改变位置。

2.胆囊造影

(1)胆囊结石大多伴有慢性胆囊炎,所以大约有 50% 的胆囊结石的 X 线表现为胆囊不显影,余者胆囊显影不良或正常。大多结石都能发现,但有时可用加压法、改变体位、脂肪餐后摄片及体层摄影来明确诊断。

(2)典型的胆囊阳性结石为多发圆形、椭圆形、豌豆大小的匀质透亮影,边缘大多清晰。结石多位于底部和体部,可呈带状、花瓣状排列或不规则散在分布。大多结石移动度较大,立位摄片可沉于胆囊底,也可飘浮于胆汁上或悬挂于胆汁中呈一字排列。漏斗部及颈部结石移动度较小。

(3)胆囊阳性结石在造影时可显示为致密的阴影,有时也可被浓密的造影剂所掩盖而需以加压法或脂餐后摄片来发现。胆囊阳性结石应与肠道胀气鉴别,改变体位可使气泡与胆囊分开,重新清洁灌肠后摄片,气泡往往消失或变形。胆囊内良性肿物也可表现为圆形负影,但位置常是固定不移,息肉与腺瘤常可带蒂,胆囊浓缩功能往往正常。

(二)临床联系

本病常与胆囊炎并存,特点为发病年龄轻,女性多见,主要症状为反复发作的间歇性胆绞痛及阻塞性黄疸。

三、肝脓肿

(一)X 线诊断要点

较大的脓肿腹部平片有时可见肝区含气或液平的脓腔影,改变体位投照,液平可随之移动。同时可见右膈膨隆、右下肺盘状不张、右胸膜增厚及胸腔少量积液。有并发症还可见膈下脓肿、肺脓肿、脓胸等。

(二)临床联系

本病于男性多见,全身症状明显,持续肝区疼痛,并放射到右肩,有时出现黄疸,还有消化系统症状。

四、原发性肝癌

(一)X 线诊断要点

1.透视和平片检查

肝影可增大,右侧膈肌升高,活动正常或受限,膈面可不规则呈波浪状或结节状。有时在横结肠内积气的对比下,可见肝下缘向下伸展,其外下缘圆钝。肿瘤钙化可为散在的斑点状或不规则条状,但少见。病变侵及膈肌或胸膜时出现胸腔积液。

2.肝动脉造影

肝动脉肝内分支显示扭曲、移位,肿瘤区内出现血管数量明显增加的肿瘤循环;有时肿瘤供应血管见于肿瘤周围,其中心区无血管。

(二)临床联系

本病好发于 30～60 岁男性,症状多出现在中晚期,表现为肝区疼痛、消瘦乏力、腹部包块,晚期出现黄疸。

五、肝破裂

(一)X 线诊断要点

(1)主要表现为血肿形成的肝影增大。肝中心破裂时,肝影不大或轻度增大。比如血肿靠近肝上部边缘,可见膈肌局限性隆突,活动受限;如血肿靠近肝下部边缘,可见其下界不整呈阶梯状。肝被膜下血肿,则显示肝影普遍增大,右膈一致性升高,肝下界圆隆,失去正常平直及内凹边缘。肝完全性破裂,因大量出血流至腹腔故肝影不大,常因失血严重而不能进行 X 线检查。

(2)膈肌破裂时膈面模糊不清,肋膈角变钝,严重者可见部分或大部肝疝入胸腔,引起大量胸腔积液,有其相应表现。

(3)肝破裂常合并发生肋骨骨折、气胸或皮下气肿等。

(二)临床联系

本病常有外伤史,可引起大量内出血、腹膜刺激征、肝被膜下脓肿形成,表现出相应的症状和体征。

第四节　泌尿系统疾病 X 线诊断

一、检查方法与正常影像

(一)肾

肾位于脊柱两旁,长 10～15cm,宽 5～8cm,厚 3～4cm。正常肾影呈蚕豆形,轮廓光滑,外缘凸、内缘凹,凹面相当于肾门的位置。

左肾上腺平第 12 胸椎体上缘,下极平第 2 腰椎体下缘;右肾较左肾低 1～2cm。两肾上腺较近,下极较远,肾长轴下端向外倾斜。肾影内缘中部距脊柱 2cm,正常肾随体位变动上下1～5cm 范围。

(二)输尿管

输尿管位于腹膜后,是肾盂向下延续的部分。开始在腰大肌外缘,逐渐向内偏移,接近或越过腰椎横突下行,经骨盆边缘入盆腔,然后在坐骨棘附近,向前内倾斜止于膀胱三角。男性输尿管长 27～30cm,女性长 25～28cm,右侧较左侧短 1～2cm。输尿管有 3 个生理狭窄区,上部在肾盂、输尿管交界处,中部在越过盆腔边缘处,下部在进入膀胱处。

(三)膀胱

膀胱充盈较满时呈圆形,位于耻骨联合上方,边缘光滑整齐,密度多均匀一致。

二、肾结石

(一)X 线诊断要点

1.平片检查

结石形态可为圆形、卵圆形、桑葚形或鹿角形,大小不定,小的仅粟粒大,大者可充满整个肾盂肾盏,密度均匀或分层。侧位片上,结石多与脊柱重叠,一般不超出椎体前缘。吸气和呼气片可见结石影与肾影的相对位置不改变。

2.静脉尿路造影

静脉尿路造影常用于检查阴性肾结石,造影显示肾盂、肾盏内充盈缺损影,应与肾盂内肿瘤、血块、气泡鉴别。

(二)临床联系

本病好发年龄在 20～50 岁,男性居多,常为单侧性。典型症状为疼痛、血尿。疼痛可为肾绞痛或钝痛,常向下腹部和会阴部放射。血尿多为镜下血尿,很少发生肉眼血尿。如果合并有感染,则出现尿频、尿急、尿痛和脓尿。

三、输尿管结石

(一)X 线诊断要点

1.平片检查

输尿管区可见粟粒大至豆粒大的致密影,可呈圆形、桑葚形或不规则形,其长轴与输尿管走行一致。多在生理狭窄区。

2.静脉尿路造影

输尿管结石表现造影剂至结石部位完全停止或仅有少量造影剂通过。结石以上尿路可因梗阻而扩张积水。结石较小,引起部分梗阻时,结石区输尿管轻度扩张,肾盂肾盏积水扩大。

(二)临床联系

本病易发年龄为 20～50 岁,男性多见,主要症状为突发性肋、腹部绞痛并向会阴部放射,同时伴有血尿。继发感染时出现尿急、尿频和尿痛症状。

四、膀胱结石

(一)X 线诊断要点

平片显示膀胱区有致密影,多呈圆形、扁圆形、同心圆或桑椹形,外缘不整,大小不等。单发或多发。单发结石偏于一侧,不随体位改变而移动,呈哑铃状者是憩室内结石。阴性结石应行膀胱造影检查,显示膀胱内圆形或扁圆形的充盈缺损。

(二)临床联系

本病主要见于男性,多为 10 岁以下儿童和老年人。临床表现排尿疼痛、尿流中断、尿频、尿急和血尿等。

五、肾结核

(一)X 线诊断要点

(1)平片检查可无异常发现,有时可见肾实质内云絮状或环状钙化,甚至全身钙化。

(2)静脉尿路造影。病变初期可完全正常。病变累及肾小盏,显示肾盏边缘不整如虫蚀状,并可见小盏外侧有一团对比剂与之相连;病变造成肾盏、肾盂广泛破坏,形成肾盂积脓时,常不显影。

(二)临床联系

本病原发病灶主要位于肺,早期多无明显症状,感染波及肾盂或膀胱后可引起相应症状,还可伴全身症状。

六、肾细胞癌

(一)X 线诊断要点

包括 KUB 平片、尿路造影和肾动脉造影异常表现。

1. KUB 平片

可发现肿瘤钙化,呈细点状或弧线状致密影,较大肾细胞癌可致肾轮廓局限性外突。

2. 尿路造影检查

由于肿瘤的压迫、包绕,可使肾盏伸长、狭窄和受压变形,也可使肾盏封闭或扩张。若肿瘤较大而影响多个肾盏,可使各肾盏聚集或分离。由于肿瘤的侵蚀,可使肾盏边缘不整或出现充盈缺损。肿瘤邻近肾盂时,也可造成肾盂受压、变形、破坏及充盈缺损。

3. 肾动脉造影检查

肿瘤使邻近血管发生移位,病变区出现网状和不规则杂乱的肿瘤血管,并有对比剂池状充盈,由于动静脉瘘而使静脉早期显影。

(二)临床联系

本病为最多见的恶性肿瘤,好发年龄在 40 岁以上,典型表现为无痛性血尿和腹部肿块。

七、肾盂癌

(一)X 线诊断要点

平片检查多无阳性发现,少数病例可见到不规则的钙化。静脉尿路造影显示肾盂、肾盏内有不规则的充盈缺损,形态不规则。当肿瘤侵犯肾实质,还可出现肾盂、肾盏变压变形、分开或聚拢肿块引起阻塞,可造成肾盂和肾盏扩大、积水。

(二)临床联系

本病好发于 40 岁以上男性,典型临床表现为无痛性全程血尿,可并有胁腹部痛,肿瘤体积大者可触及肿块。

第五节　运动系统疾病 X 线诊断

一、检查方法与正常影像

(一)手腕部

1. 指骨

指骨属短管状骨,只有 1 个骨骺,位于基底部。末节指骨末端扁平宽大,为甲粗隆。

2. 掌骨

掌骨也属短管状骨,各有 1 个骨骺,除第一掌骨的骨骺位于基底部外其余的均位于远端。第一掌骨最短而第二掌骨最长。

3. 腕骨和腕关节

腕骨共 8 块,排成远近两列,但并不在同一平面上,而是背侧面凸隆,掌侧面凹陷形成腕骨沟,各腕骨的相邻面都有关节软骨覆盖,彼此形成腕骨间关节。腕关节包括桡腕关节、腕骨间关节和腕掌关节。尺骨远端和腕骨间有 1 个关节盘。

(二)肘部

肘关节由肱桡、肱尺和近端尺桡 3 个关节组成。X 线正位片上肱桡关节间隙显示清楚,侧位片上可显示肱尺关节全部。肱骨远端前面有喙突窝,后面有鹰嘴窝,两窝前后相对,其间骨质很薄,有时甚至为一小孔,为滑车上孔;侧位片上两窝皮质靠拢形成"X"状。肘关节有 2 个囊内脂肪垫,分别位于喙突窝和鹰嘴窝,在正常侧位片上前者可以见到,肘关节肿胀时脂肪垫受推移使得两者都可见到。肘部二次骨化中心较多,有肱骨小头及滑车外侧部、内上髁和外上髁骨化中心,桡骨小头骨化中心和鹰嘴骨化中心。

(三)肩胛部

肩胛部包括锁骨、肩胛骨以及肩锁关节和肩关节。锁骨呈"S"形,锁骨体为膜内成骨,其内侧段下缘骨质凹陷,称为菱形切迹。肩胛骨体部呈倒置的三角形,脊柱缘外侧相当于冈下窝,骨质菲薄甚至见不到,易误为骨质破坏。肩锁关节由锁骨的肩峰端和肩胛骨的肩峰构成,两骨端下缘平齐,上缘锁骨端高出约 1/3。肩关节由肱骨头和肩盂构成,肱骨头对向肩盂。正位片上肩盂的前缘在内侧,后缘在外侧,后者与肱骨头有部分重叠,重叠部呈双凸球镜片样。

锁骨内端有一半月状骨骺,其出现和愈合均较迟。肱骨近端有肱骨头、大结节和小结节 3 个骨骺,在投照时若肱骨头内外旋的程度不同,骺线形状各异,勿误为肱骨近端骨折。

(四)足踝部

1. 趾骨

趾骨属短管状骨,各骨只有 1 个骨骺,位于基底部。

2. 跖骨

跖骨也为短管状骨,各有 1 个骨骺,除第 1 跖骨骨骺位于基底部外,其余 4 个跖骨的骨骺位于远端。第 1 跖骨最粗短,第 2 跖骨最长。

3. 跗骨

跗骨共有 7 块,每块有多个面,其中某些面为关节面,覆有关节软骨,有些面因韧带、肌腱附着而呈粗糙状。距骨下面和跟骨构成前、后距跟关节,其间有一不规则间隙称为跗骨窦。跟骨形成足的跟部,其前内侧面有 1 个明显的突出部分,用来支持距骨叫作载距突。跟骨与其他跗骨不同,它在跟骨结节处有 1 个二次骨化中心。从解剖来看,足骨关节、韧带和肌肉紧密相连,在纵、横方向都形成凸向上方的弓形,称为足弓。足弓可分为:内侧纵弓,其最高点在距骨头;外侧纵弓,其最高点在骰骨;横弓,最高点在中间楔骨。

4. 踝关节

由胫腓骨下端与距骨滑车构成。

5. 膝部

膝关节是人体最大、最复杂的关节,由股骨髁、胫骨髁、髌骨、关节内半月板及交叉韧带和几个滑液囊构成。胫骨上端两髁间有嵴状隆起称为髁间隆起,两髁前下方有胫骨粗隆,是髌韧带的附着处。在膝关节的侧位片上,股骨内髁比外髁大。髌骨为全身最大的籽骨,位于股四头肌腱内,其前面粗涩,后面光滑覆有关节软骨,与股骨髌骨面形成关节。股骨外髁后方常见一籽骨,为腓肠小骨,位于腓肠肌外侧头肌腱内。髌骨上方有髌上滑液囊,膝关节积液时常增大。

髌骨下方有髌下脂肪垫,在侧位片上显示为髌骨下方的较低密度透亮区。半月板和交叉韧带在平片上不显影。

6.髋部

髋关节由髋臼和股骨头构成。18 岁以上的成年人和 2～3 岁小儿的髋臼边缘光滑,其余年龄的髋臼边缘可不规则,但两侧对称。股骨头为球形,正位片上在内上方有一浅凹即股骨头凹。股骨颈干以粗隆间嵴为界,髋关节囊前面附着于粗隆间线,后面附着于股骨颈中下 1/3 交界处。因此股骨颈大部分在关节囊内。

二、骨折

X 线诊断骨折主要根据骨折线和骨折断端移位或断段成角。骨折线为锐利而透明的骨裂缝。

(一)骨折类型

(1)青枝骨折。

(2)楔形骨折。

(3)斜形骨折。

(4)螺旋骨折。

(5)粉碎骨折。

(6)压缩骨折。

(二)骨折移位

(1)成角。

(2)横向移位。

(3)重叠移位。

(4)分离移位。

(5)旋转移位。

(三)骨折愈合

骨性骨痂在骨折 2～3 周后形成。表现为断端外侧与骨干平行的梭形高密度影,即为外骨痂。同时可见骨折线模糊,主要为内骨痂、环形骨痂和腔内骨痂的密度增高所致。如果骨折部位无外骨膜(如股骨颈关节囊内部分、手足的舟骨、月骨等)或骨膜受损而不能启动骨外膜成骨活动,则仅见骨折线变模糊。松质骨如椎体、骨盆骨等的骨折,也仅表现为骨折线变模糊。编织骨被成熟的板层骨所代替,X 线表现为骨痂体积逐渐变小、致密,边缘清楚,骨折线消失,断端间有骨小梁通过。骨折愈合后塑形的结果与年龄有关,儿童最后可以看不到骨折的痕迹。

三、关节创伤

(一)关节脱位

1.肩关节脱位

根据肩关节损伤机制可分为前脱位和后脱位。

2.肘关节脱位

肘关节脱位常合并骨折,或伴有血管、神经损伤,以后方脱位多见。

3.腕关节脱位

(1)月骨脱位:月关节间隙消失,侧位片上月骨脱出于掌侧。

(2)月骨周围脱位:正位片头月重叠或关节间隙消失;侧位片见头部脱出月骨的关节面,向背侧移位。

4.髋关节脱位

以后脱位多见,常伴有髋臼后上缘骨折。中心性脱位合并髋臼粉碎性骨折,股骨头突入盆腔。

(二)关节创伤

(1)肩袖撕裂。肩关节囊与肩山峰下三角肌滑液囊相通。

(2)肱骨外髁骨骺骨折。骨折线通过滑车部骺软骨,斜向外上方,达外髁干骺端。

(3)膝关节半月板的损伤。

四、创伤性关节炎

(一)X线诊断要点

关节创伤后急性期常表现为关节囊肿胀和关节间隙增宽。继发退行性骨关节病表现为关节间隙变窄,骨端硬化,肥大增生。

关节周围肌腱韧带撕裂出血后可产生钙化,表现为关节周围软组织内条状钙化、骨化影。

(二)临床联系

创伤性关节炎可发生于任何关节,以膝、踝、肘、肩和髋等大关节多见。临床上表现为局部关节酸痛、功能受限,严重者常伴局部畸形。

五、骨骺及干骺端结核

(一)X线诊断要点

分为中心型和边缘型。

1.中心型

病变位于骨骺、干骺端内,早期表现为局限性骨质疏松,随后出现弥散的点状骨质吸收区,逐渐形成圆形、椭圆形或不规则破坏区。病灶边缘清晰,骨质破坏区内有时可见砂粒状死骨,密度不高,边缘模糊,而化脓性骨髓炎死骨较大,呈块状。破坏性常横跨内后线。

2.边缘型

病灶多见于骺板愈合后的骺端,特别是长管状骨的骨突处。早期表现为局部骨质糜烂。病灶进展,可形成不规则的骨质破损,可伴有薄层硬化边缘,周围软组织肿胀。

(二)临床联系

本病好发于骨骺与干骺端,发病初期,邻近关节活动受限,酸痛不适,负重、活动后加重。

六、骨干结核

(一)X线诊断要点

1.长管骨结核

X线表现呈大片状、单囊或多囊样改变。继而侵及皮质,骨外膜增生成骨使骨干增粗。有的呈膨胀性改变,使骨干呈梭状扩张。如果脓液反复外溢,则形成多层新骨,形如葱皮。以后骨膜新生骨与骨干融合,使骨干增粗。

2.短管骨结核

X线早期表现仅见软组织肿胀。手指呈梭形增粗和局部骨质疏松。继而骨干内出现圆形、卵圆形骨破坏,或呈多房性并向外膨隆,大多位于骨中央,长经与骨干长轴一致。病灶内有时可见粗大而不整的残存骨嵴,但很少见有死骨。病灶边缘大。

(二)临床联系

本病多见于5岁以上儿童。病变带为双侧多发,如发于近节指骨。可有肿胀等轻微症状,或无症状。

第二章　CT 诊断学

第一节　神经系统疾病 CT 诊断

一、检查方法和正常影像

(一)检查方法

1. 常规检查

横断面（或轴位）扫描：患者仰卧，有 3 个主要扫描平面。其扫描基线为：①听眦线（orbitomeatal line，OML）：亦称为眶耳线，简称 OM 线，即外眦至外耳孔中点的连线。②听眉线（superior orbitomeatal line，SML）：亦称为上眶耳线，简称 SM 线，即眉毛上缘中点与外耳孔中点的连线。③瑞氏基底线（Reid's base line，RBL）：亦称人类学基线，简称 RB 线，即眶下缘与外耳孔中点的连线。检查幕上病变常用 OM 线；幕下病变常用 SM 线；眶内病变常用 RB 线。

冠状面扫描：患者仰卧或俯卧位，头部过伸，使冠状面与 OM 线垂直扫描。

2. 增强扫描

一般认为，对急性颅脑外伤、急性卒中可只做平扫；对于脑瘤术后复查或只有增强检查才能显示病变的复查病例可只行造影增强；对于脑肿瘤、脑血管疾病、感染性疾病均需做增强扫描，外伤患者平扫正常时也可行增强扫描。一般造影剂用量为 60～100mL 或儿童以 2mL/kg 用量，团注或快速滴注。

其显影机制分为两类。①血管内显影：如动脉瘤、动静脉畸形，其显影时间短，应注药后扫描或边注边扫。②血管外显影：强化机制在于血脑屏障的破坏（如胶质瘤）或血供丰富（如脑膜瘤、听神经瘤、脓肿壁）。由于垂体血供丰富，垂体增强扫描有利于缺乏血供的垂体瘤尤其微腺瘤的检出。

3. 脑池造影 CT 扫描

造影剂可应用阳性非离子型水溶性碘造影剂（碘曲仑和碘海醇等）和阴性造影剂（空气），后者主要用于小听神经瘤的诊断。一般阳性造影剂的用量为 8～10mL，空气 3～5mL，经腰穿注入。水溶性造影剂取头低脚高位或病变侧在低下部位，气体反之。一般注入造影剂 15min 后扫描，观察脑室多于 6h 后扫描，延时的目的在于降低碘液浓度。比如欲观察脑脊液的动力变化，则于注入造影剂 2h、6h、12h 和 24h 后进行扫描，必要时可于 48h 或 72h 后扫描。

4. 脑 CT 血管成像

脑 CT 血管成像或称为脑部 CT 血管造影（CT angiography，CTA），是指经静脉注入造影剂后利用 CT 对包括靶血管在内的受检层面进行连续的薄层立体容积扫描，然后进行图像后处理，最终使靶血管立体显示的血管成像技术。

扫描从后床突下 30mm 开始,向上达后床突上 50～60mm。其常用扫描参数如下:螺距 1～2,层厚 1～2mm,重建间隔 1mm,造影剂用量(300mg/mL)80～120mL,注射流率 2.5～3.5mL/s,延迟时间 15～25s。双层或多层螺旋 CT 可增加螺距、减小层厚,以取得更优质的图像;图像后处理可采用 MIP、SSD 和 VR,以 MIP 最常用。

脑 CT 静脉成像(CT venography,CTV)扫描方法同上,只是扫描延迟时间为 40s。

CTA 包括 CTV,可用于显示脑底动脉环(Willis 环)和大脑前、中、后动脉主干及其 2～3 级分支血管;CTV 可显示大脑内静脉、大脑大静脉、皮质静脉、上矢状窦、直窦、横窦和乙状窦等。CTA 包括 CTV,可用于动脉瘤、血管畸形(主要是 AVM)、肿瘤血管、静脉病变及头皮血管瘤等的诊断。

5.脑 CT 灌注成像

脑 CT 灌注成像在中枢神经系统的应用包括:①作为颅外颈动脉或椎动脉闭塞性疾病的功能性检查方法,研究颅内血流量和侧支循环情况。②早期发现梗死或缺血,并显示其范围。③血管炎或继发性蛛网膜下腔出血时估计血管痉挛情况。④AVM 估计分流情况。⑤研究肿瘤的血液灌注情况。

(1)检查技术:CT 灌注成像的质量受造影剂注射的总量、速度、患者的心功能状态以及 CT 扫描伪迹、部分容积效应等多种因素的影响。扫描时经肘静脉注射加热至 37℃ 的造影剂 40～50mL(儿童约为 1mL/kg 体重)。开始注射造影剂的同时启动快速动态扫描程序,以 1 层/s 的速度连续扫 30～40s 以上,重建 30～40 幅灌注图像。注射流率多为 8～9mL/s,最快达 20mL/s,国内有学者采用 2.5mL/s 也获得较满意的 CT 灌注图像。通常包括最大强度投影(MIP)图、脑血流量(CBF)图、脑血容量(CBV)图、局部灌注达到峰值的时间(TTP)等图像。这些图像可通过数字化形式存储,均可彩色显示,以突出病变区域的对比度。

(2)灌注参数

1)脑血容量(cerebral blood volume,CBV)。其是指存在于一定量脑组织血管结构内的血容量,单位为 ml/100g。根据时间—密度曲线下方封闭的面积计算得出。

2)脑血流量(cerebral blood flow,CBF)。CBF＝CBV/MTT,是指在单位时间内流经一定量脑组织血管结构的血流量,单位为 ml/(100g·min)。它反映脑组织的血流量,CBF 值越小意味着脑组织的血流量越低。正常值一般＞50～60mL/(100g·min),＜10～20mL/(100g·min)将导致膜泵衰竭和细胞死亡。

3)平均通过时间(mean transit time,MTT)。开始注射造影剂到时间—密度曲线下降至最高强化值一半的时间,主要反映造影剂通过毛细血管的时间,单位为秒(s)。

4)峰值时间(time to peak,TTP)。为开始注射造影剂至强化达到峰值的时间,由时间—密度曲线测得,单位为秒(s)。

此外,还有表面通透性(permeability of surface,PS)等参数。

(二)正常解剖和 CT 表现

1.颅盖软组织(头皮)

颅盖软组织在额、顶、枕部分为皮肤、皮下组织、帽状腱膜、帽状腱膜下层和颅骨骨膜 5 层。前 3 层紧密连接,CT 不能识别。帽状腱膜下层由疏松结缔组织构成,内含少量血管,CT 呈低密度带,头皮裂伤出血亦在此层,如有化脓感染可蔓延到整个颅顶,并可经导静脉扩散到颅内。颅盖软组织在颞部则由皮肤、皮下组织、颞浅筋膜、颞深筋膜、颞肌和颅骨骨膜 6 层构成。

颅骨外膜 CT 不能识别,在颅缝处连接紧密并深入缝间成为缝间膜,故骨膜下血肿不超过此缝,并可据此与帽状腱膜下血肿相鉴别。

2.脑颅骨和颅缝闭合的时间及顺序

脑颅骨由枕骨、额骨、蝶骨、筛骨各一块及颞骨、顶骨各两块组成。颅骨分为 3 层,即外板、板障和内板。成人内外板 CT 表现为高密度,CT 值>250Hu。新生儿板障为低密度,随年龄增长密度增加,50 岁后板障层钙化与内外板融合为一层致密层。成人颅缝宽约 0.5mm。新生儿各骨之间为一片等密度的结缔组织膜相连,称为囟。

颅缝闭合约在 30 岁以后开始。一般矢状缝先闭合,继为冠状缝,而人字缝和枕骨乳突缝闭合最晚,且可终生不闭合。额缝在出生 6 个月后开始闭合,而在 5~6 岁时应完全闭合,此缝也可终生存在。颅底缝多在出生时闭合,只有蝶枕缝到青春期闭合。

此外,应注意识别脑膜中动脉、板障静脉沟、静脉窦、导静脉、蛛网膜颗粒等常见的脉管压迹,以免误诊为骨折。

3.颅底各颅窝的特点和孔道

颅底骨内面由蝶骨嵴和颞骨岩部嵴分为前、中、后颅窝。

(1)前颅窝。筛骨板菲薄,外伤易造成骨折、损伤嗅神经及形成脑脊液漏。额骨眶板上面凹凸不平,脑外伤时底部的滑动易引起脑挫伤。

(2)中颅窝。孔、洞较多,外伤骨折或肿瘤破坏通过这些结构引起相应的症状。比如骨折累及蝶窦出现鼻出血、脑脊液鼻漏;岩锥骨折可损伤面神经和听神经;鼓室盖骨折引起脑脊液耳漏;脑膜中动脉损伤引起硬膜外血肿。

(3)后颅窝。有大量肌肉覆盖,骨折较少见,但与颈段相连,可有畸形发生。

4.脑膜

脑的表面有 3 层被膜。

(1)软脑膜:紧贴脑的表面,富血管、随脑回起伏。

(2)蛛网膜:位于中层,由薄而透明、疏松成网的纤维构成,无血管结构(故增强扫描无强化),与硬脑膜走行一致。

(3)硬脑膜:位于外层,由致密结缔组织构成,厚而坚韧,与颅骨内面的骨膜完全融合,故通常说硬脑膜为两层结构组成。正常 CT 不能直接显示 3 层结构。由于硬脑膜有丰富的血供且无血脑屏障,可以发生明显强化。

硬脑膜内层向颅腔内反折形成双层皱襞有支持、保护作用。主要形成物如下。①大脑镰:前端附着于鸡冠,后缘呈水平形与小脑幕相续。大脑镰上、下缘两层分开分别形成上、下矢状窦。轴位像 CT 呈略高密度线状影,40 岁后可钙化。②小脑幕:呈帐篷状分隔大脑枕叶和小脑。后方附着于枕骨横沟,两侧附着于岩椎,上缘正中与大脑镰相续,两侧前内缘形成小脑幕切迹,围绕中脑。轴位呈两侧对称的略高密度影,冠状位呈人字形线状略高密度影。③小脑镰:附着于枕内嵴上的一窄条状突起,分隔小脑半球。④其他:三叉神经半月节(Mecke 腔)、海绵窦、直窦、横窦、乙状窦等。

5.蛛网膜下腔和脑池

脑蛛网膜在脑沟裂处不随之凹入,与软脑膜之间形成宽窄不一的蛛网膜下腔(或称蛛网膜下隙),内含脑脊液。某些局部宽大处称为脑池。①大脑纵裂池。②胼胝体池。③小脑延髓池(又称枕大池)。④小脑溪(又称小脑谷)。⑤延池。⑥桥池。⑦桥小脑角池。⑧脚间池。⑨视交叉池。⑩终板池。⑪外侧裂池。⑫环池。⑬四叠体池;⑭大脑大静脉池。⑮小脑上池(是四叠体池向后的延续)。⑯帆间池(又称中间帆腔或第三脑室上池)。

鞍上池为 CT 和 MR 等轴位图像所特有。由于扫描体位的影响可呈如下几种。①六角星:前角为纵裂前部的后端(紧贴前角后端的横行部分主要是交叉池);两前外侧角为两外侧裂池;两后外侧角为围绕中脑的环池;后角为大脑脚间的脚间池。②五角星:与六角星不同的是,两后外侧角为围绕脑桥上部的桥小脑角池,后角不显示。鞍上池前方是额叶底部直回,两侧壁是颞叶海马沟回,后方为大脑脚或桥脑上部。

鞍上池内前部可见两条视束,横径约 12mm,前后径约 8mm,外侧可见两条颈内动脉,中央可见垂体柄,正常垂体柄粗<4mm。

帆间池与第三脑室顶部的区别:帆间池位于第三脑室顶的上方、穹隆体和穹隆连合的下方,呈尖向前的三角区,两前外侧界为穹隆的内侧缘,后界为胼胝体压部。与第三脑室的区别为:①帆间池的层面较第三脑室顶高。②帆间池后界为胼胝体压部,而第三脑室顶部的后界为松果体。③帆间池前部的尖不与侧脑室相连,而第三脑室前端可达侧脑室前角。

此外,枕大池可发育巨大(但一般不产生临床症状)呈对称性和非对称性。结合其有无张力、颅骨有无压迹等可与蛛网膜囊肿相鉴别,有文献将其列入发育异常。因终板较薄不显影,常看到终板池与第三脑室下部相通的假象。小脑溪位于两侧小脑扁桃体之间,呈一细长的间隙,后通小脑延髓池,前通第四脑室。

6.大脑半球的分叶及边缘系统

(1)分叶:大脑由中线的半球间裂分为左右两半,中间由胼胝体相连。大脑半球由脑沟裂分为下列 5 叶。

1)额叶:位于前上部。内侧以纵裂和大脑镰与对侧分开,后方由中央沟与顶叶分开,外下方经外侧裂与颞叶分开,前下方为额骨和眶顶。

2)颞叶:经外侧裂垂直部和水平部与额叶分开。顶枕裂(沟)与枕前切迹(枕极前 4～5mm)的连线为颞、枕叶的分界。

3)顶叶:经中央沟与前方的额叶分开,下方以外侧裂与颞叶分开,后方以顶枕沟与枕叶分开。

4)枕叶:经顶枕沟与顶叶分开,与颞叶的分界线为顶枕沟与枕前切迹的连线。

5)岛叶:隐藏于外侧裂深部的近三角形的独立区域,四周有环形沟,由额、顶、颞叶皮质沿外侧裂深部凹入形成岛盖。

(2)边缘系统:大脑半球内侧面的扣带回、海马回、钩回、海马、杏仁核等相连构成一个弯弓形脑回,因位置在大脑和间脑交界处的边缘,所以称为边缘系统或边缘叶。通过控制下丘脑来调节内脏及情绪活动。

此外,颞、顶、枕叶的分界线是假设的,因此很不清楚,这一区域也称为颞顶枕交界区。

7.大脑半球的白质

(1)半卵圆中心:髓质占大脑半球的大部分,较厚的皮质下纤维在横断面图像、侧脑室上层面呈半卵圆形,故称为半卵圆中心,是影像学的一个概念。

(2)大脑白质纤维分类:大脑白质的纤维结构复杂,大体分为以下3种。

1)联络纤维。在一侧半球内部各回、各叶间的往返纤维称为联络纤维。短的是联系在相邻脑回之间的弓状纤维;长的是联系在各叶皮质间的纤维,如钩束、扣带束、上纵束、下纵束及枕额上、下束等。

2)联合纤维。指联系左右半球的纤维,主要有胼胝体、前联合和海马联合等。①胼胝体:位于大脑纵裂底部,呈拱桥状。前端弯向腹后方称嘴,由嘴向前上方弯曲部称为膝,由膝向后延伸为体部(构成侧脑室壁的大部分),后端较厚称为压部。②前联合:位于胼胝体嘴的后下方,呈卵圆形,是两半球的嗅球和海马旁回的联合。

3)投射纤维。大脑皮层与其下部的间脑、基底节、脑干和脊髓的连接纤维称为投射纤维。包括内囊、穹隆、外囊和最外囊。①内囊:两侧内囊横断面呈">＜"型,中央顶点为膝,前后分别为前肢和后肢。内囊位于丘脑、尾状核和豆状核之间。内囊后肢边缘模糊的低密度区(位于膝部到豆状核后缘距离的2/3～3/4处)为正常皮质脊髓束,勿误为缺血灶。②外囊:在豆状核外,居豆状核和屏状核之间,两侧在横断面呈"()"型。③最外囊:位于屏状核外侧,岛叶内侧,CT难以显示。

8.基底节

基底节包括尾状核、豆状核、屏状核和杏仁核。其中豆状核有两个白质板将其分为3部分,外部最大称为壳,内侧两部分称为苍白球,但CT不能显示其白质板。尾状核和豆状核合称为纹状体,与维持肌张力及运动频率有关。杏仁核与情绪变化有关。

9.间脑

间脑(通常将端脑和间脑合称为大脑)连接大脑半球和中脑,包括以下4部分。

(1)丘脑:为一大卵圆形核团。内侧构成侧脑室侧壁,借中间块使左右丘脑相连;其外侧为内囊后肢;其前端尖圆为丘脑结节;后端圆钝为丘脑枕;丘脑枕的外下部有两个隆起为内、外侧膝状体。丘脑是各种感觉体传向大脑皮层的中间站。

(2)下丘脑:构成侧脑室底和侧壁的一部分,包括视交叉、漏斗、灰结节、乳头体和垂体神经部。它是皮质下自主神经中枢,并通过下丘脑—垂体柄和垂体门—门脉系统调节垂体功能。

(3)底丘脑:为丘脑和中脑的移行区。接受来自苍白球和运动区的纤维,并发出纤维到达红核、黑质及中脑被盖,功能上与苍白球密切相关。

(4)上丘脑:位于三脑室后部,包括丘脑髓纹、缰三角和松果体,参与嗅反射通路。松果体为一退化的内分泌结构,分泌抑制青春期激素。松果体呈锥形,长5～8mm,宽4mm,向左偏移1～2mm是正常现象,但向右偏移却有病理意义。CT扫描75%以上成人于三脑室后部可显示松果体与缰联合钙化。缰联合钙化居前,范围不超过1cm;松果体钙化居后,一般不超过5mm。

此外,有文献将内、外侧膝状体称为后丘脑。

10.脑干

脑干上接间脑,下续颈髓,与小脑之上、中、下脚相连,分为以下 3 部分。

(1)中脑:在间脑和脑桥之间,从前向后为大脑脚、被盖和四叠体(顶盖)组成。大脑脚与被盖之间以黑质为界;被盖与四叠体之间以中脑导水管为界。腹侧两束粗大的纵行纤维为大脑脚,其间形成脚间窝,动眼神经从脚间窝出脑。中脑背部有上丘和下丘两对隆起总称为四叠体。上、下丘分别与外、内侧膝状体借上、下丘臂相连,分别是皮质下视觉和听觉反射中枢。下丘后方连接前髓帆,滑车神经自下丘下方发出。

(2)脑桥:脑桥在中脑的下方,从前向后为基底部和被盖部。前面正中浅沟内可见基底动脉。横行基底部的纤维向两侧聚成脑桥臂,经小脑中脚进入小脑。基底部与桥臂之间有三叉神经发出。脑桥腹侧与延髓交界的沟内,由内向外有外展神经、面神经和前庭蜗神经发出。桥脑背面下半部即菱形窝的上半部为第四脑室底(CT轴位第四脑室前为脑桥)。

(3)延髓:上接脑桥,下续颈髓。腹侧面中线(前正中裂)两旁有锥体(由皮质脊髓束和皮质脑干束组成)。在延髓的下方由纤维交叉形成锥体交叉。锥体外侧有椭圆形隆起称为橄榄。锥体和橄榄之间有舌下神经穿出。橄榄背侧自上而下依次有舌咽神经、迷走神经和副神经根发出。

11.小脑和小脑核

小脑位于桥脑和延髓的后方,中间相隔第四脑室。小脑正中的蚓部与两侧小脑半球间无明显分界。小脑半球下面近枕骨大孔部分突出称为小脑扁桃体。小脑前后均向内凹称为小脑前切迹和后切迹。小脑半球借上、中、下脚分别与中脑背侧、桥脑腹侧和延髓的背侧相连接,小脑表面为灰质,内部为白质。

小脑白质内有灰质团块,称为小脑中央核。共有 4 对,分别为齿状核、顶核、栓状核、球状核。其中齿状核最大,位于小脑半球的中心部,是小脑传出纤维的主要发起核。

12.脑室系统

(1)侧脑室:左右各一,分为以下 5 部分。

1)前角:又称额角,位于额叶内,在室间孔以前。顶为胼胝体,内侧壁是透明隔,倾斜的底及外侧壁为尾状核头。

2)体部:位于顶叶内,由室间孔至三角部。顶为胼胝体体部;内侧壁是透明隔;底由外侧到内侧分别为尾状核体、丘脑背面终纹、丘脑上面的外侧部、脉络丛和穹隆外侧缘。

3)三角区:即体、后角、下角分界处,内容脉络球。CT上是区分颞、枕、顶叶的标志。

4)后角:又称枕角,位于枕叶内,形状变异很大,有时缺如。顶和外侧壁由胼胝体放散形成;内侧壁上有两个纵行膨大,上方的称为后角球(由胼胝体大钳构成),下方的称为禽距。

5)下角:在颞叶内,又称为颞角。在丘脑后方弯向下,再向前进入颞叶。顶大部分由胼胝体构成,内侧小部分由尾状核尾和终纹构成,底由内至外为海马伞、海马和侧副隆起。

正常成人两侧前角之间的距离<45mm,前角间最大距离与头颅最大内径之比<35%,在 2 岁以下其比值应<29%,两侧尾状核内缘之间的距离<25mm,为 15mm 左右。

(2)第三脑室:两侧间脑间的狭窄腔隙。成人男性宽为 2.8～5.9mm,女性为 2.5～5.3mm。经室间孔与左右侧脑室相通,后经中脑导水管与第四脑室相通。顶有第三脑室脉络丛;底为下丘脑;前壁为前联合和终板;后壁为缰联合、松果体和后联合。

(3)第四脑室:腹侧为脑桥和延髓,背侧为小脑,上接中脑导水管,下续脊髓中央管。经侧孔与桥小脑角池相通;经下端正中孔与小脑延髓池相通。第四脑室底为菱形窝,顶为前髓帆和后髓帆,呈马蹄形,宽(前后径)约 9mm。

(4)中脑导水管:位于中脑背侧,是中脑被盖和四叠体的分界,长 7~18mm,直径 1~2mm。正常 CT 难以显示。

此外,第五、第六脑室即透明隔间腔和穹隆间腔属两种解剖变异,但第五脑室如积液过多,向外膨隆并影响室间孔的引流,可称为透明隔囊肿。

13. 脑的动脉、静脉和静脉窦

(1)脑动脉:脑的血供来自颈内动脉和椎动脉,前者供应大脑半球的前 2/3,后者供应脑干、小脑和大脑半球的后 1/3。

1)大脑前动脉。供应额、顶叶近中线内侧面约 1.5cm 的范围,呈长条形。其水平段分出细小前穿质动脉供应尾状核头、壳核和内囊前部,另有部分供应下丘脑。

2)大脑中动脉。皮质支供应额、顶、颞叶的外表面大部分。中央支供应尾状核和壳核的一部分,以及苍白球、内囊前后肢,称为豆纹动脉。

3)大脑后动脉。供应枕叶和颞叶底面,中央支供应部分间脑。

4)椎基动脉。两侧椎动脉在延髓腹侧汇合为基底动脉。基底动脉走行于脑桥前面,到脚间池分为左右大脑后动脉。基底动脉分出成对的脑桥支、内听道支、小脑前支和小脑上支。小脑后支来自椎动脉。

颅底动脉环即 Willis 环,由前交通动脉、两侧大脑前动脉、两侧后交通动脉和大脑后动脉相互吻合构成的六角形动脉环,是沟通两侧颈内动脉和椎动脉的侧支循环通路。其变异较大,完整者仅占 53.8%。

(2)脑静脉:大脑半球静脉分为深、浅两组。①浅静脉:收集大脑皮质和白质浅层的静脉血,包括大脑上静脉、大脑中静脉和大脑下静脉分别汇入上矢状窦、海绵窦、横窦、岩上窦和岩下窦,其间有吻合静脉相沟通。②深静脉:主要收集脑深部的血液。透明隔静脉和纹丘静脉在室间孔后缘汇合成大脑内静脉,两侧的大脑内静脉以及基底静脉在松果体后方汇合成大脑大静脉。大脑大静脉与下矢状窦相连终于直窦。

(3)静脉窦:在两层硬脑膜之间引流静脉血液入颈内静脉,包括上矢状窦、下矢状窦、直窦、横窦、海绵窦、岩上窦、岩下窦和乙状窦。其中海绵窦位于蝶鞍两侧高 5~8mm,横径 5~7mm,前后径为 10~15mm,增强后呈高密度,平扫不易显示。

14. 正常颅脑 CT 横断面、Brodmann 功能定位区和大脑皮质的主要功能区

正常脑皮质的密度高于髓质,易于分辨。脑皮质 CT 值为 32~40Hu,脑髓质 CT 值为 28~32Hu,两者平均相差(7.0+1.3)Hu。含脑脊液的间隙为水样密度,CT 值为 0~20Hu。

(1)第 1 躯体感觉区:位于中央后回和中央旁小叶的后半,主要是 3 区、1 区、2 区。

(2)第 1 躯体运动区:位于中央前回和中央旁小叶的前半,主要是 4 区。

(3)视觉区:位于枕叶内侧面,距状裂(沟)两侧,包括舌回和楔叶的一部分,即 17、18、19 区。

（4）听区：位于颞横回，主要是 42 区，接受听辐射的投射。其特点是一侧听区接受双侧的听觉冲动传入，但以对侧为主。故一侧听区损伤，可使双侧听力下降，但不会完全耳聋。

（5）味觉区：在中央后回下端。

（6）语言中枢：在左侧半球的皮质产生了 4 个分析区，总称为语言中枢。

1）说话中枢：在额下回后部，即 44 区。此区损伤产生失语症。

2）书写中枢：位于额中回后部。此区损伤产生失写症。

3）阅读中枢：位于顶下小叶的角回，即 39 区。此区损伤产生失读症。

4）听话中枢：在颞上回后部。功能是理解别人的语言和监听自己所说的话。此区损伤，对听到的语言不能理解，自己说话错误、混乱而不自知，称为感觉性失语症。

（7）其他：5 区、7 区为触摸识别物体的实体感觉皮质区，为顶上小叶。额上回从前向后为 9 区、8 区、6 区。8 区和枕叶 19 区为皮质眼球运动区，受刺激时产生双眼向对侧同向偏盲。8 区、6 区为锥体外系皮质区，与共济运动有关。9 区、10 区、11 区为额叶联合区，与智力和精神活动密切相关。40 区位于顶下小叶缘上回，优势半球为运用中枢，是人类后天经复杂的动作和劳动技能所建立的运动区。损伤后，手的运动功能正常，但不能完成过去掌握的复杂动作和操作技法。

二、动脉缺血性脑梗死

脑组织因血管阻塞引起缺血性坏死或软化称为脑梗死。广义的脑梗死除动脉缺血性脑梗死外，还包括静脉血流受阻所致的脑梗死即静脉性脑梗死，但大多习惯于狭义的将动脉缺血性脑梗死称为脑梗死。

（一）概述

引起梗死的原因很多，可分为两大类。①脑血管阻塞：又分为血栓形成和栓塞。前者最常见的是在动脉粥样硬化的基础上形成血栓；后者是指外来栓子堵塞血管所致。②脑部血液循环障碍：是指在脑血管原有病变的基础上（也可无原发血管病变），由各种原因造成的脑组织供血不全而引起的梗死，故又称为非梗阻性脑梗死。

过去将脑梗死分为 3 个时期，即梗死期、吞噬期、机化期。目前通常将脑梗死分为如下几种。①超急性期：6h 以内。②急性期：6h 后～2d。③亚急性期：2d 后～2 周内。④慢性早期：2 周～1 个月。⑤慢性晚期：1 月后。

脑供血完全终止后数秒钟神经元电生理活动停止，持续 5～10min 以上就有不可恢复的细胞损伤。但是临床上供血血管闭塞可能不完全和（或）存在侧支循环，仅使局部血流降低到一定程度。故部分脑组织虽有缺血损伤，但仍可恢复正常，这部分脑组织区域称为缺血半暗带。它位于缺血坏死核心与正常脑组织之间，但如超急性期治疗不及时或治疗无效可发展成为完全脑梗死。

少数缺血性脑梗死在发病 24～48h 后可因再灌注而发生梗死区内出血，称为出血性脑梗死。

（二）临床表现

临床表现复杂，取决于梗死灶大小、部位及脑组织的病理生理反应。主要表现为头昏、头痛，部分有呕吐及精神症状，可有不同程度的昏迷。绝大多数出现不同程度的脑部损害症状，如偏瘫、偏身感觉障碍、偏盲，也可失语、抽搐，较重者可有脑疝症状。从解剖学可知，皮质脊髓束有10%的纤维不交叉下降，加入同侧皮质脊髓侧束。皮质脊髓前束也有少量纤维不交叉，止于同侧颈、胸髓。这些不交叉的运动传导纤维支配了同侧肢体运动，当这些纤维受损时，导致同侧肢体出现不同程度的运动功能障碍如麻木、无力，甚至偏瘫。

(三)CT表现

1.超急性期脑梗死的CT表现

(1)大脑中动脉高密度征：为高密度血栓或栓子所致，出现率占35%~45%（敏感度为78%，特异度为93%），但需除外血管硬化因素。最近研究表明，此征可见于近60%的正常人（尤其用7mm以下层厚扫描），故此征的诊断价值值得怀疑。

(2)脑实质低密度征：可能为细胞内水肿所致，可见于脑的凸面、基底节区、岛叶，有时可伴侧裂池受压。

(3)局部脑组织肿胀征：可能为血管源性水肿所致，局部脑沟变窄以至消失，脑回增厚、变平。脑CT灌注成像有利于超急性期脑梗死的诊断。

此外，脑血管CTA可显示闭塞部位、程度和侧支循环情况。

许多学者研究证实，CT灌注成像可以预测半暗带，即脑血流量（rCBF）中度减低时，局部脑血容量（rCBV）无明显变化或仅有轻度下降或轻度升高，此时缺血区微血管管腔受压、变形、闭塞的程度较轻。当rCBF和rCBV均明显减低时，提示脑局部微血管管腔闭塞程度明显、微循环发生障碍、脑组织发生梗死。国内有学者将面积CBV定义为预测的梗死面积，则面积CBF－面积CBV为预测的半暗带面积。

2.典型CT表现

(1)脑组织低密度灶，呈楔形或三角形，病灶部位、范围与闭塞动脉供血区相吻合。大脑中动脉主干闭塞，病灶呈三角形低密度区，尖端指向第三脑室；大脑中动脉闭塞在豆纹动脉的远端，病灶多为矩形低密度区，出现"基底核回避现象"。大脑前动脉闭塞表现为位于大脑镰旁的长条状低密度区。大脑后动脉闭塞在顶叶后部及枕叶可见半圆形的低密度区，位于大脑镰旁的后部。局灶性脑皮质梗死，表现为脑回丢失。室管膜下脑梗死，脑室边缘呈波浪状。一般在发病24h后出现以上表现。

(2)2~3周时由于"模糊效应"，病灶可偏小或消失。

(3)脑梗死后2~15d为水肿高峰期，可有占位效应，占位效应一般见于病变范围大的病例。如果占位效应超过1个月，应注意有无肿瘤可能。

(4)增强扫描病灶周围和病灶内出现脑回状、线状、团块状强化。

(5)1个月后病灶开始软化呈水样密度，病变范围大的病例可继发局限性脑萎缩。

此外，出血性脑梗死在梗死区内可见高密度出血灶。

3.增强扫描CT表现

梗死灶强化的形态多种多样，可表现为脑回状、线状、片状、环状，可出现在病灶的边缘和中心，而延迟30min~3h扫描可显示皮质下白质强化，可能与梗死区皮质内大量毛细血管破坏，造影剂漏出有关。其强化机制与缺血区血脑屏障受损，新生的毛细血管大量增生，以及局部血流量增加有关，但在1周内，虽有血脑屏障的破坏，却因局部缺血坏死严重，造影剂浓度亦相应很低,故一般不出现强化。梗死 7～10d 后因局部大量毛细血管增生,血流量增大而出现明显强化。2～3 周发生率最高,强化最明显,可持续 1 个月或更久。

(四)鉴别诊断

应注意与胶质瘤、转移瘤、脱髓鞘病变和脑脓肿等鉴别。

1.脑梗死常累及皮质和白质两部分;而上述病变一般只造成白质低密度。

2.脑梗死的分布为某一动脉区或分水岭区,有一定特征;而脑肿瘤和炎症水肿沿白质通道扩散,无明显分布规律,常呈指状低密度区;脱髓鞘低密度灶常对称性分布在侧脑室周围。

3.增强扫描胶质瘤常出现不均匀强化,有时可见壁结节;转移瘤常可见多灶强化。

三、分水岭性脑梗死

分水岭性脑梗死即指两条主要脑动脉供血交界区发生的脑梗死。

(一)概述

1.血流动力学障碍

低血压(如心肌梗死、心律失常、直立性低血压)等所致的血流动力学障碍。

2.血管调节功能失常

血管调节功能失常如糖尿病并发自主神经功能紊乱、长期低血压。

3.高血压病过分降压治疗

如不正确使用降压药物。

4.栓塞

心脏附壁血栓脱落沿血管进入脑皮质支和深穿支。

(二)CT 表现

1.皮质下型

皮质下型多为白质内低密度,常呈条形或类圆形。灰质由于血流再灌注而呈等密度,但灰质可出现明显强化。

2.皮质前型

皮质前型为额、顶、叶交界区三角形、条形低密度灶。

3.皮质后型

皮质后型为颞、顶、枕叶交界区三角形、条形低密度灶。

四、血液动力性脑梗死

当脑外动脉狭窄、部分阻塞和痉挛时,一般情况下尚能维持脑组织的血供,但当某些原因引起较长时间的血压下降时,可造成狭窄动脉供血脑组织的严重缺血而发生脑梗死,这种梗死称为血液动力性脑梗死。

(一)概述

心律失常、心功能不全、休克、高血压过分降压等是其常见原因。严重的低血压和心搏量降低如心肌梗死、外科手术等,即使患者无颅内外血管病变,也可引起大脑半球的广泛梗死。血液动力性脑梗死多为分水岭性脑梗死。

(二)CT 表现

与分水岭性梗死的表现相似,可见条形或类圆形低密度,也可广泛梗死,这种梗死以分水岭区最著。可累及基底节区和小脑,皮质可强化。

五、腔隙性脑梗死

腔隙性脑梗死即指脑深部 2～15mm 大小的脑梗死。

(一)概述

多为高血压、糖尿病、动脉硬化、高脂血症所致。好发于基底节、丘脑、内囊区、深部室旁白质及脑干。这些部位的血管多远离大脑主干,细长且走行弯曲,对血流动力学变化敏感,易受缺血影响。

(二)临床表现

纯运动性偏瘫、纯感觉障碍、下肢运动受限、构音困难、视力障碍、失语、短小步态及共济失调等。

(三)CT 表现

梗死灶为 2～15mm,呈圆形或卵圆形低密度,边缘不清,无水肿和占位效应。3～4 周后可形成边缘清楚的囊性软化灶。

(四)鉴别诊断

脑腔隙在病理上为一脑实质内含水分的 <15mm 的潜在腔,包括穿支动脉等病变所致的腔隙性脑梗死和非血管病变引起的腔隙病变。发病机制包括血管因素所致的缺血即腔隙性梗死,以及血管因素(如出血、动脉炎等)和血管外因素(如炎症、变性、中毒、机械损伤等)所形成的腔隙性病变,应注意分析。此外,还应注意与前联合及基底节区的扩大的血管周围间隙(多在 0.2～1.2cm 大小)相鉴别,MR 检查有独到鉴别价值。

六、皮质下动脉硬化性脑病

本病又称 Binswanger 病,是一组以脑深部小动脉硬化、痴呆、皮质下白质变性、皮质下腔隙或软化为特征的综合征,但有人认为"皮质下动脉硬化性脑病"一词未能正确反映所看到的组织学改变,且过高地估计了临床意义。因此,有关文献应用的非特异性名词较合适,如深部脑白质缺血或老年性白质高信号(MR)。我们认为称为"动脉硬化性脑白质病"或"深部脑白质慢性缺血"更趋合理,同时我们认为有关文献所述及的"脑白质疏松症"也属本病的范畴。

(一)概述

主要病因为慢性高血压,其病理特征为弥散性不完全的皮质下梗死,在侧脑室旁和半卵圆中心的白质内髓鞘肿胀或脱失,皮质下弓状纤维与胼胝体不受累。常有皮质萎缩及皮质下、基底节区腔隙性脑梗死,在髓动脉内有狭窄性动脉粥样硬化。

(二)临床表现

见于 60 岁以上老人,多隐形起病,呈进行性记忆力障碍、严重精神衰退、言语不清,反复发生的神经系统局部体征如偏瘫、失语、偏盲等。病情可缓解和反复加重,常伴有高血压。

(三)CT 表现

脑白质内斑片状或云絮状稍低密度灶,界限不清,其密度降低不如脑梗死明显。以侧脑室周围分布最明显,其次为半卵圆中心,多为两侧对称性。基底节一内囊区、丘脑、半卵圆中心常伴多发的腔隙性梗死灶,可有脑室系统扩大,脑沟、脑池增宽的弥散性脑萎缩改变。

七、脑缺氧

(一)概述

脑缺氧包括乏氧性缺氧、血液性缺氧、循环性缺氧和中毒性缺氧。常见病因有:高空高原缺氧,呼吸功能不全和某些先心病循环短路、CO 中毒以及各种严重贫血、各种休克和心衰,氰化物、硫化氢、磷中毒。脑组织局部循环性缺氧包括颅脑外伤、脑血管意外、脑血流障碍、颅内感染、脑肿瘤急性恶化等。主要病理改变为早期脑组织坏死、水肿,进行性脱髓鞘,晚期脑萎缩。

(二)CT 表现

1. 弥散性脑水肿

以大脑为主,可出现大脑密度普遍减低,而丘脑、脑干和小脑密度相对较高的所谓 CT 反转征。

2. 局部脑水肿

以脑动脉边缘带(分水岭区)、脑室周围白质最常见,基底节次之,也可见于丘脑和小脑。

3. 缺氧性脑出血

脑实质、脑室周围—脑室、蛛网膜下腔、硬膜下或硬膜外。

4. 脑萎缩

晚期可出现,也可见囊状软化灶。

八、脑静脉窦血栓形成

颅内静脉血流受阻即脑静脉和静脉窦血栓形成所导致的脑梗死称为静脉性脑梗死,占脑卒中患者的 1%～2%。

(一)概述

近 1/3 病因不明。可分为如下几种。

1. 全身因素

脱水、糖尿病、高凝血状态、血小板增多症、口服避孕药、妊娠、产后、近期手术、长期应用激素、肾病综合征、心脏病、结缔组织病、新生儿窒息等。

2. 局部因素

局部感染、中耳乳突炎、鼻窦炎、脑膜炎、颅面中耳手术、颅脑外伤、动静脉畸形、动静脉瘘、腰穿等。

(二)临床表现

多见于 20～35 岁女性,其表现各异。头痛最常见,15% 急性起病,类似蛛网膜下腔出血,常伴头晕、恶心及视盘水肿等颅内高压症状。1/3～1/2 患者有局灶性神经症状,如颅神经麻痹和意识障碍,半数出现癫痫,还可有偏瘫。小脑静脉血栓可有共济失调等症状。

(三)CT 表现

最常见于上矢状窦、横窦和乙状窦,其次为海绵窦和直窦。特征性改变为致密静脉征(或索条征)和空三角征,但缺乏特异性。

(1)早期(1～2d):平扫静脉窦内血栓密度与硬脑膜相似,可高达 150Hu。增强扫描呈"空三角征",即三角形的硬膜窦断面,中心不强化而周围强化。

(2)第 3~10d：平扫窦内血块渐吸收，CT 值约 80Hu。

(3)11d 后：血凝块基本吸收，窦内 CT 值约 50Hu。

(4)静脉栓塞常伴有弥散性非对称性脑肿胀、梗死性脑水肿、出血性梗死或单纯出血（脑实质和硬膜下）。静脉性出血其血肿周围界限不清，多靠近脑表面，而且周围环以大片低密度灶有别于动脉性出血。

(四)鉴别诊断

高位分叉的上矢状窦、硬膜下脓肿和血肿、蛛网膜下腔出血及窦内窗孔和分隔均可类似空三角征；儿童的流动性静脉血常呈轻度高密度类似血栓，应注意鉴别。

九、高血压脑病

本病是指在血压迅速剧烈升高时，引起的急性全面性脑功能障碍，属可逆性后部白质脑病综合征（还见于妊娠高血压、慢性肾衰、使用免疫抑制剂和激素等）的范畴。

(一)概述

可发生于各种原因（原发或继发）引起的动脉性高血压。病理上大多有不同程度的脑水肿，脑表面动脉、静脉和毛细血管扩张，脑切面可见斑点状、裂隙状出血和小动脉壁的坏死。

(二)临床表现

该病一般起病急骤，病程短暂，所有症状历时数分钟或 1~2h，最多数天。主要表现为严重头痛、惊厥、偏瘫、失语、黑蒙、神志不清甚至昏迷。

(三)CT 表现

主要为广泛性脑水肿，呈对称性、弥散性、边界不清的低密度区，以大脑半球后部最为显著，也可累及小脑。脑室系统变小，脑沟、脑池变浅。血压改善后一段时间随访，完全恢复正常。

十、脑出血

脑出血是指脑实质内的出血，又称为脑溢血或出血性脑卒中。

(一)概述

其原因很多，临床上概括为损伤性和非损伤性两大类。后者又称为原发性或自发性脑出血，是指脑内血管病变、坏死、破裂而引起的出血。自发性脑出血绝大多数由高血压和动脉硬化（引起脑小动脉的微型动脉瘤或玻璃样变）所致，其次为脑血管畸形和动脉瘤所致。

其他原因还有颅内肿瘤出血、出血性梗死、脑血管淀粉样变、全身出血性疾病、维生素缺乏、新生儿颅内出血、重症肝炎（可合并脑出血、梗死）等。

出血好发于壳核和内囊区（约占 50%）、中心部脑白质、丘脑和下丘脑、小脑半球、脑桥，以及脑室内。病理可分为 3 期。

1.急性期

血肿内含新鲜血液或血块，周围脑组织有不同程度的水肿，还可有点状出血。

2.吸收期

血肿内红细胞破坏、血块液化，周围出现吞噬细胞，并逐渐形成含有丰富血管的肉芽组织。

3.囊变期

坏死组织被清除，缺损部分由胶质细胞及胶原纤维形成瘢痕，血肿小可由此类组织充填，血肿大时则遗留囊腔。

(二)临床表现

本病常突然发生剧烈头痛、意识障碍、恶心、呕吐、偏瘫、失语、脑膜刺激征等,按病情发展可分为急性期、亚急性期和慢性期。

临床预后与出血的部位及出血量的多少有关。出血位于皮质下白质区,血肿及水肿引起占位效应,导致出血区功能丧失,但预后相对较好,出血量＞30mL 为手术指征。小脑或脑干出血压迫四脑室,继发急性颅内压升高,常伴延髓生命中枢损害,直接危及生命,血肿直径＞3cm 应立即手术。

(三)CT 表现

血液形成影像的主要成分为含铁的血红蛋白,血液的密度高于脑组织,故 CT 表现呈高密度。由于脑血管较细,受部分容积效应影响,故血管内血液多不能显示。严重贫血的患者急性期脑出血也可呈等密度甚至低密度。

1.出血量的估计

一般采用以下公式计算:$V(ml)=1/6\pi(A\times B\times C)$,A 为血肿前后径,B 为左右径,C 为上下径。A、B、C 的单位均为厘米。

2.CT 分期

通常将脑内血肿分为急性期(1 周内)、吸收期(2 周～2 个月)和囊变期(2 个月后);也有学者根据密度分为:高密度期、等密度期、低密度期、慢性期。

(1)高密度期(1～14d)。血液逸出血管后,红细胞分解释放含铁的血红蛋白,表现为高密度区,CT 值为 50～80Hu。出血 3～4d 因血液凝固成血块,血浆被吸收,血细胞比容增加,血肿密度达到高峰,甚者达 90Hu,周围有水肿。严重贫血者可为等密度,甚至低密度,但血肿有占位征象。

(2)等密度期(14～64d)。血红蛋白分解,含铁血黄素开始被吸收,血肿呈等密度,但仍有占位效应,水肿仍存在,增强扫描呈环状强化。

(3)低密度期(30～84d)。血肿周围的新生血管及神经胶质增生形成血肿壁,血肿内含铁血黄素及血红蛋白被吸收,CT 呈低密度灶。水肿消失,无占位效应,增强扫描仍呈环状强化。

(4)慢性期(3 个月后)。少量脑出血被胶质和胶原纤维替代而愈合,CT 呈略低密度灶。大量脑出血形成囊腔,CT 近水样密度,并可出现牵拉现象,增强扫描无或轻微强化。

3.脑室内出血

单纯脑室出血与脑实质内出血破入脑室系统表现一样。少量出血时多沉积在侧脑室后角、第三脑室后部或第四脑室顶部,大量出血常呈脑室"铸型"样表现。早期可有分层现象,以后呈等或低密度,脑室内出血可形成脑积水。

此外,在诊断时应注意:①急性脑出血大的血肿可形成脑疝。②脑出血可直接破入脑室系统和蛛网膜下腔,也可由脑室系统进入蛛网膜下腔。③出血周围水肿,在第 1d 内可出现或表现轻微;3～7d 达高峰;出血 16d 左右占位效应开始减退。④发现灶周水肿与血肿期龄不符时,应考虑肿瘤出血可能。⑤如局部伴有钙化或血肿密度不均等表现,除考虑肿瘤出血外,也应考虑脑血管畸形的可能。

十一、慢性扩展性脑内血肿

本病是自发性脑内血肿的一种特殊类型,临床及影像学表现无特异性,易与肿瘤脑卒中、囊肿合并出血感染等混淆。

(一)概述

其病因认为与隐匿性血管畸形、血管硬化、外伤、放射损伤、凝血功能障碍有关,一般没有高血压和脑外伤病史。隐匿性血管畸形或微小动脉瘤破裂出血,血肿及其代谢产物不断刺激周围组织产生炎性反应,毛细血管、纤维组织增生,并由增生的毛细血管、纤维组织形成包膜。而其丰富的毛细血管壁脆弱,反复出血、渗出,包膜内液化,使血肿体积逐渐增大。

(二)CT 表现

多为边缘清楚、密度均匀或不均匀的高、低混杂囊性病灶,且其内可见液—液平面。增强扫描病灶多无强化;部分血肿周围环状强化,为病灶周围脑组织或肉芽组织强化所致。

十二、蛛网膜下腔出血

本病是指颅内血管破裂后血液注入蛛网膜下腔。

(一)概述

临床可分为两大类,即外伤性与自发性。自发性原因很多,但以颅内动脉瘤(约占 51%)、动静脉畸形(6%)和高血压动脉硬化所致(15%)最多见。此外,20%病因不明。

(二)临床表现

自发性常有明显的诱因,如体力劳动过度、咳嗽、用力排便、情绪激动等。绝大多数起病急,剧烈头痛、呕吐、意识障碍、抽搐、脑膜刺激征等,同时可对偏瘫、腰穿有确诊价值。

(三)CT 表现

一般在出血 3d 内检出率最高,可达 80%~100%,一周后很难检出。特征性表现为基底池、侧裂池和脑沟内等广泛的高密度影,如出血量少或严重贫血均不易发现。大脑前动脉破裂血液多积聚于视交叉池、纵裂前部;大脑中动脉破裂血液多积聚于一侧的外侧裂附近,也可向内流;颈内动脉破裂血液也以大脑外侧裂为多;椎基底动脉破裂血液主要积聚于脚间池和环池,但出血量大者可难以估计出血部位。

(四)并发症

1.脑积水

脑积水早期为梗阻性,发生率约为 20%。可演变成交通性。

2.脑动脉痉挛

造成脑缺血和脑梗死,发生率为 25%~42%。

3.伴发脑内血肿和(或)硬膜下血肿、脑室内出血

常与动脉瘤、动静脉畸形或脑肿瘤出血有关。

十三、颅内动脉瘤

动脉壁呈局限性病理性扩张,与动脉腔有一颈部相连。

(一)概述

其病因有先天性因素、动脉粥样硬化、感染因素和外伤 4 个方面。根据影像学可分为 5 种病理类型:①粟粒状动脉瘤。②囊状动脉瘤。③假性动脉瘤。④梭形动脉瘤。⑤壁间动脉瘤。

（二）临床表现

好发于 20～70 岁。在破裂前 90％无特殊临床症状,少数可影响邻近神经或脑结构而产生症状。破裂后引起蛛网膜下腔出血和颅内血肿而出现相应的症状体征。

（三）CT 表现

颅内动脉瘤好发于脑动脉,90％～95％分布于颈内动脉系统,5％～10％分布于椎动脉系统。颈内动脉瘤占 20％～40％,大脑中动脉瘤占 21％～31％,前交通及大脑前动脉瘤占 30％～37％,多发性占 4％～5％。

1. 颅底较小动脉瘤

平扫难以显示,增强扫描呈高密度。

2. 较大动脉瘤

平扫呈圆形等或高密度,边缘光整,有时瘤壁可见钙化。增强扫描呈均匀强化,而血栓无强化。

3. 巨大动脉瘤

即直径＞2.5cm 的动脉瘤,其 CT 表现可分 3 型。

(1)无血栓形成型:平扫呈圆形或椭圆形等或略高密度,瘤壁钙化较其他类型少见。增强扫描均匀强化。

(2)部分血栓形成型:最常见,呈圆形或卵圆形略高密度,壁多有弧形钙化。增强扫描流动的血液强化明显,血栓不强化,从而形成高密度影内的低密度点称为"靶征"。周围很少有水肿。

(3)完全栓塞型:平扫为圆形或卵圆形混杂略高密度,瘤壁常有钙化,周围无水肿。增强扫描呈环状强化。

此外,CTA 显示动脉瘤的敏感性可达 95％,特异性近 83％。

（四）并发症

1. 颅内出血

蛛网膜下腔出血、脑内血肿和脑室内积血,甚至可穿破蛛网膜造成硬膜下血肿。

2. 脑血管痉挛

蛛网膜下腔出血所致,并导致相应区域的水肿、梗死。

3. 脑积水

蛛网膜下腔出血所致。

（五）鉴别诊断

动脉瘤周围多无水肿,瘤壁可有环形强化,动态 CT 扫描时间—密度曲线呈速生速降型,与血管相同,而肿瘤则表现为缓慢上升和下降的时间—密度曲线是鉴别的关键。

十四、脑动静脉畸形

脑血管畸形分为 5 型:①动静脉畸形(AVM)。②海绵状血管瘤。③静脉畸形(又称静脉血管瘤)。④毛细血管扩张症(又称毛细血管瘤,以 MR 诊断为佳)。⑤血管曲张(包括大脑大静脉畸形等)。其中 AVM 最常见,约占 90％以上。毛细血管扩张症一般只被病理诊断,CT 或 MR 很难显示,偶见钙化。

AVM 是最常见的血管畸形,但有相当一部分脑血管造影阴性,称为隐匿性 AVM。

(一)概述

AVM 由一条或多条供血动脉、畸形血管团、一条或多条引出静脉组成。常见于大脑中动脉分布区的脑皮质,也可发生于侧脑室(如脉络丛)、硬脑膜、软脑膜、脑干和小脑。

(二)临床表现

好发于 20～30 岁,男性多于女性,10％～15％无症状。常见的症状如下。

1. 头痛:偏头痛或全头痛,阵发性。

2. 出血:出现相应症状和体征。

3. 癫痫:约 30％为此就诊。

4. 脑缺血症状:脑梗死、脑萎缩。

5. 部分颅外听到杂音。

(三)CT 表现

AVM 平扫呈局灶性高、低或低、等混杂密度区,多呈团块状,也可见点、线状影,边缘不清,但有时可不显示。常伴斑点状或条状钙化,轻度或无占位征象。病灶周围无水肿表现,但有时可出现脑室扩大和交通性脑积水。增强扫描呈团块状强化,有时可见迂曲的血管影,造影剂充盈及排出均较快。CTA 多可有效显示其供血动脉、畸形血管团和引流静脉。

其并发症有出血、梗死、软化灶及局限脑萎缩表现。

(四)鉴别诊断

钙化明显的肿瘤以及强化明显的肿瘤(如胶质瘤)其水肿及占位效应均较显著,可与 AVM 鉴别。AVM 增强扫描的时间—密度曲线与血管相似也是与肿瘤鉴别的重要依据。

十五、颅内海绵状血管瘤

本病占脑血管疾病的 7％,近年来的研究显示其属不完全染色体显性遗传性疾病。目前多认为其发生源于脑内毛细血管水平的血管畸形,可位于脑内或脑外,为非真性肿瘤。

(一)概述

病灶由微动脉延伸出来的、血流缓慢的、大小不等的丛状薄壁的血管窦样结构组成,其间有神经纤维分隔,窦间没有正常脑组织。由于其血管壁薄而缺乏弹性,且易于发生玻璃样变、纤维化,因而易出血,并可有胶质增生、坏死囊变、钙化,病灶可全部钙化形成"脑石"。病灶周围可见含铁血黄素沉着或有机化的血块。病灶无明显的供血动脉及引流静脉。

(二)临床症状

好发于 40～60 岁,常以颅内出血为首发症状。典型表现为癫痫发作、突发性头痛和进行性神经功能障碍等。

(三)CT 表现

80％位于幕上,好发于额、颞叶,也可发生于蛛网膜下、硬膜下,脑外者多位于鞍旁海绵窦区。多表现为界限清楚的圆形或卵圆形的等至稍高密度影。其内可见"颗粒征"颇有特征,即在略高密度背景内含有数量不一的颗粒状高密度影和低密度影,前者为钙化,后者为血栓形成。除急性出血或较大病灶,灶周一般无水肿及占位征象。可能因为供血动脉太细或已有栓塞,也可能因病灶内血管床太大,血流缓慢使对比剂稀释,致使增强扫描不强化或仅见周边强化。其强化程度取决于病灶内血栓形成和钙化的程度,血栓形成轻、钙化不明显者强化明显。国外报道脑外者可有骨侵蚀。

(四)鉴别诊断

(1)主要应与脑膜瘤鉴别。后者平扫密度多均匀一致,增强扫描明显强化,常有明显占位征象,并可出现水肿征象及颅骨增生和吸收有助鉴别。

(2)少数血管瘤呈环状并伴壁结节,偶有出血,病灶内显示血—液平面伴周围水肿,不易与胶质瘤等相鉴别。

十六、脑静脉性血管畸形

本病又称脑静脉性血管瘤、脑发育性静脉异常,是一种组织学上由许多扩张的髓静脉和一条或多条引流静脉组成的血管畸形。国外有学者认为是一种正常引流静脉的非病理性变异。

(一)概述

其病因不明,多认为是胚胎发育时宫内意外因素导致静脉阻塞,由侧支代偿所致。其形成时间在脑动脉形成之后,故仅含静脉成分。畸形血管由许多扩张的放射状排列的髓静脉汇入一条或多条引流静脉组成,向皮质表面和静脉窦或向室管膜下引流,可分为皮层表浅型、皮层下型和脑室旁型。

(二)临床表现

好发于 35～40 岁,男女发病率相近。一般无症状,少数可产生癫痫、头痛,出血者可有感觉和运动障碍、共济失调等。

(三)CT 表现

它可发生在脑静脉系统的任何部位,但以额叶侧脑室前角附近的髓质区和小脑深部髓质区最常见,其次为顶叶、颞叶和脑干。

CT 平扫阳性率不到 50%。最常见的表现为圆形高密度影(34%),系扩张的髓静脉网,无水肿和占位效应,可见高密度的含铁血黄素沉着或钙化。

增强扫描阳性率为 87%,可见以下 3 种表现。

(1)白质中圆形强化影(32.5%),系髓静脉网或引流静脉。

(2)穿越脑的线形增强影(32.5%),为引流静脉。

(3)两者同时出现(18.6%)。

特征性表现是三维 CT 血管造影(CTA)静脉期脑静脉成像(CTV)出现"海蛇头"样的深部髓静脉汇集到单根粗大的引流静脉,然后汇入表浅的表层静脉或硬膜窦等征象,但发生于脑室壁上者"海蛇头"征象不明显。

十七、Galen 静脉瘤

本病又称大脑大静脉扩张、大脑大静脉瘘、大脑大静脉畸形等。

(一)概述

本病是由于动静脉短路,流入 Galen 静脉(大脑大静脉)内的血流增多引起局部管腔扩张。这些短路血管多来源于颈内动脉系统或基底动脉系统,多异常扩大迂曲。静脉窦闭塞引起大脑大静脉回流受阻也是其重要的致病原因。压迫中脑导水管可致脑积水。

（二）临床表现

在新生儿、幼儿中常因动脉血直接进入静脉造成心功能不全。脑积水后可出现头痛、痉挛性抽搐、颅内压增高等症状。

（三）CT 表现

平扫可见第三脑室后部中线处之大脑大静脉池区等密度或高密度的圆形肿块，病灶边缘多光滑，与窦汇之间有扩张的直窦相连为特异性表现。可伴有病灶边缘钙化、局部脑萎缩、血肿或脑积水。增强扫描病灶呈均匀性强化，偶可显示强化的供血动脉和引流静脉。

十八、颈动脉海绵窦瘘

本病是指颈动脉及其分支与海绵窦之间异常沟通所致的一组临床综合征。海绵窦为中颅凹两层硬脑膜构成的硬脑膜窦，眼上静脉、眼下静脉、蝶顶窦静脉、外侧裂静脉和基底静脉汇入其中，颈动脉穿行其间。这是体内唯一动脉通过静脉的结构。当任何原因造成颈内动脉壁破裂后，动脉血直接流入海绵窦，而形成海绵窦区动静脉瘘。

（一）概述

病因分为两大类。

1. 外伤性

外伤性多见，大多由颅底骨折所致。

2. 自发性

病因较多，主要见于颈内动脉虹吸部动脉瘤破裂、硬膜型动静脉畸形及遗传性胶原纤维缺乏病等。此外，动脉硬化、炎症、妊娠等也可造成自发性。根据解剖部位分为颈动脉海绵窦瘘和硬脑膜动脉海绵窦瘘，前者多为外伤性，后者多为自发性。

（二）临床表现

头痛、癫痫、耳鸣、视力障碍、搏动性突眼、眼球运动障碍、颅内杂音，甚至因颅内出血而出现相应症状。

（三）CT 表现

（1）患侧海绵窦扩大，密度增高。

（2）眼上静脉增粗。

（3）眼球突出。

（4）增强示扩大的海绵窦及迂曲的眼上静脉显著强化。

此外，眼外肌肥厚和眶内软组织肿胀、突眼，患侧脑组织水肿、出血、萎缩是引流静脉压力增高及"盗血"引起的继发改变。

十九、颅骨膜血窦

本病又称血囊肿、局限性静脉曲张或骨血管瘤，是指紧贴颅骨外板的扩张静脉，它们穿过颅骨的板障静脉与硬膜窦相交通。

（一）概述

其原因不明，可由先天性、自发性或外伤性所致。有学者认为外伤是本病的最主要因素。

（二）临床表现

多见于儿童，通常以头皮肿块就诊。头皮中质软的膨隆性肿块，无搏动，局部皮肤可以微红或青紫色。通常位于中线部位,偶尔位于侧旁,以额部为主,偶有头痛、恶心、乏力等。肿块随颅内压力的变化而改变其大小,即平卧或头低时肿块增大为其特征性症状。

(三)CT 表现

大多位于颅外中线部位或附近,上矢状窦近端,以额、顶部多见。表现为颅外头皮下均匀的软组织密度肿块,边缘清晰,无钙化,随体位大小可变化。颅外板可有轻度压迹,颅骨内有孔状骨质缺损。增强扫描静脉窦内对比剂可通过颅骨的缺损弥散至囊腔内,呈均匀或不均匀显著强化。

二十、颅内血管延长症

本病是指颈内动脉及椎基底动脉有规律的直径增大和普遍而有规律的延长为特征的血管异常。颈内动脉及椎基动脉的延长属于一种少见的先天性血管壁异常。

(一)概述

延长的血管均伴有不同程度的动脉粥样硬化、弹性内膜的破坏及其肌壁的纤维化,最终导致血栓形成或栓塞。

(二)临床表现

其发病特点主要取决于受累血管的范围、病变大小及所压迫的邻近组织情况。基本分为 3 类。①脑血管意外。②颅神经受压症状:如Ⅲ、Ⅴ～Ⅷ颅神经受压。③占位效应对脑组织功能的影响:如痴呆、共济失调、帕金森病等,也有阻塞性脑积水的可能。

(三)CT 表现

本病所涉及的血管有基底动脉、颈内动脉幕上段、大脑中动脉、大脑后动脉。CTA 可发现异常扭曲扩张的颈内或基底动脉段,管壁可钙化。其中,基底动脉病变的诊断标准为上段基底动脉的直径增大达 4.5mm 和基底动脉上段超过床突平面 6mm 以上,且延长的血管可伴有迂曲移位和血管袢形成。

二十一、烟雾病

本病又称 Moyamoya 病、脑底动脉环闭塞、脑底异常血管网症等,是一种脑动脉进行性狭窄、闭塞性疾病。

(一)概述

其病因不明,凡能引起颈内动脉末端、大脑前动脉和大脑中动脉近端慢性进行性闭塞的先天因素(发育不良)或后天因素(外伤、感染、动脉硬化)均可导致本病。近来遗传因素受到重视。

(二)临床表现

以 10 岁以前儿童多见,也可见于成人。主要有缺血性和出血性两大类表现。脑血管造影是确诊的主要手段。

(三)血管造影

(1)大脑前、中动脉起始处狭窄或闭塞。

(2)脑底异常血管网形成。

(3)侧支循环广泛建立。

(4)两侧颞、额、顶叶、基底节区梗死或出血。本病即因造影时异常血管网和侧支循环的显影似烟雾状而得名。

(四)CT 表现

无特异性。

(1)脑梗死、软化灶:常见于颞、额、顶叶,很少见于基底节,小脑、脑干不发生。

(2)脑萎缩:多为双侧性,额叶为甚,脑室扩大以侧脑室和第三脑室显著。

(3)出血灶:可为脑内或蛛网膜下腔。

(4)颅底、基底节区有点状、迂曲、不规则的网状影,并可见强化。

二十二、头皮损伤

颅盖软组织在额、顶、枕部分为皮肤、皮下组织、帽状腱膜、帽状腱膜下层和颅骨骨膜5层。前3层紧密连接,CT 不能识别。帽状腱膜下层由疏松结缔组织构成,内含少量血管,CT 呈低密度带,而在颞部则由皮肤、皮下组织、颞浅筋膜、颞深筋膜、颞肌和颅骨骨膜6层构成。

头皮损伤包括:①头皮血肿或称颅外血肿,包括位于头皮与帽状腱膜间的皮下血肿、帽状腱膜下血肿和骨膜下血肿。②头皮撕裂伤、擦伤和挫伤等。

头皮血肿多由于头皮血管破裂引起,也可因板障静脉或硬脑膜血管破裂,血液沿骨折缝聚集于骨膜下,后者多伴硬膜外血肿。

二十三、颅骨骨膜下血肿

骨膜下血肿是颅外血肿的少见类型。

(一)概述

多发生于新生儿产伤和婴幼儿头部外伤。血肿位于颅骨外板与对应的骨膜之间的潜在腔隙,好发于顶骨,其次为枕骨。

(二)临床表现

产伤所致者几乎均因头皮下出现软组织包块,未消散且逐渐变硬而就诊。

(三)CT 表现

特征性表现是新鲜血肿范围达到受累骨的整个表面,中止于颅缝或不跨越颅缝,边缘清楚锐利,而头皮下及帽状腱膜下血肿不受颅缝限制有助于鉴别。2~3周后血肿包膜出现弧形、壳状钙化,从边缘开始逐渐形成一个完整的包壳,这一过程需要3~6个月。与此同时,血肿逐渐吸收机化,血肿完全机化约需1年,此时血肿包膜钙化或骨化形似颅骨外板,血肿机化钙化形似板障。再经过长期的塑形与颅骨融合,致局部颅骨增厚、外突隆起,并可成为永久性后遗表现。

此外,少数在血肿部位出现或大或小的囊状骨缺损,可持续数年或更久。与颅骨表皮样囊肿、嗜酸性肉芽肿、韩雪柯氏病相类似,应注意鉴别。

二十四、硬脑膜外血肿

硬脑膜紧贴颅骨内板,当颅骨骨折或脑膜血管破裂、出血使其与颅内板分离时则形成硬膜外血肿。

(一)概述

多发生于头颅直接损伤的部位。约95％伴颅骨骨折,70％～80％病例因骨折所致脑膜中动脉及其分支断裂,少数因骨折伤及板障静脉、静脉窦和蛛网膜粒。血肿可单发或多发,呈凸透镜形,多不伴有脑实质损伤。

(二)临床表现

伤后有短时原发昏迷,清醒后头痛、呕吐逐渐加重并再度昏迷。清醒时间的长短,由出血量多少和出血速度决定。重者如不及时处理,可形成脑疝。

(三)CT 表现

因硬膜与颅骨紧密相连,故血肿局限呈梭形高密度,CT 值为 50～70Hu。血肿的脑侧缘光滑,好发于骨折处。由于硬膜在颅缝处与骨结合紧密,故血肿不超越颅缝,但骨折如跨越颅缝,则血肿亦可跨越颅缝,也可从幕上右侧颅骨内板下有梭形高密度区,边缘清晰锐利延及幕下或跨越中线。血肿有占位效应,但较硬膜下血肿轻,多不伴脑实质损伤,但压迫邻近血管时可发生脑水肿或脑梗死。少数受伤时无症状,以后才发生慢性硬膜外血肿。慢性硬膜外血肿其壁机化增厚并可钙化。

二十五、硬脑膜下血肿

硬膜下血肿位于硬膜和蛛网膜之间,多因减速性挫伤(对冲伤)所致,无颅骨骨折或骨折仅位于暴力部位。

(一)概述

其血源多为脑对冲伤处的静脉、小动脉或由大脑向上矢状窦汇入的桥静脉撕裂所致。呈新月形包绕在大脑表面,在伤后不同时间形态变化各异,约 50% 合并脑挫裂伤。临床、病理和影像均分为急性、亚急性和慢性 3 期。

CT 上等密度硬膜下血肿占硬膜下血肿的 16%。据有关文献报道,多发生在初次损伤后 30～90d,也有报道可达 120d,甚至 150d 余。等密度硬膜下血肿的原因为:①血肿由高密度向低密度发展过程中血肿密度与脑组织密度相近时。②偶有低蛋白血症(如贫血)患者的急性期血肿呈等密度。③再出血或慢性出血进入到慢性硬膜下血肿,而形成等密度慢性硬膜下血肿。

(二)临床表现

急性者病情多较重,且发展迅速,出现中间清醒期或意识好转期者较少,颅内压增高、脑受压和脑疝症状出现早。慢性硬膜下血肿患者年龄常较大,只有轻微外伤史,在伤后数周或数月出现颅内压增高症状,呈慢性过程。

(三)CT 表现

1. 三期表现

(1)急性期。伤后 3d 内。一般呈均匀高密度的新月形,血肿可跨颅缝,但不超过中线。占位效应著,常伴脑挫裂伤,可形成脑疝。有 3 种非典型表现。①血肿密度不均:可能与急性出血还未凝固、凝血早期血清外溢或蛛网膜破裂脑脊液进入硬膜下有关。②血肿呈梭形表现:可能与出血没有及时散开有关。③血肿同侧侧脑室扩大:可能与同侧室,间孔被迅速挤压梗阻所致。

此外,多不伴骨折,但骨折后硬膜撕裂也可形成急性硬膜下血肿。

(2)亚急性期。伤后 4d～3 周内。血肿可逐渐变为等密度,而表现为皮质区均匀受压,脑沟消失,灰白质交界处被均匀向内推移,但双侧均有血肿,中线推移可不著。亚急性血肿的较早期出现细胞沉淀效应可出现密度上低下高的液体界面。

（3）慢性期。伤 3 周后。此时血肿包膜形成,凝血块液化,逐渐变成液性低密度,血肿壁机化增厚或钙化。血肿内肉芽组织增生、机化形成包膜,故可见慢性硬膜下血肿有分隔表现。

2. 等密度硬膜下血肿

平扫表现为中线结构及脑室受压移位、变形,脑沟、裂池变窄消失、灰白质界面内移等,均属间接征象。增强扫描可显示血肿的位置、大小、形态而确诊。

二十六、特殊部位的硬脑膜下血肿

特殊部位的硬膜下血肿主要是指大脑镰、小脑幕硬膜下血肿。

(一)概述

其受力方式可以是加速运动或减速运动的直接作用力,也可以是引起大脑镰、小脑幕严重移位的内在推力。目前,普遍认为是该处的桥静脉与静脉窦连接部撕裂,血液进入硬膜下腔所致。

(二)CT 表现

1. 大脑镰硬膜下血肿

正常大脑镰宽为<3mm,硬膜下血肿表现为大脑纵裂呈带状增宽,密度增高,宽为 3～12mm,CT 值达 68～85Hu,可有占位效应。硬膜侧有坚硬的硬膜阻挡,故其内缘平直而光整;外缘因蛛网膜的张力低和脑沟、脑回的阻力不均衡呈局限的弧形或波浪状,但与脑沟不通为其特点,并可依此与蛛网膜下腔出血相鉴别。

2. 小脑幕硬膜下血肿

小脑幕硬膜下血肿呈扇形、片状、新月形等形状的高密度,内缘止于小脑幕切迹处。边缘光滑锐利,占位效应不著。由于小脑幕凹面向下,横断扫描像一般显示为血肿位于小脑幕上者,其内侧缘清晰,外侧缘模糊;位于小脑幕下者反之。

以上两者均可因部分容积效应或同时合并该区域的蛛网膜下腔出血而使血肿边界不清。

(三)鉴别诊断

大脑镰旁和小脑幕处的硬膜下血肿主要应与蛛网膜下腔出血相鉴别。

（1）前者边界光整清楚;后者则模糊不规则,因向脑沟延伸而多呈羽毛状,常波及相邻脑池和脑室。

（2）前者大脑镰部占位效应常见;后者较少见。

（3）前者血肿不能触及胼胝体膝部;后者可紧贴。

（4）前者急性期密度多为 55～75Hu,多在 2 周后吸收或变为低密度;后者 CT 值多在 55Hu 以下,且多在 1 周内(甚至 24h)消失。

（5）采用薄层扫描,特别冠状和矢状面重建可较清楚显示血肿的形态和解剖位置。此外,脑膜钙化 CT 值明显高于血肿可资鉴别。

二十七、硬脑膜下积瘤

本病又称硬膜下水瘤,是指硬膜下只含有脑脊液成分。

(一)概述

它是由于外伤后蛛网膜破裂,脑脊液流入硬膜下所造成的,并多认为其形成机制是蛛网膜破口的活瓣效应的结果。常在外伤后几周内产生,少数因伴有慢性渗血而转化为慢性硬膜下血肿。

（二）临床表现

硬脑膜下积瘤多见于老年人及儿童。急性者(伤后72h内)与急性颅内血肿症状相似,主要表现为头痛、恶心、呕吐等颅内压增高症状,也可有局部脑受压症状。慢性者(3周后)可见嗜睡、蒙眬、定向力差、精神障碍。

（三）CT 表现

硬脑膜下积瘤多位于额、颞部,老年人双侧多见。呈颅骨内板下新月形水样密度区,因受压脑沟变浅、脑回变平。少数经复查液体密度增高,而转化为等密度或稍低密度慢性硬膜下血肿。

（四）鉴别诊断

1.慢性硬膜下血肿

有人认为硬膜下血肿吸收后也可称为硬膜下积液,但慢性血肿CT值偏高,包膜有强化,常呈梭形,可予鉴别。

2.脑萎缩

脑沟裂增深、增宽,甚至脑室扩大等有别于硬膜下积液之脑沟、回变浅平。

二十八、外伤性蛛网膜下腔出血

（一）概述

出血来源于外伤后软脑膜和皮层血管的断裂、脑挫裂伤的渗血及脑内血肿破入。单独蛛网膜下腔出血少见,多伴脑挫裂伤。

（二）临床表现

因脑膜刺激引起剧烈头痛、恶心呕吐,查体可发现颈强直、Kernig 征阳性。

（三）CT 表现

高密度血液充填于脑表面脑沟中或脑裂、脑池中。吸收消散快,长者1周,短者1～2d,最快可达10h左右。可伴脑挫裂伤的水肿、出血等表现。

此外,少数(包括自发性)出血点因远离宽大的脑池、脑裂,而且出血较快,局限于局部颅骨内板下,与硬膜下血肿相似,但其内缘不锐利、密度较低且不均匀,且短期内能快速吸收。

二十九、外伤性脑室内出血

本病是一种较少见的重型脑损伤,预后差,死亡率高。

（一）概述

本病可分为两类。

1.原发性

原发性为外伤致脑室内血管破裂出血。

2.继发性

继发性为脑内血肿破入脑室。

其发生机制有以下几种学说:①脑外伤瞬间,外力(尤其矢状方向外力)使脑室扩大变形,撕裂室管膜下血管引起脑室出血。②弥散性轴索损伤,由于剪切力的作用脑室壁破裂,引起室管膜下血管损伤出血。③室管膜下潜在的畸形血管破裂出血。④凝血功能障碍,外伤作为诱因。⑤脑内血肿破入脑室。

(二)临床表现

多伴有其他类型的脑损伤,故缺乏特征性。可有以下表现。

(1)意识障碍。

(2)脑膜刺激征:脑室内出血流入蛛网膜下腔所致。

(3)体温升高:是血性脑脊液的吸收热,并与出血刺激丘脑下部体温调节中枢有关。伴有其他部位的损伤时有相应表现和体征。

(三)CT 表现

少量出血时多沉积在侧脑室后角、第三脑室后部或第四脑室顶部,大量出血常呈脑室"铸型"样表现。早期可有分层现象,以后呈等或低密度。可并发不同程度的阻塞性脑积水,多合并其他类型脑损伤。

三十、脑挫裂伤

脑组织外伤后发生水肿、静脉淤血、渗血及毛细血管的散在点状出血,病理上称为脑挫伤;而当软脑膜和脑组织及其血管断裂时称为脑裂伤。因而两者多合并存在,且临床和影像检查难以区分,故统称为脑挫裂伤。

(一)概述

直接打击的外力可造成受力处的脑挫裂伤,此种较少。多由于运动中的撞击造成的对冲伤引起。病理改变有局部脑水肿,静脉淤血、渗血及毛细血管的散在点状出血,严重者出血较多,形成脑内血肿,还可有坏死液化等改变。

(二)临床表现

表现为意识丧失,出现一过性昏迷,重者持续昏迷。患者有头痛、呕吐等颅内压升高或脑膜刺激征。损伤部位不同可出现偏瘫、偏盲、肢体张力和腱反射的异常。

(三)CT 表现

1.常见表现

(1)局部脑组织呈低密度水肿,界限不清,多位于皮层区。水肿区内有一处或多处点片状出血灶称为灶状出血。

(2)一处或多处脑内血肿(出血灶>2cm 称为血肿),形态边缘不规整。血肿周围有不同程度水肿和占位效应。

(3)灶状出血及小血肿可在数小时内扩大融合,并可引起脑疝如镰下疝、天幕疝等。

2.外伤性迟发性脑内血肿

伤后首诊 CT 扫描未发现血肿,相隔数小时、数天复查或手术发现有新的血肿者称为外伤性迟发性脑内血肿。属于原发性脑损伤,可发生于伤后 1.5h 至数天,90% 以上出现在伤后 24～48h,也有报道多见于 3d 至 1 周内。此外,颅脑损伤的迟发性表现还有脑挫裂伤、硬膜外血肿、硬膜下血肿、蛛网膜下腔出血、脑水肿等。

3.其他伴发的外伤性颅内病变

硬膜外或硬膜下血肿、蛛网膜下腔出血、弥散性脑水肿、硬膜下积液、DAI 等。

三十一、脑干损伤

脑干损伤较少,多合并大脑半球的弥散性损伤。

(一)概述

本病可分为原发性和继发性。原发性病理改变有脑干震荡、挫裂伤、出血、软化和水肿。有人把其分为4类:①弥散性轴索损伤(DAI)。②原发性多发斑点状出血。③脑桥、延髓撕裂。④直接表浅撕裂或挫伤。其中以DAI最常见,且多为非出血性。继发性脑干损伤是由颅内血肿、脑水肿所致的天幕裂孔疝压迫脑干并使脑干血管受牵拉,进而导致脑干缺血和出血。

(二)临床表现

病情严重,常见表现有意识障碍、去大脑强直、肌张力增高和眼球位置异常。患者常见双侧瞳孔缩小。

(三)CT表现

因受后颅窝伪影干扰和分辨率限制对非出血性脑干损伤诊断困难。①原发性:常表现为局部脑池消失,也可显示小灶状出血。②继发性:可见出血、梗死,并可见幕上血肿、弥散性脑肿胀、弥散性脑水肿、天幕裂孔疝和脑干受压移位等表现。

三十二、弥散性脑损伤

弥散性脑损伤包括弥散性脑水肿、弥散性脑肿胀和弥散性轴索损伤(DAI)。弥散性轴索损伤有文献也称为弥散性脑白质损伤。

(一)概述

DAI是因外伤造成的剪切力(旋转暴力)作用于脑灰白质交界处、大脑深部结构和脑干区,导致神经轴索的广泛挫伤、断裂及脑组织小灶出血、水肿。

脑水肿和脑肿胀的病理改变分别为细胞外液和细胞内液增多。两者常同时存在,很难区分和鉴别,因此统称为脑水肿(脑组织液体含量增多引起的脑容积增大和重量增加)。

(二)临床表现

脑水肿和脑肿胀轻者无明显症状和体征,重者出现头痛、头晕、呕吐等颅内高压症;可出现半身轻瘫和锥体束征;严重者可发生脑疝,以致死亡。

DAI因广泛轴索损伤使皮层及皮层下中枢失去联系而致伤后即刻意识丧失,多持久昏迷,甚至处于植物人状态,死亡率高。

(三)影像学表现

1.弥散性脑水肿和(或)脑肿胀

CT表现为低密度,密度低于邻近脑白质,CT值多<20Hu。两侧弥散性病变可致脑室普遍受压变小,重者可致脑室、脑沟和脑池消失。

2.DAI的诊断标准

(1)受伤机制。受伤时头部处于运动状态,由旋转暴力所致。

(2)临床表现。伤后有原发性昏迷伴躁动不安,无明确神经定位体征,也无窒息及低血压等脑缺氧情况。

(3)CT表现。脑组织弥散性肿胀(灰白质密度普遍降低,但其密度减低不及脑水肿),灰白质分界不清,其交界处有散在斑点状出血灶(<2cm),伴有蛛网膜下腔出血。脑室、脑池受压变小,无局部占位征象。

(4)MR表现。脑肿胀、脑室脑池因受压而减小或闭塞,脑白质及胼胝体、脑干、小脑可见点状、片状或散在小出血灶（<2cm），中线结构无明显移位。

（5）并发症。可合并其他颅脑损伤，如蛛网膜下腔出血、脑室出血、硬膜下及硬膜外血肿及颅骨骨折等。

DAT 的分期：目前有学者将 DAI 分为 3 期。

Ⅰ期：较轻，损伤仅见脑叶白质，常见于额、颞叶。

Ⅱ期：损伤较重，胼胝体出现病灶。

Ⅲ期：严重损伤，脑干出现病灶。

总之，因 DAI 有 80％为非出血性病灶，仅 20％有小的中心出血，故 CT 难以发现。其 CT 检出率不足 30％，而 MR 可高达 90％。

三十三、外伤性脑疝

（一）天幕疝

天幕疝分为 3 型。①颞叶型：常为单侧，占位效应显著，颞叶组织（钩回、海马回）疝入幕下。②中央型：常为双侧颅内压升高，脑干向下移位而不向一侧移位，双侧外侧裂池、环池变窄或消失。③小脑型：幕下压力升高，脑干和（或）小脑上移，环池及枕大池狭窄或消失，第三脑室后部上抬。

颞叶天幕疝的诊断标准。①颅内压增高征象：中线结构明显移位，患侧环池增宽，除环池外的基底池（如四叠体池、鞍上池）及侧裂池浅小甚至闭塞。②颞叶伸至幕下≥3.0mm，但必须存在上述同侧颅内压增高征象，<3.0mm 为可疑。同时可见脑干受压变形、病侧环池增宽。③如无颅内压增高征象存在，颞叶轻度下移，应视为正常变异。

此外，斜坡垂直线的扫描法有助于显示疝入幕下的与颞叶相连的脑组织，并进而结合脑干、脑池之形态与正常小脑组织相鉴别。

（二）镰下疝

镰下疝表现为扣带回和大脑前动脉移向对侧，较硬的大脑镰一般移位不著。侧脑室前角受压变窄。

右侧颞、额顶部硬膜下血肿及局部脑沟内有血液充填，右侧额叶脑组织经大脑镰下跨越中线移向左侧。

此外，还可见脑组织通过缺损颅骨外疝、小脑扁桃体疝（枕骨大孔疝）。

三十四、外伤性脑梗死

外伤性脑梗死常发生在外伤后 1 周内。

（一）概述

其发病机制大致归纳为以下几个方面。

（1）血管壁发生直接机械性损伤造成器质性狭窄或闭塞，致供血中断。

（2）血管壁损伤引起局部脑血管痉挛，血液微循环发生障碍，致脑组织供血不全。

（3）血管内皮损伤激活内源性、外源性凝血系统，促使血栓形成。

（4）外伤后血管痉挛与血液流变学发生变化，脑血管反应性降低，脑血流量减少，引起血中自由基反应增强，造成细胞内环境紊乱，从而加重脑缺氧、坏死、溶解，导致脑梗死。

（5）脑挫裂伤、蛛网膜下腔出血以及脑血肿、水肿等可使脑血管扭曲、痉挛收缩，加重原有的缺血、缺氧,导致脑梗死。此外,外伤后无明显症状的情况下,可发生腔隙性脑梗死,可能也与外伤后神经调节功能紊乱所致的脑血管痉挛有关。

(二)CT 分型

国内有学者将其分为 5 型。

(1)腔隙性:多见于幼儿和儿童,呈卵圆形或裂隙状。

(2)单脑叶型(或局灶型):多位于一侧脑叶或脑叶交界区,呈楔形或不规则形。

(3)多脑叶型(大面积型):是指 2 个以上脑叶的梗死。

(4)挫伤出血型(混合型):表现为沿血管走向分布的低密度,多有规则边界,而脑挫伤低密度比梗死出现早,且密度不均、形态不规则,出血呈高密度,脑肿胀密度轻微减低、界限不清、双侧半球受累为其特点。

(5)小脑与脑干型梗死。

三十五、放射性脑病

本病是一种由各种原因放疗所致的脑组织放射性反应综合征。

(一)概述

放射性损伤急性期和早期常表现为放射性诱导的脑水肿,晚期则主要以放射性坏死为主要特征。光镜观察有以下特征。

(1)凝固性坏死。

(2)脱髓鞘。

(3)巨噬细胞反应。

(4)血管周围细胞浸润。

(5)血管纤维素样坏死、栓塞、玻璃样变或纤维素样变。

(6)神经胶质增生。

(7)无细胞性纤维化。

(二)临床分期

国外有学者根据放疗后症状出现的时间分为 3 期。

1.急性期

多发生于放疗后几天至 2 周内,为血管源性水肿所致的颅内压增高,激素治疗有效。

2.早期迟发反应期

多发生于放疗后几周至 3 个月,大多数较短暂,预后较好。

3.晚期迟发反应期

多发生于放疗后几个月至 10 年或 10 年以上,该期主要病理改变为局限性放射性坏死、弥散性脑白质损伤、大动脉损伤钙化性血管病及脑萎缩等不可逆性损害,局限性坏死和弥散性脑白质损伤可分别或同时发生。

(三)临床表现

(1)颅内压增高表现。

(2)癫痫大发作。

(3)局限性神经功能损害表现,如视觉障碍、同向偏盲、复视、失语、单侧运动和感觉障碍。

(4)其他。头昏、嗜睡、反应迟钝、记忆力减退等,也有诱发脑膜瘤、纤维肉瘤、胶质瘤等脑肿瘤的报道。

(四)CT表现

1. 急性期及早期迟发反应期

广泛性非特异性低密度水肿区,增强无强化,短期随访病灶消失。

2. 局限性放射性坏死

病灶呈低密度,CT值约为17Hu。灶周水肿明显,可见坏死、出血。增强扫描病灶多无强化,少数呈环形、片状、地图样不均匀强化。

3. 弥散性脑白质损伤早期

平扫可见脑室周围及半卵圆中心广泛低密度区。增强后多无强化,少数可见不均匀强化,提示有白质坏死存在。

4. 弥散性脑白质损伤晚期

可见钙化性微血管病和脑萎缩。前者可见多发钙化(占25％～30％),常见于基底节区,有时可见于皮层。弥散性脑白质损伤一般在放疗早期出现,可持续几个月甚至几年。

三十六、有机磷农药中毒的脑部损害

有机磷农药中毒时主要毒性作用是抑制神经系统的乙酰胆碱酯酶,导致所有胆碱能神经传导部位的神经递质—乙酰胆碱的蓄积,引起中毒效应。

(一)概述

其脑部损害的机制存在多种学说,但可以肯定的是有机磷中毒可损害脑部引起急性中毒性脑病,出现脑肿胀、水肿的病理改变。还有学者认为,有机磷中毒可使脑微血管内皮细胞和基底膜损伤,致通透性升高、毛细血管壁损伤而发生漏出性出血。此外,也可由于呼吸衰竭等原因而使脑组织缺血缺氧发生脑萎缩。

(二)临床表现

毒蕈碱样症状、烟碱样症状和中枢神经系统症状。中枢神经系统症状可表现为神志不清、烦躁、谵妄、抽搐,或中枢性呼吸衰竭。

(三)CT表现

(1)中毒3d内多表现为脑肿胀、水肿,可见脑沟裂变浅、脑室狭小、灰白质分解不清。

(2)3d后可在基底节、皮质区出现较局限低密度灶。

(3)因基底节区血管较丰富,故出血可对称性位于基底节区;出血吸收后形成低密度软化灶。

(4)少数可继发脑萎缩。

第二节 循环系统疾病 CT 诊断

一、检查方法

(一)常规检查

非心电门控常规 CT 扫描能用来显示心脏、心包和大血管的解剖形态。目前,心电门控常规 CT 扫描很少用来评价心脏功能。

1.平扫

一般采用层厚和间隔 10mm,扫描范围大者如观察胸、腹主动脉瘤,可采用间隔 15~20mm。

2.增强扫描

60%的复方泛影葡胺或非离子型造影剂 80~100mL,团注、滴注或团注加滴注法。扫描方式分为常规扫描和动态扫描,后者又分为同层动态扫描和进床式动态扫描。

3.螺旋 CT 扫描

可采用平扫和增强扫描,并可进行三维重建。是否采用增强扫描,采用何种增强方式,视所检查部位和病变而定。比如心包病变观察积液或钙化平扫即可,但不能确定是少量积液还是增厚时可增强扫描;主动脉病变特别是主动脉夹层时,应采用增强扫描;心腔内肿瘤或血栓平扫后作动态增强扫描以及延迟扫描,观察有无强化及其强化特点,以资鉴别。

(二)多层螺旋 CT(MSCT)心功能检查

多层螺旋 CT 扫描时间达亚秒级,接近电子束 CT,其空间分辨率更高。可用于心脏功能部分参数的测定。

1.扫描时可采用以下参数

(1)扫描前测心率,并口服药物贝他洛克使心率降至 70 次/min 以下。

(2)注入 60%造影剂 120~160mL,流率 3~3.5mL/s。

(3)延迟时间 25s,层厚 1.3mm 左右,重建间隔 0.6mm,螺距 0.375~0.5。

(4)扫描完成后对原始数据进行离线重建,取得 8 个 R−R 间期不同时相的图像(12.5%、25.0%、37.5%、50.0%、62.5%、75.0%、87.5%、100%);三维重建方式为 SSD、MPR、VR。

2.心功能的测量方法

(1)冠状动脉测量:在单层横断面图像上分别找到显示左、右冠状动脉主支最佳处,在距开口 1.0cm 处分别测量左、右冠状动脉主支内径。

(2)室间隔、室壁增厚率测量:将所得 8 个序列图像进行 MPR 处理,得到心室短轴位像。于左心室舒张末期和收缩末期分别测量左室前壁和室间隔的心肌厚度,并计算心肌增厚率(%)。计算公式为:心肌增厚率(%)=(EST−EDT)/EDT(EST 为收缩末期厚度,EDT 为舒张末期厚度),正常值>35%。室间隔与左室后壁舒张期厚度<11~12mm。

(3)左室容积和射血分数测量法:以 SSD 方法分别对左心室舒张末期和收缩末期左室充盈区逐层勾画,最后由计算机自动计算左室舒张末期容积(EDV)和收缩末期容积(ESV)。左室射血分数(EF)计算公式为:EF(%)=(EDV−ESV)/EDV,EF 正常值(67+8)%,范围 50%～75%。

(三)大血管 CTA

1. 颈动脉

扫描层厚 2～3mm,造影剂用量 90～150mL 不等,流率 2.5～3m/s,扫描延迟时间 15～20s。三维重建方式:SSD、MIP 和 CPR。

2. 胸主动脉

可采用心电门控扫描。层厚 3～5mm,造影剂用量同上,流率 2.5～3mL/s,扫描延迟时间 15～20s。三维重建方式:SSD、MIP 和 CPR。

3. 腹主动脉

扫描层厚 3～5mm(肾动脉可采用 1.5～3mm),造影剂用量同上,流率 2.5～3mL/s,扫描延迟时间 20～25s。三维重建方式:SSD、MIP 和 CPR。

4. 肺动脉

扫描层厚 3mm,重建层厚 1.5mm,造影剂用量同上,流率 3～3.5mL/s,扫描延迟时间 10～16s。扫描范围从主动脉弓至下肺静脉水平。三维重建方式:SSD 和 CPR,MIP 影像重叠一般不采用。

5. 冠状动脉

心电门控扫描。层厚 1.25～1.5mm,重建间隔 0.6mm,造影剂用量同上,流率 3～4mL/s。扫描延迟时间 15～20s,可固定用 18s 或小剂量(15～20mL)以 3～4mL/s 的流率预实验决定最佳延迟时间。三维重建方式:MPR、MIP、SSD、VR、VE,首选 MIP。

国外有学者采用下列方法行 MSCT 冠脉检查:检查前舌下含化 400μg 硝酸甘油;先用 20mL 对比剂测定循环时间,根据循环时间确定开始扫描时间;然后以 4mL/s 的流率注入 150mL(400mg/mL)对比剂。回顾性心电门控多层螺旋重建,右冠脉为 R−R 间期的 38%～50%,左冠脉为 R−R 间期的 50%。

(四)螺旋 CT 上腔静脉造影

扫描层厚 3～5mm,重建层厚 1.5～2mm,造影剂用量 80～100mL,流率 2mL/s,扫描延迟时间 25～30s。扫描范围包括 T 椎体至右心房层面。三维重建方式:MPR、MIP 和 SSD。

(五)电子束 CT 的应用价值

电子束 CT(EBCT)有 3 种不同的扫描方式。①电影成像:用来测定左室总体和区域性功能。②流动成像:用作流量分析。③体积扫描:能测定心脏结构异常。

EBCT 具有优良的时间分辨率,运动伪影大大减少。对于冠状动脉钙化显示的敏感性极高,还可做定量分析,能显示冠状动脉旁路是否通畅。同时可以通过旋转和倾斜检查床,使患者心脏的长轴或短轴与 X 线束垂直或平行,以得到真正的心脏短轴或长轴图像,但其价格昂贵、维修复杂,目前尚未被广泛应用。

二、正常解剖和 CT 表现

(一)心脏各房室的形态

心脏由 4 个房室腔组成。

1.右心房

右心房略呈三角形,位于心脏右侧,构成心脏的右缘。右心耳位于右心房左上角,向左突出并覆盖在主动脉根部的前方,后内壁以房间隔与左心房相邻。右心房通过右房室瓣口与前方的右心室相通。上、下腔静脉口分别位于右心房的后上部和最下部。

2.右心室

右心室略呈梯形,位于心脏前方,构成心脏腹侧面。以室间隔与左后方的左心室腔相隔。肺动脉自右心室上方漏斗部发出。

3.左心房

左心房位于心脏后上方,左心耳在左心房的左前方和肺动脉主干的下方呈指状突出。左、右肺静脉(每侧两个开口)连接于左心房后壁。左心房通过左房室瓣口与左前方的左心室相通。

4.左心室

左心室近似圆锥形,位于心脏的左侧,其上部发出主动脉。

此外,在心脏表面可见冠状沟(心房和心室的分界标志)和室间沟(左、右心室的分界标志),冠状窦和各支冠状动脉就分布于冠状沟和室间沟内。

(二)心包、心包腔和心包隐窝

1.心包

它是包裹心及大血管根部的纤维浆膜囊,可分为纤维心包和浆膜心包。

(1)纤维心包。是坚韧的结缔组织囊,向上与出入心的大血管外膜相延续,向下则附着于膈中心腱上。

(2)浆膜心包。为一密闭的浆膜囊,分脏、壁两层。①脏层心包:薄而透明,贴在心肌层表面,即心外膜。②壁层心包:衬于纤维心包的内面。

2.心包腔

心包脏、壁两层在大血管根部相互移行围成的腔隙,称为心包腔。心包腔内含有少量液体,正常为20～25mL。

心包脏、壁层的反折线位于大血管的根部,包绕升主动脉、肺动脉主干及其分支的纵隔内部分;包绕左、右肺静脉和上腔静脉的根部及很少一部分下腔静脉。

3.心包隐窝

心包腔包括固有心包腔及与之相通的横窦、斜窦和隐窝。心包窦和心包隐窝系心包浆膜层在心脏底部大血管出入处返折形成,均为固有心包腔的延续。

(1)固有心包腔直接形成的隐窝。

1)上腔静脉后隐窝:为固有心包腔伸入上腔静脉右后方,在上腔静脉与右肺动脉之间形成。

2)左肺静脉隐窝:位于左侧上、下肺静脉之间。

3)右肺静脉隐窝:位于右侧上、下肺静脉之间。

(2)横窦。位于升主动脉和肺动脉的后方,左心房的前方。

1)主动脉上隐窝:又称心包上隐窝、心包上窦等。为包绕升主动脉、主动脉弓部右端的心包返折所形成,又分为前部、右部和后部。

2)主动脉下隐窝:为横窦向下延续之膨大部,位于升主动脉右壁与上腔静脉下部或右心房之间,向下延伸至主动脉瓣平面。

3)左肺动脉隐窝:又称左肺隐窝。位于左肺动脉下方、左肺动脉干与左上肺静脉之间。前邻右肺动脉干起始段和左房上方,向前与心包上隐窝相通,后邻左心耳与左上叶支气管,向下内连横窦体。

4)右肺动脉隐窝:位于右肺动脉下方、左房上方。

(3)斜窦。位于左心房后方,上部由左、右肺静脉干之间的双重心包返折与横窦分开,两侧可延伸至左、右肺静脉干后缘。向右不超越下腔静脉,向下与固有心包腔相通,向上延伸形成心包后隐窝。心包后隐窝位于右肺动脉干远端后方及左、右主支气管之间。在心后区,由于心包脏层在肺静脉入左心房水平以下返折移行为心包壁层,故左心房大部分无心包覆盖。

(三)正常大血管

主动脉由左心室发出,分为升主动脉、主动脉弓和降主动脉(以膈肌裂孔为界分别称为胸、腹主动脉)。升主动脉和主动脉弓各长约 5cm,上腔静脉由左、右头臂静脉汇合而成,长约 7cm。

各大血管的管径分别为:①升主动脉:2.7~3.7cm,约为降主动脉的 1.5 倍。②降主动脉:2.1~2.9cm。③上腔静脉:约 1.5cm,<2.0cm。④下腔静脉:多<3.0cm。⑤肺动脉主干:与升主动脉根部直径基本相等(但正常人应小于主动脉),一般<3cm。此外,冠状动脉的管径为 3~4mm。

下腔静脉的径线与降主动脉相仿,下腔静脉断面的长径变异较大,而短径较恒定,且不受年龄和性别的影响。下腔静脉与降主动脉短径比值随年龄增大而减小,但变化范围小,相对较恒定,可作为观察下腔静脉径线的辅助指标。国内有学者统计下腔静脉的短径为(22.70±2.75)mm,下腔静脉与降主动脉短径比值为 0.98±0.13。

(四)心脏及其胸部大血管的 CT 表现

1.主动脉弓上方 2cm 层面

可见主动脉弓的 3 个主要分支,由前向左后依次排列着无名动脉、左颈总动脉和左锁骨下动脉。该层面还可见左、右头臂静脉,在无名动脉右侧为右头臂静脉。左头臂静脉行径较长,在 3 支动脉血管的前方,从左向右横行与右头臂静脉汇合成上腔静脉。

2.主动脉弓水平层面

主动脉呈斜行管状结构,从气管前方伸展到左后方。上腔静脉位于气管右前方,与主动脉弓紧邻。部分患者可见奇静脉弓向前汇入上腔静脉。少数患者可见左上肋间静脉环绕着主动脉弓并汇入左头臂静脉,勿误为淋巴结。

3.主动脉弓下方 2cm 层面

可见升、降主动脉,上腔静脉,肺动脉主干及左、右肺动脉。肺动脉主干位于升主动脉的左前方。左肺动脉位于左主支气管的左前方,右肺动脉位于升主动脉、上腔静脉和左、右主支气管之间。降主动脉位于胸椎体左侧。食管位于降主动脉、胸椎体和左主支气管之间。奇静脉位于胸椎体右前方。

4. 主动脉弓下方 4cm 层面

升主动脉根部位于中央,左心房位于心脏后方,右心房位于升主动脉右侧,右心室流出道位于升主动脉根部左前方,降主动脉位于脊椎左侧。

5. 主动脉弓下方 7cm 层面

主动脉根部及 4 个房室均显示。主动脉根部在中央,左心房在其后方,右心房在右侧,右心室在前方,左心室在左后方,降主动脉位于脊柱左侧。

6. 心室平面

显示左、右心室。左心室在右心室的左后方,降主动脉位于脊柱左侧。

(五)心包的 CT 表现

在脏层心包(心外膜)下、心脏表面丰富的脂肪组织和纵隔脂肪组织的衬托下,心包可显示得十分清楚,呈一光滑的细线影,厚度多为 1~2mm,最厚不超过 3mm。右心室前缘处接近膈中心腱区,心包可较厚。一般来说,腹侧心包由于脂肪层较厚而显得较清晰,而某些部位(如左心室侧壁处)由于脂肪少而显示不清。

三、心脏外伤

心脏外伤可分为钝挫伤和穿透性损伤两类。在钝挫伤中较常见的为心包损伤引起的出血或心包积液,多合并肋骨骨折、血气胸或肺挫伤。

(一)概述

(1)胸骨与胸椎压迫心脏使之破裂。

(2)直接或间接的胸膜腔内压突然增加而致心脏破裂。

(3)心脏挫伤、心肌软化坏死致心脏迟发性破裂;也有人认为心脏迟发性破裂是心内膜撕裂的结果。

(4)心肌梗死。冠状动脉损伤所致。

(5)枪击伤或刺伤直接损伤心脏。

(二)临床表现

严重挫伤导致的心肌挫伤及心脏破裂大多当即死亡。患者常感胸痛及呼吸困难外,听诊心音遥远、心搏动微弱,低血压,颈静脉怒张等。

(三)CT 表现

严重挫伤所致的心脏破裂,平扫可见高密度心包积血及胸腔积血。穿透性损伤中,被锐器刺伤的心脏可自行封闭导致心包填塞而无大量出血;如仅刺伤心包,可引起心包积气和(或)出血,而 CT 表现为心包积气或液气心包。

四、胸主动脉及大血管损伤

(一)概述

其病因多见于交通事故突然减速、胸部受方向盘的撞击或被抛出车外的人,以及高空坠落者。损伤机制包括血管的剪切力和断骨片的直接作用。主动脉峡部是剪切伤所致撕裂的最好发部位,约占 85%。当发生第一肋骨、锁骨骨折时,可损伤锁骨下动脉、无名动脉及颈总动脉。

(二)临床表现

因常伴有胸部多发性以及胸腹部和盆腔多器官损伤,临床表现多样化。可有胸骨后疼痛、背痛、呼吸困难等。约 1/3 伤者有上肢高血压、下肢低血压,较具特征性。

(三)CT 表现

平扫可见等密度或稍高密度的圆形、椭圆形影,但难以区分是假性动脉瘤或纵隔血肿。增强扫描可表现为以下一个或多个征象。

(1)假性动脉瘤:位于主动脉弓旁、破口小者瘤体强化明显迟于主动脉并排空延迟即"晚进晚出征";破口大者这种时间差不著。

(2)主动脉夹层分离。

(3)血管边缘不规则,壁厚薄不均。

(4)主动脉周围血肿:常见,无强化,紧贴主动脉者高度提示主动脉撕裂;远离者多为小血管破裂。

(5)其他:如气管、食管推挤移位,胸骨、胸椎及第 1～第 3 肋骨骨折等,均提示有胸主动脉及大的分支损伤可能。

目前,各种影像难以鉴别主动脉内膜轻微损伤与主动脉粥样硬化。

五、先天性心脏病

对先天性心脏病的诊断,目前最常应用的是多普勒心动超声图、心血管造影和胸部平片。其 CT 诊断价值如下。

1. 显示大血管的位置及相互关系

(1)基本正常:即升主动脉位于肺动脉的右后方,见于正常心脏和 Fallot 四联征。

(2)主动脉和肺动脉完全并列:可呈左右并列或前后并列,主要见于右心室双出口。

(3)主动脉位于肺动脉的左前方,见于校正型(左襻型)大血管转位。

(4)主动脉位于肺动脉的右前方,见于右襻型大血管转位。

同时,CT 还可准确测定大血管的直径,如肺动脉高压可见肺动脉主干直径超过升主动脉直径;原发性肺动脉扩张病例,虽肺动脉干扩张,但周围血管分支无改变。

2. 显示内脏位置以及与心脏、大血管的关系

CT 易于显示肝脏、脾脏、胃腔以及支气管、肺的形态和脾脏与下腔静脉的位置关系,从而推测左、右心房的位置。比如:①无脾综合征:肝脏对称位(或称水平肝)、胃在中线、胰腺可移动、小肠可旋转不完全。双侧支气管都呈右侧型,双肺部为 3 叶。双侧心房都具有右心房解剖特征。下腔静脉可引入任何一侧心房,但通常都引入肝影相对较大的一侧。多合并右旋心,以及单心房、单心室、肺动脉狭窄或闭锁、完全性肺静脉异位引流、双侧上腔静脉、永存动脉干和大动脉转位等。②多脾综合征:脾脏呈多块状、肝呈对称位、胃位置不定。双侧支气管都呈左支气管型,双肺各为两叶。双心房都具有左心房解剖特征。常见上、下腔静脉畸形,常合并单心房及其他心内畸形。

16 层以上螺旋 CT、EBCT 对先心病的诊断有许多优势,更有利于显示心脏大血管的解剖结构(如心内畸形)、空间位置及连接关系。

六、风湿性心脏病

本病的活动期心肌、心内膜及心包均可被风湿性炎症所侵及,慢性者主要累及心脏瓣膜。

本病的诊断,常规 CT 很少应用,但在显示瓣膜的钙化、左心房的血栓形成、肺静脉高压所

致广泛间质性改变,以及左房室瓣病变少见的伴随畸形肺静脉曲张等方面具有一定优势。EBCT 可观察瓣膜运动情况、测量瓣膜的面积以及分析反流量。

文献报道,CT 对左心房血栓尤其左心耳部血栓的检出率高于超声,其特异性也高。左心房血栓大都发生于左心耳部和左心房体上部后侧壁,呈均质低密度充缺或混杂密度的充缺,平扫时可见散在斑点状或层状钙化。有文献认为形态不规则、呈多个尖角状突出的充盈缺损,结合上述的血栓好发部位,是左心房血栓的特征。

七、心肌病

心肌病现在的概念是指原发性心肌病(又称特发性心肌病),即原因不明的心肌疾病,而并非指临床已知病因的心肌损害。常规 CT 检查对其诊断受到一定限制。

(一)概述

可分为以下 3 类。

1.扩张型心肌病

扩张型心肌病占原发性心肌病的 70%,左和(或)右心室重度扩张,伴心肌肥厚及心室收缩功能减退。

2.肥厚型心肌病

肥厚型心肌病占原发性心肌病的 20%,以左心室肥厚为主,左心室容量减少。

3.限制型心肌病

限制型心肌病最少见,为心内膜心肌纤维化和嗜酸细胞增多性心内膜心肌病;由于心内膜心肌瘢痕形成,限制了心脏的充盈,病变晚期则发生心腔闭塞。

(二)临床表现

常有心悸、气粗、胸痛、眩晕、心律失常及心衰等。有时有胸部压迫感、腹胀、咯血、肺部啰音及肝大、颈静脉怒张等。

(三)CT 表现

本病的诊断原则是排除继发因素所致的心腔扩大或心肌肥厚,方可做出扩张或肥厚型心肌病的诊断。

1.扩张型心肌病

表现为心腔扩大,主要为心室扩大,心房也可有增大。左心室舒张末期容积增大,超过正常值(116.6 ± 13.6)ml。EBCT 见收缩期和舒张期心腔无明显变化,心壁变薄。每搏量降低或正常(为 $70\sim90$mL),射血分数明显降低。平扫无冠状动脉钙化灶,而与冠心病有区别。

2.肥厚型心肌病

为室间隔不对称性增厚,正常室间隔舒张末期厚为(9.0 ± 1.8)mm。EBCT 还可显示左心室游离壁(尤其前壁和侧壁)也增厚,并见肥大的乳头肌。电影扫描心肌增厚率降低(小于30%);动态观察心肌运动功能降低,二尖瓣前叶于收缩期向室间隔方向摆动。平扫也无冠状动脉钙化灶,而与冠心病有区别。

3.限制型心肌病

因主要侵犯心室流入道和心尖造成变形缩窄,而致双心房扩大和下腔静脉扩张。偶可见心包和(或)胸腔积液。电影扫描显示心肌运动顺应性下降,舒张期功能明显受限,心室壁运动明显减弱。心室舒张末期容积减小,每搏量降低,射血分数降低,心肌增厚率降低等。

(四)鉴别诊断

(1)需结合临床与继发性心肌病(感染性、内分泌性、代谢性、中毒、药物过敏、结缔组织病等)、高血压、瓣膜病或先天性心脏病引起的心肌异常病理形态相鉴别。

(2)由于CT可清楚显示心包的厚度和钙化,是鉴别限制型心肌病与缩窄性心包炎的最佳影像学技术之一。两者临床表现相似,CT图像上均可见双房增大和下腔静脉扩张,但前者心包结构正常,后者心包增厚(厚度>3mm)伴或不伴心包钙化。

八、冠状动脉粥样硬化性心脏病

冠状动脉粥样硬化病变主要累及冠状动脉的大分支和其近端,好发于左前降支近、中1/3,右冠状动脉中1/3,其次为回旋支。常见两支以上的多支病变。

(一)概述

冠状动脉粥样硬化有4个阶段。①脂质浸润前期。②脂点、脂纹和粥样斑块形成。③由粥样斑块发展成纤维斑块,此时有钙化发生。④复合性斑块:斑块中央脂质坏死,内膜破溃形成粥样溃疡,血小板聚集,可形成血栓。早期的脂点、脂纹乃至中心斑块可以自然消退,即使形成纤维性斑块也可在一定时期相对稳定。

冠状动脉粥样硬化斑块主要含以下成分:①以平滑肌细胞、巨噬细胞和淋巴细胞为主的细胞成分。②以胆固醇为主的脂质成分(粥样成分)。③胶原纤维等细胞外间质成分。动脉粥样硬化斑块破裂及其伴随的血栓形成是引起冠脉狭窄或闭塞的重要病理基础。脂质斑块最易破裂,这种易碎斑块具有斑块内部细胞外胆固醇含量高、脂质核心大、覆盖斑块的纤维帽薄、炎性细胞浸润使纤维帽易损伤的特征,并可呈多灶性。钙化斑块其钙化可位于中心或周边。

冠状动脉狭窄分为4级。Ⅰ级:狭窄在25%以下;Ⅱ级:狭窄在25%～50%;Ⅲ级:狭窄在51%～75%;Ⅳ级:狭窄在76%以上。当狭窄达Ⅲ～Ⅳ级时,冠状动脉的血液供应和心肌耗氧之间失去平衡,产生供血不足,临床出现心绞痛等症状。轻度心肌缺血,心肌细胞出现变性、肿胀,但随着侧支循环的代偿,此时是可逆的。如果缺血进一步加重,则心肌细胞可出现缺血性坏死,如坏死局限于心内膜下,称为心内膜下心肌梗死(非穿壁性心肌梗死);如超过心壁的1/2以上,则称为穿壁性心肌梗死。

(二)CT表现

1.冠状动脉粥样硬化斑块的检测

目前的CT技术在对冠状动脉脉粥样硬化斑块的研究中突出表现在两个方面:①对冠脉钙化的检测(见后述)。②对软斑块的检测。

早期的MSCT研究,将斑块分为钙化斑块和非钙化性斑块(软斑块)。近些年来,国外学者将斑块分为3类并分别测量其CT值。①软斑块:CT值分别约(6±28)Hu、(-5±25)Hu、(14±26)Hu不等。②中等斑块:CT值分别为(83±17)Hu、(51±19)Hu、(91±21)Hu不等。③钙化斑块:CT值分别为(489±372)Hu、(423±111)Hu、(419±194)Hu不等。

国外还有学者总结不同成分斑块的CT值为:新鲜血栓为20Hu,脂质斑块为50Hu,纤维斑块为100Hu,钙化斑块>300Hu。

各研究表明,CT可准确地将斑块分型,但还需进一步用MSCT更细致地研究观察斑块的脂核、纤维帽及钙化。而且 MSCT 空间分辨力尚不够高,部分容积效应影响其密度的测量,以及时间分辨力的限制,影响了其在临床的广泛应用。

2.冠状动脉钙化的检测

冠脉钙化是动脉粥样硬化的标志和早期征象之一,检出钙化意味着粥样硬化斑块的存在。

(1)钙化的阈值(诊断标准):螺旋 CT 值≥90Hu、EBCT≥130Hu,面积≥1mm^2 的病变定为钙化。

(2)钙化的积分:在 EBCT 或螺旋 CT(以多层螺旋 CT 为优)每一层面上画出所有符合上述钙化病变的兴趣区,自动测量兴趣区的面积(mm^2)和兴趣区内的最大 CT 值。依据兴趣区内的最大 CT 值将钙化积分定为 1~4(密度积分系数),1=133~199Hu,2=200~299Hu,3=300~399Hu,4≥400Hu。每一兴趣区的积分值=面积×密度积分系数。所有 20 层(一般自主肺动脉分叉下缘向下连续扫描 20 层)的积分之和即为总的钙化积分。

(3)钙化的形态:多表现为依冠脉走行的斑点状、条索影,也可呈不规则轨道状或整条冠脉钙化。

(4)钙化的部位:按解剖分 4 组,即左主支、左前降支、旋支、右冠状动脉。对角支的钙化计入左前降支,钝缘支计入旋支。

(5)钙化数的计算:尚不统一,以支为单位或以病灶为单位,都有缺点。

临床意义:①一般认为钙化积分越高,则冠脉狭窄的发病率越高。如果未发现冠脉钙化,仅 5% 有冠心病可能。冠脉狭窄Ⅲ级以上者极少不出现钙化。欧美国家中,50 岁以上的患者,如钙化积分为 0 或<10,则冠心病的发病率很低;积分为 11~400 则提示冠脉狭窄的可能;积分>400 一般意味着有冠脉狭窄存在。②冠脉钙化的存在并非完全等同于冠脉狭窄。有时老年患者由于长期的代偿性血管重建,管腔扩张,虽然出现钙化且积分很高,但是冠脉造影并不提示狭窄。③如果年轻患者已有临床症状,而钙化分数诊断准确性并不高,是因病程短暂,无冠脉钙化出现。虽然 50 岁以下组敏感性低,但特异性高;50 岁以上组发现钙化的敏感性高,但特异性低。总之,发现冠脉钙化即表示有粥样硬化存在,但并不一定有>50%(Ⅱ级以上)的狭窄性冠心病的存在。

3.冠心病冠脉 CTA 的基本征象

(1)冠脉管腔边缘不规则、半圆形"充盈缺损"和不同程度的向心性狭窄和阻塞,为粥样斑块和管壁增厚的反应。在充盈缺损基础上示有龛影或管腔内透明区、杯口状阻塞、次全阻塞等则为斑块破裂、溃疡和继发血栓形成的反映。重度阻塞和狭窄常为继发性血栓及其后遗病变所致。

(2)冠脉痉挛:多在原有固定狭窄基础上发生,也可见于正常冠脉。

(3)血栓、栓塞和阻塞再通。

(4)冠脉扩张和动脉瘤形成。

4.心肌梗死及室壁瘤 EBCT 电影扫描的征象

(1)心肌梗死的主要征象。

1)局部心肌变薄。

2)节段性心肌收缩增厚率减低。

3)室壁运动功能异常:包括运动减弱、消失、矛盾运动或不协调。

4)整体及局部左室射血分数(EF)减低。

(2)室壁瘤的主要征象。

1)局部室壁膨凸。

2)节段室壁薄。

3)局部矛盾运动。

4)心腔内附壁血栓所致充盈缺损。

5)整体及局部 EF 降低。

此外,EBCT 和 MSCT 心肌灌注成像可见梗死区灌注障碍[国外有学者报道正常人心肌灌注量平均为 70mL/(100g·min),最小值为 32mL/(100g·min),最大值为 116mL/(100g·min)],有延迟强化、强化差表现。

5.心肌梗死的主要并发症

(1)室壁瘤。大范围穿壁性心肌梗死及其后形成的纤维化,受左室内压作用而向外膨出形成室壁瘤,发生率为 5%～33%。早期为急性,瘤壁纤维化后形成慢性室壁瘤。80%发生于左室前侧壁,偶位于右室壁,多为单发。室壁瘤可以破裂而致患者死亡。偶有破口小者,破口血肿与心包粘连而形成穿通性室壁瘤即假性室壁瘤。

(2)室间隔穿孔。占心肌梗死的 2%～4%。多在急性心肌梗死的早期发生。

(3)乳头肌梗死。心肌梗死几乎均可累及左室乳头肌,出现乳头肌功能不全;严重者腱索断裂,产生严重二尖瓣关闭不全、急性心衰;心脏破裂;心腔内血栓,常见于左心室内,尤其室壁瘤内。

九、原发非黏液性良性心脏肿瘤

(一)脂肪瘤

脂肪瘤是最常见的非黏液性心脏良性肿瘤。可发生于任何年龄,以成人多见,男女发病率相近。肿瘤多源于心外膜。瘤体可完全位于心肌内,也可向心腔内外突出。

CT 表现:位于房间隔或心壁的近脂肪密度肿物、突入心腔或推压心包、无强化为心脏脂肪瘤的重要特点。部分瘤体内可见纤维分隔影。

(二)纤维瘤

纤维瘤多发生于儿童及成人,男女发病率相近。左室游离壁前壁、室间隔好发,单发多见。呈卵圆形,由成纤维细胞和胶原纤维构成,质硬、表面光滑、少血供,故密度高、强化轻。可见钙化。

CT 表现:位于室间隔或其他心壁的单发肿瘤。CT 值为 60Hu 左右、边缘光滑、无明显强化,应首先考虑纤维瘤。肿瘤可见钙化。

(三)横纹肌瘤

横纹肌瘤是婴幼儿常见的心脏肿瘤,15 岁以上少见。男女之比为 2:1。肿瘤常侵犯心室,左右室受累概率相同。90%多发,30%伴结节硬化症。其组织学特征与横纹肌相似,血供丰富。

CT 表现:肿瘤位于肌壁内,可呈向心腔内突出的多发充盈缺损,边缘光滑或略不规则。

增强扫描显著强化,国内报道1例强化值达90Hu,以此可与单发的、强化不著的纤维瘤鉴别。

(四)淋巴管瘤

淋巴管瘤由富含淋巴液和淋巴细胞的淋巴管构成,呈海绵状,瘤体含大量淋巴液而不含血管。

CT表现:瘤体边缘清楚、呈水样密度或略高于水、无强化,为其重要征象,可有钙化。国内报道1例呈壁内生长,CT值为0～15.8Hu。

(五)血管瘤

病理分为海绵状血管瘤、毛细血管样血管瘤和动静脉瘘型血管瘤。发病年龄无差异,壁内和腔内生长。

CT表现:中、低密度且密度不均的团块影,常见钙化,且明显强化为其特征。有报道可伴有大量心包、胸腔积液。

(六)起自瓣膜的原发性非黏液性肿瘤

起自瓣膜的原发性非黏液性肿瘤多见于中年男性。单发、良性、无症状者多,常因瘤块脱落致栓塞、心衰或猝死而被发现。此类肿瘤以乳头弹性纤维瘤最好发,此外,也可见血管瘤和错构瘤。

十、原发性恶性心脏肿瘤

(一)血管肉瘤

血管肉瘤为最常见的原发性心脏恶性肿瘤,常见于右心,60%发生于右房。

1.临床表现

主要表现为心腔及房室瓣口的阻塞症状,可有胸痛、发热、咳嗽等,心包积液有相应症状。

2.CT表现

心腔内条状或分叶状充盈缺损,也可广泛弥散浸润性生长,可单发或多发,可向心包侵犯。可并发肺、骨、肝或盆腔等部位转移。

(二)横纹肌肉瘤

横纹肌肉瘤占第二位,以儿童多见,男女发病率相近。可发生于任何心腔,部分累及心包。

1.临床表现

无特异性,如发热、体重下降等。心脏症状有心律失常、胸痛、瓣膜功能失调、心包积液等。

2.CT表现

肿瘤基部位于心肌,可呈弥散性浸润心肌或呈息肉样突入心腔内。形态不规则、界限不清、密度不均、可有坏死。肿瘤可多发。受累心肌变形、活动差。累及心包可有心包占位表现和积液。

(三)淋巴瘤

50%发生于免疫抑制或获得性免疫缺陷综合征患者,右心房室、心包和纵隔及全身淋巴结受累较多。

1.临床表现

无特异性,如发热、体重下降、胸痛、心包积液等症状。

2.CT 表现

心腔内、心包不规则结节及心包、胸腔积液,可伴或不伴纵隔、肺门—门淋巴结增大。

(四)纤维肉瘤、脂肪肉瘤或其他肉瘤

纤维肉瘤、脂肪肉瘤或其他肉瘤可发生于心脏任何部位,可突入心腔内,常多发。

CT 表现:生长相对较慢,肿瘤形态不规则,强化多不均匀。亦可侵及心包段胸膜,甚至肺内转移。

十一、心脏转移瘤

心脏转移瘤较原发性多见,除中枢神经系统外,任何器官和组织的恶性肿瘤均可转移至心脏。

(一)病因

男性以肺癌最多见,女性以乳癌最多见。肺癌和乳癌多直接侵犯,也可经淋巴逆行播散至心肌和心包。此外,肾癌和肝癌则常沿下腔静脉进入右房,此亦为肉瘤的主要转移途径。

(二)临床表现

主要为心衰、心包积液和心律失常等症状。

(三)CT 表现

心脏增大、心腔内充盈缺损、心肌壁不规则增厚,同时伴心包转移者见心包积液或(和)心包浸润增厚。如果发现胸部或其他部位原发肿瘤有助于诊断。

第三节　呼吸系统疾病 CT 诊断

一、检查方法(methods)

(一)扫描前准备

(1)胸部 CT 扫描除严格按照常规准备工作要求外,必须做好屏气训练。训练患者深吸气后屏住呼吸,吸气深度均匀一致,使定位像和扫描图像能保持相同的吸气相,尤其是肋骨检查时前后不一致会导致定位错误。

(2)耳聋患者应训练观看扫描架上的呼吸图形控制提示配合屏气。

(3)对确实屏气困难者、儿童,应酌情增大 mA,减短曝光时间,或同时嘱咐患者采取平静口式呼吸,以减轻移动伪影。

(二)扫描技术与参数

(1)扫描范围。从肺尖至膈角。

(2)扫描层厚。常规采用 5～10mm 层厚,以 10mm 居多,连续扫描,螺距 1.5;薄层扫描层厚为 1～3mm,通常在常规扫描基础上行区域薄层扫描。

(3)窗宽、窗位。肺窗的窗宽 1000～2000Hu,窗位为 −600～−800Hu;纵隔窗的窗宽为 300～400Hu,窗位为 30～50Hu;观察及分析胸壁骨质病变采用骨窗,窗宽为 1000～2000Hu,窗位为 150～1000Hu。除常规肺重建外,观看肋骨宜用骨重建方式。

(三)平扫

(1)常规扫描。用于检查呼吸系统常见疾病。

(2)特殊检查方法

1)高分辨率CT(high resolution CT,HRCT):较常规CT扫描具有更高的空间和密度分辨率,能清晰显示以次级肺小叶为单位的肺内微小结构,用于观察诊断弥散性病变(间质病变、肺泡病变、结节病变)、支气管扩张、肺结节或肿块。主要技术要素为超薄扫描层厚(1~2mm)、小视野、骨算法参数重建。HRCT不能替代常规CT。

2)肺内病灶的螺旋CT三维重组及多平面重组(three dimensional reconstruction,multi-planar reconstruction,MPR):层厚0.5~2mm,能够多平面、多角度、立体显示肺内病灶的轮廓与周围结构的关系,能够计算病灶倍增时间以便随诊观察,用于观察诊断肺内结节及肿块。

3)支气管树的螺旋CT仿真内窥镜成像(SCT virtual endoscopy):将螺旋CT对气管、气管树的容积扫描数据重建成气管、支气管内表面的立体图像,加上人工伪彩,通过电影技术回放,显示从喉段至支气管的管腔内表面形态。用于观察诊断气管、支气管病变,评价支气管内支架的疗效。该方法特异性、敏感性较低,容易形态失真。

4)CT肺功能成像(CT pulmonany functional imaging):既显示肺的形态学变化,又能定量测定肺功能,用于诊断肺气肿,评估肺减容术的疗效等。

(四)增强扫描

(1)从肘静脉注入对比剂(浓度300mg/mL的碘海醇或碘佛醇)进行胸部增强扫描。用于鉴别肺门周围的血管断面与肺内病灶,鉴别肺门或纵隔淋巴结与血管断面,判断胸部大血管受累情况及肺内结节的良、恶性鉴别。

(2)动态增强扫描。在注射对比剂后对感兴趣区在设定的时间范围内进行连续扫描,对孤立肺结节的定性诊断有一定帮助。

(3)肺血管的CTA。能够显示肺动脉及其大分支。用于诊断肺血管病变,判断胸部大血管的受累情况。

(五)CT引导肺穿刺活检(CT guided needle biopsy of chest leision)

用于肺内病变的定性诊断。

二、肺炎

肺炎(pneumonia)是肺部常见的感染性疾病,按病变的解剖分布分为大叶性肺炎、小叶性肺炎和间质性肺炎,比较特殊的还有球形肺炎和机化性肺炎。肺炎大多由肺炎链球菌引起,少数由双球菌、葡萄球菌、流感杆菌和病毒引起。

(一)概述

1.大叶性肺炎(lobar pneumonia)

青壮年多见,病理改变分为充血期、红色肝变期、灰色肝变期和消散期四期。起病急,常有高热、寒战、咳嗽、胸痛,开始无痰或少量黏痰,发展到红色肝变期时咳黏稠铁锈色痰。实验室检查白细胞总数及中性粒细胞明显升高。

2. 小叶性肺炎(lobular pneumonia)

小叶性肺炎又称支气管肺炎,多见于婴幼儿及年老体弱者,病理改变为小叶支气管壁水肿、间质炎性浸润、肺小叶渗出和实变,可引起阻塞性肺气肿或小叶肺不张。病情较重,常有发热、胸痛、呼吸困难,病初干咳,继之咳泡沫黏痰及脓痰。部分体弱、机体反应低下者,可不发热。实验室检查部分年老体弱者白细胞总数可不增加。

3. 间质性肺炎(interstitial pneumonia)

间质性肺炎多见于婴幼儿。病理改变为肺间质的浆液渗出及炎性细胞浸润。常见临床症状是气短、咳嗽和乏力,体重减轻,少数可见低热,听诊有爆裂音。白细胞总数变化不明显。

4. 金黄色葡萄球菌性肺炎(staphylococcus aureus pneumonia)

由溶血性金黄色葡萄球菌引起,好发于小儿和老年人。感染途径分为支气管源性和血源性,病理变化是感染物阻塞细支气管,小血管炎性栓塞,致病菌繁殖引起肺组织化脓性炎症、坏死,形成肺脓肿,继而坏死组织液化破溃并经支气管部分排出,形成有液气平面的脓腔。支气管壁的水肿和反射性痉挛,易发生活瓣性阻塞而形成肺气肿或肺气囊。病程变化快,临床症状重。

5. 球形肺炎(spherical pneumonia)

球形肺炎是由细菌或病毒感染引起的急性肺部炎症,且以细菌感染为主,基本病理变化包括炎性渗出、增生和实变。

6. 机化性肺炎(organizing pneumonia)

本病多见于成人,病理改变为肺泡壁成纤维细胞增生,侵入肺泡腔和肺泡管内发展成纤维化,合并不同程度的间质和肺泡腔的慢性炎性细胞浸润。该病症状缺乏特异性,多为发热、气短、咳嗽、胸痛等,平均持续时间为 5 周左右。

(二)CT 表现

1. 大叶性肺炎

(1)充血期呈边缘模糊的磨玻璃样影,其内可见肺纹理。

(2)实变期呈大叶或肺段分布的大片状密度增高影,边缘清楚,内可见支气管充气征。

(3)消散期病灶密度减低且不均匀,呈散在的斑片状阴影。

2. 小叶性肺炎

常呈沿肺纹理分布的大小不等的斑片状影,可融合成大片,内可见支气管充气征,病变好发于两肺中下部内中带,可伴肺气肿、小叶肺不张、空洞及胸膜腔积液。

3. 间质性肺炎

支气管血管束增粗,双肺磨玻璃样阴影,严重者伴有斑片状密度增高阴影。肺门、纵隔淋巴结可增大。

4. 金黄色葡萄球菌性肺炎

(1)片状影:呈分布于多个肺段的散在片状影,边界模糊、大小不等。

(2)团块状影:多见于血源性感染者,多肺段分布,病灶呈多发、大小不一、边界较清楚之团块影。

(3)空洞影:多发、大小不一厚壁空洞,可有液气平面。

（4）气囊影：常呈位于片状和团块状影间的多个类圆形薄壁空腔，有时可见液气平面。肺气囊变化快，一日内可变大或变小，一般随炎症的吸收而消散。

（5）脓气胸：气囊或脓肿穿破胸膜，出现脓胸或脓气胸。

（6）上述表现具有多样性，可一种为主或多种形态同存，短期内变化明显。

5.球形肺炎

（1）呈孤立圆形或类圆形病灶，以双肺下叶背段和基底段、近胸膜面多见，且邻近胸膜的病变，病灶两侧缘垂直于胸膜，呈刀切样边缘，为特征性改变。

（2）边缘毛糙、不规则，呈长毛刺状和锯齿状改变。

（3）密度中等，均匀或不均匀，通常病变中央密度较高，周边密度较淡，呈晕圈样改变。

（4）周围血管纹理增多、增粗、扭曲；局部胸膜反应显著、广泛增厚。

（5）有感染病史，抗感染治疗 2～4 周病灶可缩小或吸收。

6.机化性肺炎

（1）呈楔形或不规则形病灶，贴近胸膜面或沿支气管血管束分布，可见支气管充气征，支气管血管束进入病灶为其特征性改变。

（2）病灶边缘不规则，呈粗长毛刺状或锯齿状，灶周常伴有斑片状影、索条状影、小支气管扩张及肺大泡形成。

（3）邻近胸膜增厚粘连。

（三）鉴别诊断

1.大叶性肺炎消散期鉴别。

（1）按叶段分布、不同病理阶段有不同表现、支气管充气征及支气管通畅、无肺门与纵隔淋巴结肿大、抗感染治疗有效等都有利于大叶性肺炎的诊断。

（2）合并空洞、索条影、钙化、卫星灶、抗感染治疗无效等都有利于肺结核的诊断。

（3）病变累及范围局限、支气管狭窄或闭塞伴管腔外壁肿块、肺门及纵隔淋巴结肿大、抗感染治疗效果不佳等都有利于肺癌的诊断。通常结合病史和实验室检查一般鉴别不难，鉴别困难时建议短期复查有利鉴别。

2.小叶性肺炎、间质性肺炎均有较典型临床和影像学表现。金黄色葡萄球菌肺炎早期诊断有困难时建议短期复查，其影像学表现变化明显，且形态多变、发展迅速，发现空洞和肺气囊等有利确诊。

3.金黄色葡萄球菌性肺炎有时需与肺脓肿、肺内淋巴瘤鉴别，CT 表现的多样性、多发性、肺气囊及短期病灶形态明显变化为金黄色葡萄球菌性肺炎的诊断依据，结合临床表现及实验室检查不难诊断。

4.球形肺炎应与结核球和周围型肺癌鉴别。

（1）结核球呈球形，边缘清晰锐利，密度高，可有钙化，邻近肺野有卫星灶或纤维条影及肺纹理纠集等慢性纤维化改变。球形肺炎在形态上虽大体呈球形，但多数为楔形，其中贴近胸膜的楔形病灶具有特征性。球形肺炎边缘较毛糙、模糊，可有长毛刺状和锯齿状改变，有时可见"晕圈征"，反映了病变的急性渗出性改变。

（2）肺癌形态呈较规则球形，其毛刺细短，边缘多较清晰，不见"晕圈征"，代表肿瘤的浸润性生长。球形肺炎增强后病灶中央可见规则、界面清晰的无强化区,反映了炎性坏死的特点,此征少见于肺癌,较具特征性。

(3)周围型肺癌有分叶、毛刺、"胸膜凹陷征""空泡征"等,可伴有肺门及纵隔淋巴结增大,球形肺炎没有上述表现。

5.球形肺炎与肺内良性肿瘤和肺梗死鉴别:肺内良性肿瘤多形态规则、边缘光滑,邻近肺野及胸膜无异常改变,早期常无明显临床症状。肺梗死表现为在肺的外围呈以胸膜为基底的楔状致密影,内部常有小透亮区,于薄层 CT 扫描可见楔状影的顶端与一血管相连,此征对肺梗死的诊断很有价值。肺梗死的临床症状以气急、胸痛为主,咯血较少见,常伴有心肺疾患。

6.机化性肺炎与周围型肺癌和肺结核鉴别。

(1)机化性肺炎因病灶内和周围纤维增生可引起支气管血管束增粗、扭曲、紊乱、收缩聚拢,并直接进入病灶。周围型肺癌引起的支气管血管束异常表现为支气管血管束呈串珠状增粗,至病灶边缘呈截断现象,常伴有肺门及纵隔淋巴结增大,周围型肺癌还可以有其他肿瘤征象,如分叶、毛刺等。

(2)机化性肺炎呈多边形或楔形,边缘呈锯齿状,可见粗长毛刺;周围型肺癌呈类圆形,边缘不规则,有分叶征及细小毛刺。

(3)机化性肺炎发生在结核的好发部位并且与结核有类似征象时,鉴别诊断十分困难,需依赖病理诊断。

三、原发性肺结核(primary tuberculosis)

原发性肺结核为初次感染的结核,包括原发复合征和支气管淋巴结结核,前者由原发病灶、结核性淋巴管炎及结核性淋巴结炎三部分组成,后者分炎症型和结节型两类。

(一)临床表现

(1)常见于儿童和青少年,多无明显症状。

(2)可有低热、盗汗、消瘦和食欲减退。

(3)实验室检查。白细胞分类中单核和淋巴细胞增多,血沉加快,PPD(纯蛋白衍化物)强阳性具有诊断意义,痰中查到结核杆菌可明确诊断。

(二)CT 表现

1.原发复合征(primary complex)

典型表现为原发病灶、肺门淋巴结肿大和二者之间的条索状阴影(结核性淋巴管炎),三者组合呈"哑铃"形,通常在不同层面显示,必须结合上下层面和多平面重建观察。

(1)原发病灶呈斑片状、云絮状边缘模糊的阴影,也可为分布于一个或数个肺段的大片状实变。原发病灶可发生干酪样坏死而出现空洞,可通过支气管、淋巴或血行播散。

(2)结核性淋巴结炎表现为肺门及纵隔淋巴结肿大。

(3)结核性淋巴管炎表现为原发病灶与肺门之间的不规则条索状阴影,较难见到。

2.淋巴结结核(lymphadenopathy)

(1)原发病灶很小或已被吸收。

(2)肺门、气管、支气管和隆突下淋巴结肿大,以右侧气管旁淋巴结肿大多见,一侧肺门增大较双侧增大多见。

（3）炎症型肿大的淋巴结密度较高,边缘模糊,结节型肿大的淋巴结边缘清晰。多个淋巴结肿大时,边缘可呈波浪状。增强扫描融合团块影可见多环状强化。

（4）肿大的淋巴结压迫支气管可引起肺不张,可发生钙化。

（5）淋巴结结核可通过血行或支气管播散。

（三）鉴别要点

（1）原发病灶需与肺炎鉴别,后者有急性感染症状,无肺门淋巴结肿大,实验室检查和抗感染治疗有效有助于鉴别。

（2）淋巴结结核应与淋巴瘤鉴别,后者呈双侧分布,可融合成团块状,前者CT增强增大的淋巴结呈周边环状强化。

四、血行播散型肺结核

血行播散型肺结核分为急性、亚急性、慢性血行播散型肺结核,前者为大量结核杆菌一次性进入血液循环所致的肺内播散,后者为结核杆菌少量、多次进入血液循环所引起。

（一）临床表现

1.急性粟粒型肺结核(acute miliary tuberculosis)

表现为寒战、高热、气急、盗汗,病情急,症状重。

2.亚急性、慢性血行播散型肺结核(subacute、chronic hemo－disseminated tuberculosis)

因患病年龄、体质及结核菌数量、播散速度而有不同表现,有的仅有呼吸道症状和乏力,有的有发热、咳嗽、盗汗、消瘦等表现。

3.实验室检查

急性者血沉增快,白细胞总数可降低,结核菌素试验可为阴性。

（二）CT 表现

1.急性粟粒型肺结核

（1）特征性表现为两肺弥散性分布的、大小一致的粟粒样影,直径为 1～3mm,密度均匀,无钙化,HRCT 显示更为清晰。

（2）病变发展到一定阶段,部分病灶可融合。

2.亚急性、慢性血行播散型肺结核

（1）病灶结节分布不均,多见于中上肺野;结节大小不一,小者如粟粒,大者融合成块。

（2）结节密度不均,上部病灶密度较高,边缘清楚,可有部分纤维化或钙化,其下部病灶可为增殖性病灶或斑片状渗出性病灶。

（3）病变恶化时,结节融合扩大,溶解播散,形成空洞。

（4）可见肺门及纵隔淋巴结肿大,淋巴结内呈低密度,增强扫描呈周边环状强化,部分患者合并肺外结核。

（三）鉴别要点

（1）急性粟粒型肺结核具有三均特点(结节分布均匀、大小均匀、密度均匀),结合临床一般诊断不难,主要须与肺血行转移瘤、结节病和肺血吸虫病鉴别。

1)肺血行转移瘤病灶分布不均匀,肺外周多见,且大小不一致,有原发恶性肿瘤病史,通常无肺间质改变及胸内淋巴结肿大。

2)结节病病灶分布于胸膜下及支气管血管束周围,大小不一,有肺间质改变及胸内淋巴结肿大。

3)肺血吸虫病病灶分布不均,以中、下肺中内带为主,病灶大小、形态各异,实验室检查血液嗜酸性粒细胞增多,结合流行病学资料可资鉴别。

(2)亚急性、慢性血行播散型肺结核应与硅肺和细支气管肺泡癌鉴别。

1)硅肺结节多分布于上肺、肺门旁及后肺部,伴支气管血管束模糊、增粗,硅肺结节可融合成团块,大于4cm的团块常有坏死和空洞形成,病灶外缘可见不规则肺气肿和肺大泡,结合临床和职业史鉴别不难。

2)细支气管肺泡癌癌组织沿肺泡管、肺泡弥散性生长,呈大小不等多发性结节和斑片状阴影,边界清楚,密度较高,进行性发展和增大,且有进行性呼吸困难,根据临床、实验室等资料进行综合判断可以鉴别。

五、继发性肺结核(secondary pulmonary tuberculosis)

浸润性肺结核(infiltrative pulmonary tuberculosis)为外源性再感染结核菌或体内潜伏的病灶活动进展所致,多见于成人,好发于上叶尖、后段和下叶背段,其病理和CT表现多种多样,通常多种征象并存。早期渗出性病灶经系统治疗可完全吸收,未及时治疗或治疗不规范者可发生干酪坏死而形成干酪性肺炎,或经液化排出形成空洞,或经支气管播散形成新的病灶,或经纤维组织包裹和钙化而痊愈。

(一)临床表现

(1)免疫力较强时多无症状,部分患者于体检中发现。

(2)呼吸系统症状表现为咳嗽、咳痰、咯血,或伴有胸痛。

(3)全身症状主要有低热、盗汗、乏力、午后潮热、消瘦。

(4)实验室检查:痰检、痰培养找到结核杆菌可确诊,PPD(纯蛋白衍化物)试验、聚合酶链反应及血沉具有重要诊断价值,白细胞分类其单核和淋巴细胞增多具有参考意义。

(二)CT表现

1.活动的浸润性肺结核常见征象

(1)斑片状实变。密度较淡、边缘模糊,病理改变为渗出。

(2)肺段或肺叶实变。边缘模糊,密度较高且不均匀,可见支气管充气征或/和虫蚀样空洞形成,常见于干酪性肺炎,病理改变为渗出与干酪样坏死。

(3)结核性空洞。浅小气液平面的空洞伴有灶周其他形态病灶以及支气管播散灶,被认为典型浸润性结核空洞。

(4)支气管播散灶。沿支气管分布的斑点状、小片状实变影,病变可融合。为干酪样物质经支气管引流时,沿支气管播散所致。

2.稳定的浸润性肺结核常见征象

(1)间质结节(stromal nodules)。呈分散的梅花瓣状,密度较高,边缘较清晰,其内可见钙化,是肺结核的典型表现,病理改变为增殖。

(2)结核球(tuberculoma)。边界清晰的类圆形结节,可有轻度分叶,大小不等,密度较高,CT增强可见环形强化,内常有钙化、裂隙样或新月样空洞,周围可见卫星灶。病理改变为纤维组织包裹的局限性干酪性病灶。

若上述病灶在复查中出现形态、大小及密度变化,被认为具有活动性。

3.结核病灶愈合的常见征象

(1)钙化(calcification)。大小不等,形态不规则。

(2)纤维化性病灶。表现为不同形态索条状密度增高影,可单独存在,或与其他形态病灶同时存在。

(三)鉴别要点

1.结核球与周围型肺癌鉴别

(1)肺癌边缘不规则,常可见到分叶、细短毛刺、空泡征、"脐凹征""兔耳征"(rabbit ear sign)、阳性支气管征和血管切迹征等征象,纵隔及肺门淋巴结肿大,随诊观察病灶增长较快,增强 CT 明显强化。

(2)结核球多见于年轻患者,多无症状,多位于结核好发部位。病灶边缘整齐,形态相对规则,中心区密度较低,可见空洞与钙化,周围常有卫星灶,病灶与胸膜间可见黏连带,无纵隔及肺门淋巴结肿大,增强 CT 无强化或轻度环形强化,随诊观察病变无明显变化,可追踪到既往结核病史。

2.肺结核空洞与癌性空洞鉴别

(1)结核性空洞形态、大小不一,洞壁为未溶解的干酪性病灶及纤维组织,内壁可光整或不规则,外壁较清晰,周围有卫星灶、下叶可见支气管播散灶;纤维空洞性肺结核为纤维厚壁空洞伴广泛纤维增生,鉴别不难。

(2)癌性空洞壁较厚,偏心状,外壁常有分叶及毛刺,内壁不规则,可见壁结节;通常无液平及卫星灶;随着肿瘤的继续生长,空洞可被瘤细胞填满而缩小,甚至完全消失。

六、慢性纤维空洞性肺结核

慢性纤维空洞性肺结核属于继发性肺结核晚期类型,由于浸润性肺结核长期迁延不愈,肺结核病灶严重破坏肺组织,使肺组织严重受损,形成以空洞伴有广泛纤维增生为主的慢性肺结核。

(一)临床表现

(1)病程长,反复进展恶化。

(2)肺组织破坏严重,肺功能严重受损。可伴肺气肿和肺源性心脏病。

(3)结核分枝杆菌长期检查阳性、常耐药。

(二)CT 表现

(1)纤维空洞主要表现有以下几点。

1)多位于中上肺野的纤维厚壁空洞,空洞内壁较光整,一般无液平面。

2)空洞周围有广泛纤维索条状病灶和增殖性小结节病灶。

3)同侧或对侧肺野可见斑片状或小结节状播散性病灶。

(2)肺硬变,受累肺叶大部被纤维组织所取代,可见不同程度钙化,肺体积明显缩小、变形,密度增高。

(3)病变肺肺纹理紊乱,肺门上提,定位像示下肺纹理牵直呈垂柳状。

(4)患侧胸膜肥厚粘连,邻近胸廓塌陷,肋间隙变窄。健肺代偿性肺气肿,纵隔向患侧移位。

七、支气管结核

支气管结核(bronchial tuberculosis)又称支气管内膜结核(endobronchial tuberculosis, EBTB),是指发生在气管、支气管黏膜和黏膜下层的结核病,活动性肺结核中 10％～40％伴有 EBTB,主支气管、两肺上叶、中叶及舌叶支气管为好发部位。在病理上可分为浸润型、溃疡型、增殖型和狭窄型四种类型,由于支气管内膜水肿、黏膜溃疡和肉芽组织增生常导致阻塞性肺气肿、张力性空洞、肺内播散灶和肺不张等病变。

(一)临床表现

常见于中青年,女性多见,除慢性肺结核的常见表现外,尚有刺激性干咳、咯血、胸闷、呼吸困难、胸骨后不适和疼痛等表现,查体大多数患者有局限性双相喘鸣音。

(二)CT 表现

(1)支气管狭窄

1)向心性狭窄管腔呈"鼠尾状"。

2)偏心性狭窄管壁不对称增厚,常伴有自管壁突向管腔的细小息肉样软组织影。

3)腔内狭窄可以广泛或局限,狭窄重者可导致支气管完全性阻塞,引起阻塞性炎症和不张,不张肺内可见支气管充气征、钙化及空洞。

(2)支气管壁不规则增厚,管壁上出现沙粒样、线条状钙化为其特征性表现。

(3)肺内常可见到其他结核病灶。

(4)肺门、纵隔淋巴结肿大,肿大淋巴结内有钙化,增强为环状强化,具有定性意义。

(三)鉴别要点

支气管结核需与中央型肺癌鉴别,两者都可出现支气管内壁不光滑,局限性狭窄或闭塞:①支气管结核病变累及范围较大,管腔外壁轮廓较规则,无腔外肿块及淋巴结肿大;中央型肺癌病变累及范围局限,常有狭窄部管腔外、肺门区肿块或反 S 征表现,肺门及纵隔淋巴结肿大,抗感染治疗效果不佳。②早期中央型肺癌向腔内生长时,鉴别较为困难,应结合肺内表现及病灶区有无钙化等全面分析,鉴别困难时应行纤支镜活检或痰液细胞学检查。③支气管壁的钙化、支气管外的结核灶、肺门增大的淋巴结钙化和增强时的环状强化等提示结核性病变。

八、肺不张

肺不张(atelectasis)按病因分为先天性肺不张和获得性肺不张,前者多见于早产儿,后者为支气管腔内阻塞或肺外压迫所致。腔内阻塞的病因可以是异物、肿瘤、血块、炎性狭窄等,外压性阻塞主要由邻近肿瘤或肿大淋巴结压迫所致。肺不张按不张的范围可分为一侧性肺不张、一叶性或段性肺不张。

(一)临床表现

(1)先天性肺不张患儿多为早产儿,可有不同程度的呼吸困难或发绀。

(2)获得性肺不张临床症状取决于肺不张的病因、范围与程度,肺段不张和发病缓慢的一叶肺不张可无明显症状。

(3)急性、叶以上肺不张可有胸闷、气急、呼吸困难、发绀等。

(4)阻塞性或外压性肺不张病因去除后,不张肺可复张,临床症状逐步改善。

(二)CT 表现

(1)肺不张的共同表现为不张肺的体积缩小、密度增高呈软组织密度,增强扫描明显强化,其边缘锐利,血管、支气管聚拢,叶间裂相应移位。邻近肺可见代偿性肺气肿,叶以上肺不张时,可见纵隔及肺门移位。

(2)一侧肺不张表现为患侧肺野密实,体积明显缩小,缩向肺门,患侧膈肌升高,肋间隙变窄,纵隔向患侧明显移位,健侧肺代偿性肺气肿,并在纵隔前后间隙方向突向患侧。外压性肺不张可有大量胸腔积液,阻塞性肺不张常见主支气管闭塞。

(3)除上述共性外,不同类型、不同肺叶不张各有其特点。

1)右(左)上叶不张显示为内侧贴于纵隔旁、前侧紧靠前胸壁的三角形或楔形密度增高影,尖端指向肺门。

2)右中叶肺不张表现为心缘旁尖端向外的三角形阴影,底部贴于心缘旁,纵隔无移位。

3)双下叶肺不张表现相似,均为贴于脊柱旁的三角形密度增高影,尖端指向肺门。患侧肺门下移,膈肌升高,如有中量以上胸腔积液则肺门和膈肌可无明显移位。

4)球形肺不张:球形肺不张为一种非节段性的特殊类型肺不张,与胸腔积液后的胸膜粘连有关,好发于两肺下叶后基底段,呈圆形或类圆形,常见以肺门为中心的血管向病灶方向弯曲而形成的"彗尾"征,邻近胸膜增厚粘连,患侧可有胸腔积液。肿块、胸膜增厚和"彗尾"征为球形肺不张特征性表现。

5)中心性肺癌所致的阻塞性肺不张:呈不同形态的三角形阴影,包绕肺门肿块周围,边缘不规则,可圆隆或分叶。由于支气管完全阻塞,癌性肺不张多为肺叶或肺段完全不张。

6)外伤性肺不张:根据不张的范围可分为节段性肺不张、肺叶不张和全肺不张。

7)节段性肺不张指发生在段以下支气管的肺不张,其形态多样,常表现为条带状、线形、楔形阴影。

(4)气管异物、中心性肺癌所致的肺不张可进行仿真内窥镜、多平面重建、三维重建等图像后处理技术协诊。对中心性肺癌进行增强扫描,有利于病因学诊断和明确病灶大小、范围及与周围组织关系。

(三)鉴别要点

(1)肺不张诊断不难,CT 的价值在于明确不张的病因。

(2)球形肺不张主要应与结核球、周围型肺癌鉴别。

1)结核球呈球形,边缘清晰锐利,密度高,可有钙化,邻近肺野有卫星灶或纤维条影及肺纹理纠集等慢性纤维化改变,好发于上肺或下叶背段,常可追踪到明确病史;球形肺不张好发于两肺下叶后基底段,可见"彗尾"征,伴有胸膜增厚或胸腔积液。

2)周围型肺癌边缘不规则,常可见到分叶、细短毛刺、空泡征、"脐凹征""兔耳征"、阳性支气管征和血管切迹征、纵隔及肺门淋巴结肿大、随诊观察病灶增长较快,增强 CT 明显强化;球形肺不张有其特殊好发部位,密度均匀,轮廓光整,邻近胸膜常有增厚粘连。

(3)阻塞性肺不张有时须与瘢痕性肺不张鉴别。瘢痕性肺不张为病损肺严重纤维化而引起气腔萎陷及体积缩小。由于肺叶内纤维化病变分布不均及诸病变区严重程度不同、或合并胸膜粘连等,可使肺叶支气管移位,移位方向因病损部位纤维化牵拉方向而异,此点与一般阻塞性肺不张之固有移位方向不同;和阻塞性肺不张相比,瘢痕性肺不张的体积减小更严重,边缘有明显凹陷,或呈扁丘状紧贴于胸壁及纵隔,或类似肺尖部胸膜病变。

九、肺癌

肺癌(lung cancer)是肺部最常见的恶性肿瘤,好发于男性,五年生存率约占 13%,居肿瘤死亡病因的第三位。肺癌分原发性与转移性,本节所指肺癌为原发性肺癌。原发性肺癌是原发性支气管肺癌的简称,是指起源于支气管、细支气管肺泡上皮及腺体的恶性肿瘤。

肺癌组织学类型包括小细胞癌和非小细胞癌,后者包括鳞状细胞癌、腺癌、鳞腺癌、大细胞癌等。大体病理类型分为中央型、周围型和弥散型。中央型肺癌是指发生于段以上支气管的肺癌,以在肺门区形成肿块并合并不同程度的支气管阻塞为其病理特征,突出代表为鳞癌,其次是小细胞癌;周围型肺癌是指发生于段以下支气管的肺癌,可见于各种组织学类型,腺癌居多,大体病理形态为肺内结节或肿块;弥散型肺癌癌组织沿肺泡管、肺泡弥散性生长,组织学类型主要为细支气管肺泡癌,大体病理形态为两肺弥散分布的结节或斑片状影。

吸烟是公认的主要致病因素,其他有大气污染和遗传等。

(一)临床表现

(1)肺癌早期无症状,中央型肺癌出现临床症状稍早于周围型肺癌。

(2)呛咳、无痰或少量白色黏液痰是最常见的症状,间断性痰中带少量血丝为早期肺癌的常见表现,细支气管肺泡癌常咳大量泡沫痰。

(3)出现阻塞性肺炎、肺不张及肺气肿有相应临床症状及体征。

(4)肿瘤外侵和压迫颈交感神经可出现颈部交感神经麻痹综合征,引起病侧瞳孔缩小、上眼睑下垂、同侧额部与胸壁无汗等。压迫上腔静脉可出现上腔静脉阻塞综合征,引起颜面及颈部水肿、胸壁静脉怒张等。压迫喉返神经与食管,引起声音嘶哑、吞咽困难等。

(5)肿瘤转移出现转移部位的相应症状和体征:如胸膜、心包转移发生胸腔积液和心包积液,引起胸闷、心慌、气急等;脑部转移引起头痛和相应神经系统症状;骨转移可有转移部位疼痛,甚至病理性骨折;有时转移症状可能为首发症状。

(6)伴瘤综合征为肺癌的肺外症状,因肺癌产生的某些抗原、激素和代谢产物引起,其中以肺性骨关节病和内分泌紊乱症状较为常见,有时这类症状可于肺癌原发灶之前被发现。

(二)CT 表现

(1)周围型肺癌表现为肺内类圆形或分叶状肿块,边缘毛糙,周围可有长短毛刺("毛刺征")、棘状突起及血管集束征,偏心部位可见单个或多个小泡状影("空泡征"),相邻胸膜侧可有肿瘤与胸膜间的条索影及胸膜侧的小三角影("胸膜凹陷征"),可有斑片状及结节状钙化,癌组织坏死形成偏心性厚壁空洞。增强 CT 呈中度完全强化。

(2)中央型肺癌早期可仅表现为支气管壁偏心或环形增厚、支气管狭窄、支气管内小结节影,进而狭窄明显或突然截断。肺门肿块呈不规则或分叶状,可伴有局限性肺气肿和阻塞性肺炎,段性、一叶甚至一侧肺不张。

(3)中央型肺癌易致肺不张,除一般肺不张表现外,移位叶间裂因不张肺的收缩和肿块的占位而不平直呈"S"形,"S"的突出部为不张肺掩盖的肿块,而一侧全肺不张时,不张肺收缩于肺门呈高密度影,适当的窗宽、窗位下可发现其内密度稍高的肿块,增强有利于进一步区分。

(4)小细胞肺癌表现为直径 3cm 以下结节或团片状影,结节影可有"分叶征""毛刺征""空泡征",有时在病灶内见到"支气管充气征";或可为肺炎样浸润,表现为片状影,其间见高密度血管影;也可为两肺弥散性、边缘不清的结节,常伴肺门和纵隔淋巴结肿大。

(5)肺癌侵犯胸膜、大血管、心包和食道等可出现相应表现。比如大量胸腔积液、心包积液、胸膜及心包增厚、大血管轮廓不规则、食道壁增厚、脊柱及肋骨破坏等。

(6)纵隔和肺门淋巴结转移,一般以纵隔淋巴结大于 15mm、肺门淋巴结大于 10mm 为标准,增大淋巴结可融合成团,或与中央型肺癌肿块融合成更大块影。

(三)鉴别要点

(1)中心型肺癌所致阻塞性肺炎易误认为一般性肺炎或浸润性肺结核:阻塞性肺炎抗感染治疗不易吸收、或暂时吸收后短期内在相同位置又出现病灶。浸润性肺结核有其特殊的好发部位,且代表不同病理过程的不同形态的病灶同存,通常无肺门及纵隔淋巴结肿大。

(2)中央型肺癌引起的肺不张应与结核及慢性肺炎的实变相鉴别:结核性肺不张显示支气管充气征,并常见支气管扩张,有钙化,周围有卫星灶。结核及肺炎、肺不张均无肺门肿块,肺门肿块是诊断肺癌的重要依据。肺炎患者支气管通畅,肺癌及支气管结核患者可出现支气管狭窄,增强 CT 显示黏液支气管征提示支气管狭窄存在,肺癌的支气管狭窄较局限,而支气管结核的狭窄范围较长,HRCT 扫描可以清楚显示支气管腔形态。

(3)周围型肺癌与结核球、炎性假瘤、孤立肺转移瘤、错构瘤、肺脓肿和支气管囊肿鉴别。

1)"分叶征""毛刺征""胸膜凹陷征""空泡征"、沙粒状钙化、阳性支气管征和血管切迹征、纵隔及肺门淋巴结肿大、随诊观察病灶增长较快、增强 CT 明显强化等有利于周围型肺癌的诊断。

2)结核球为边界清晰的类圆形结节,密度较高,可见斑块状或弧形钙化,周围有卫星灶,纵隔及肺门淋巴结也可钙化。

3)炎性假瘤边缘光滑,密度均匀,增强 CT 均匀强化。

4)孤立性转移瘤常可追踪到原发肿瘤史。

5)错构瘤常位于肺表面的胸膜下,可见斑点状、爆米花状钙化,周围血管受压移位,瘤内见到脂肪成分为其特征性改变。

6)含液密度肿块有时需与肺脓肿及支气管囊肿鉴别,前者有典型感染病史,边缘模糊,有明显胸膜反应;后者有其特殊好发部位,边缘清晰光滑,呈均匀水样密度,鉴别困难时增强有利于鉴别。

7)HRCT 对发现细小征象有帮助,如肿瘤内部结构、组织成分、边缘有无细小毛刺等,病史、实验室检查和随诊观察都有助于进一步鉴别。

十、胸腔积液

胸腔积液(pleural effusion)通常是由于脏、壁层胸膜的毛细血管通透性增加,胸腔内液体积聚所致。根据液体性质可分为漏出液和渗出液;根据积液位置和状态可分为游离性、包裹性和叶间积液。CT 只能大致考量积液量,不能判断积液性质。引起胸腔积液的病因多种多样,常见病因有感染、肿瘤、变态反应和化学原因等。

(一)临床表现

(1)积液量在 300mL 以下者常无明显症状,500mL 以上者可出现胸闷、胸痛等症状。

(2)积液量增加,胸膜脏、壁层分开,胸痛症状减轻,但胸闷、气促加重,可出现心悸;大量胸腔积液可致压缩性肺不张,导致呼吸困难加重。查体局部叩诊浊音,呼吸音减弱。

(3)不同原因引起的胸腔积液可有相应的临床症状:如结核性胸膜炎常有咳嗽、低热、盗汗等;脓胸患者常有高热;肿瘤常有原发病史;变态反应、化学原因所致胸腔积液等一般可追溯到相应的病因而有其不同症状。

(4)实验室检查。比如血常规、胸腔积液的性质、酶学、脱落细胞学等检查都有利于胸腔积液病因学的诊断。

(二)CT 表现

(1)少量胸腔积液表现为沿胸膜走行的弧形水样密度影,中等量时为"新月形"阴影,处于体位低侧,改变体位、液体因流动而于相应低位处显示。

(2)大量胸腔积液除可见胸腔低位侧大量水密度影外,同时可见膈角向前移位、膈低平、纵隔向健侧移位,合并压迫性肺不张时,纵隔移位减轻。在大量胸腔积液时可出现膈倒转,于肝膈之间形成肝囊肿样阴影。

(3)叶间积液位于叶间裂区,呈梭形或球形水样密度影,边缘光滑,两端叶间胸膜常有增厚,沿叶间裂方向呈线状延伸。

(4)胸膜粘连致液体包裹于胸膜腔中形成包裹性积液,典型表现为贴于胸膜的梭形、"D"形水样密度影,与胸壁呈钝角相交,邻近胸膜增厚。叶间胸膜的包裹性积液呈梭形或球形,伴叶间胸膜增厚。

(5)脓胸患者的胸膜增厚明显,边缘不规则,积液密度较高,胸膜腔内可有分隔,增强扫描胸膜腔强化明显,晚期常有胸膜钙化。结核患者胸膜增厚、钙化更为明显,伴有患侧肋间隙变窄,胸廓塌陷。

(三)鉴别要点

(1)少量胸腔积液有时需与胸膜增厚鉴别,改变体位扫描即可分辨。

(2)脊柱旁包裹性积液应与神经源性肿瘤鉴别:包裹性积液密度低,多呈"D"形,神经源性肿瘤呈类软组织密度,囊变者密度与积液相似,应结合邻近骨质、椎间孔改变及有无肿块延向椎间孔等进行鉴别,临床病史与症状也有助于鉴别。

(3)叶间积液有时需与肺囊肿鉴别:叶间积液多呈梭形,两端常有增厚的胸膜影与之相连;肺囊肿多呈圆形,支气管源性多见于气管分叉以上的气管旁,实质性多位于胸膜下与肺边缘,均无与叶间裂增厚相连的"尾征"。

第四节 消化系统疾病CT诊断

一、肝脏检查方法

(一)检查前的准备、平扫和增强扫描的应用价值

1.检查前准备

空腹口服1‰~2‰的泛影葡胺水溶液或白开水500~800mL,上床前再口服200mL。增强扫描者需做碘过敏试验和选择静脉用造影剂。

2.平扫的作用

应作为常规,即使增强者,如无近期平扫片,也应在注射造影剂前行常规平扫。平扫对造成肝脏密度改变的弥散性病变如脂肪肝、血管性病变、糖原贮积病、淀粉样变性、Wilson病、血色素沉着以及肝硬化等有重要价值;对肝内钙化灶的显示如肝内胆管结石、血吸虫病肝内钙化、肿瘤钙化等平扫是不可缺少的。平扫应从膈顶开始至肝下端为止。层厚和间隔常规为10mm。对小病灶宜改用薄层(2~5mm)。

3.增强扫描的作用

(1)进一步发现病变,提高病变的检出率。

(2)根据增强特点有利于确定病变性质。

(3)可鉴别平扫图像上的血管断面、扩张的肝内胆管断面及小结节病变。

(4)可进一步显示肝静脉、门静脉及胆管等结构。

(二)造影剂动态循环过程分期

下述3期是人为划分的。

1.动脉期

动脉期又称为注射期。约在开始注射造影剂后的30s左右。腹主动脉及其主要分支增强十分显著,CT值>150~200Hu;门静脉和腔静脉尚未显影或密度低于主动脉,肝实质的CT值逐渐上升。早期肝实质的密度偶可不均。

2.门静脉期

门静脉期又称为非平衡期。持续60~90s,造影剂已逐步由血管内向血管外分布,主动脉与腔静脉的密度趋向一致。在静脉早期肝实质的增强达到峰值,以后缓慢下降。

3.平衡期

平衡期也称为延迟期。造影剂在血管内外的分布处于均衡状态,肝内血管影消失。在时间—密度曲线上,主动脉曲线与肝实质曲线开始平行,并以等同速度下降。

(三)肝增强扫描常用的方式

1.团注法增强扫描

以2~3mL/s流率,团注造影剂80~100mL。如果扫描范围大时,可采用此法与滴注法相结合。即以2~3mL/s的流率注完50mL后,再改为1mL/s静滴法,将全部造影剂滴完。这样可保持在整个扫描过程中,血液中有较高的造影剂浓度。

2.团注动态扫描

团注动态扫描适用于扫描速度较慢CT机,可行上述3期扫描。

(1)同层动态扫描:即在平扫或常规扫描发现病变的基础上,确定扫描层面。然后,在同一层面连续增强扫描,每3~5次扫描为1组,该时间内患者屏气;一般行两组扫描,两组间停顿10s。如果疑为血管瘤再行延迟扫描。

(2)进床式动态扫描:以发现病灶为主要目的,扫描范围包括整个肝脏。允许床面移动,每3~5层为1组,该时间内患者屏气,两组之间间隔10s,让患者呼吸。完成全肝扫描需3~4组。然后进行图像重建、显示和处理。

3.螺旋CT增强扫描

以3mL/s的流率,注入60%造影剂80~100mL。于开始注射造影剂计时,延迟至20~25s行动脉期,60~90s行门静脉期,3~4min行平衡期扫描。肝动脉期有利于血供丰富性肿瘤的诊断,门静脉期有利于乏血性肿瘤的诊断。

(四)肝脏延迟扫描

它是指在一次大量注射造影剂后4~6h的重复扫描,与鉴别肝癌与血管瘤的7~15min的延迟扫描含义不同。目的是提高肝内小病灶的检出率。

其原理为泛影葡胺、优维显等有机碘溶液经静脉内注射后大部分经尿路排泄,小部分(10%左右)经肝脏排泄。由于正常肝细胞具有排泄和再吸收有机碘的功能,数小时后肝脏CT衰减值略有提高(CT值升高6~10Hu);而肝癌细胞不具有这种功能,这样两者的密度差异增大,有利于肝癌病灶的检出,但造影剂用量必须足够大,用60%的造影剂150~180mL(结合碘含量50~60g),如增强扫描时注射量不足,待扫描结束后补充注射达上述总剂量。

(五)肝动脉造影CT(CTA)

1.方法

经股动脉插管后(Seldinger法),将导管置于肝动脉内,根据检查目的的不同,可采用同层或进床式动态扫描。经导管注入造影剂,浓度为30%,注射流率1~2mL/s,每次(组)10~20mL。于注射开始后即开始扫描,每3~4层为1组。

如用螺旋CT可行全肝CT检查,对发现多发小病灶更为有利。

2.诊断价值

因肝细胞癌由肝动脉供血,故CTA图像上呈特异性的高密度。此法对诊断小肝癌有一定价值,但有一定假阳性率。此外,对乏血性肿瘤不易检出。

(六)肝脏经动脉门静脉造影CT(CTAP)

1.方法

同样经股动脉插管,将导管置于肠系膜上动脉或脾动脉内。经导管注入造影剂,浓度为60%,注射流率为2~3mL/s。注射开始后20~25s开始扫描,扫描方法同CTA。

2.诊断价值

CTAP是依据绝大部分肿瘤,尤其是肝细胞癌不接受门脉供血,而正常肝组织血供80%~85%来源于门脉。因而CTAP可明显提高正常肝组织的CT值,而肿瘤组织的CT值无改变或改变甚微,从而提高病变的检出率。此外,也可有假阳性表现。

(七)肝脏碘化油 CT

1. 方法

经股动脉插管后,将导管置于肝动脉内,并尽量选择到供血动脉的末梢支,注入 5mL 碘化油,于 7～14d 后行 CT 检查。

2. 诊断价值

碘化油能长期选择性地聚集在肝癌组织中。其原因可能与肝癌组织血供丰富、血流量大、血管形态结构异常,癌组织缺乏完整的单核吞噬细胞系统和淋巴系统,以及碘化油颗粒黏度大,难以清除有关。因碘化油能选择性地沉积在肝癌组织内,碘化油 CT 对小肝癌尤其≤1～5cm 病灶的定位、定性有较高的特异性。部分血供丰富的转移瘤也可有碘化油停滞。一些早期肝细胞癌因肿瘤血管尚不成熟且不丰富,可几乎无碘化油沉积。

(八)螺旋 CT 门静脉成像

1. 检查前准备

主要包括呼吸训练和口服胃肠对比剂,应口服阴性对比剂如水或产气粉为好。

2. 扫描参数

(1)单层螺旋 CT:层厚 3～5mm 不等,螺距 1～2,重建间隔 1.5～2.5mm。

(2)多层螺旋 CT:层厚 0.5～1mm 用于高分辨率扫描(HQ);层厚 5～10mm 用于快速扫描(HS)。HQ 螺距为 3,HS 螺距为 4.5～6 即可。

3. 对比剂注射

以 3mL/s 流率注入 60% 对比剂 100～140mL(约 2mL/kg 体重)。

4. 延迟时间

延迟时间指开始注射对比剂后至开始扫描的时间间隔,多用 50～70s。

5. 重建方式

MIP、MPR、MPVR(多轴向投照容积重建)。

(九)肝脏 CT 灌注成像

1. 检查方法

患者平卧,常规行全肝平扫。层厚及层距 10mm 或 8mm,螺距为 1～1.5,扫描速度最少 1 层/s。然后选定靶层面,通常包括肝门层面,也可为病灶中心层面;经肘静脉快速团注对比剂,流率为 2.5～10mL/s,多为 4～5mL/s,用量 40～50mL。在对比剂首过前、首过时及其后,按一定时间设置、行同层动态扫描。文献中扫描程序并不相同,Miles 等常扫描 10 次:常规扫描后,于注药后 0s、7s、10s、13s、16s、21s、26s、31s、37.5s、44s 各扫描一次,共计 10 次;其他常用的扫描设置为 19～25 次。由于 4 层螺旋 CT 的广泛应用,采用程序一般为:层厚 5mm,间隔为 3s,平静呼吸下行 120 层扫描。

2. 图像处理

首先选择兴趣区(ROI),于左右叶肝实质或病灶、脾脏实质、门静脉、主动脉各选一个,在没有包括脾脏者可用肾实质代替。ROI 应尽量大,但不能达脏器边缘,以免受部分容积效应的影响;实质区 ROI 尽量不包括大血管。测量该层面不同时间获得的 ROI 的 CT 值,可获取其时间—密度曲线(TDC)。其次用灌注软件处理得出灌注值,如无此软件,则可根据相应公式(下述)计算。

3.组织灌流量的计算公式

组织灌注量[ml/(min·ml)]:组织 TDC 的最大斜率(Hu/min)/供血动脉 TDC 的峰值(Hu)。

4.肝灌注成像的灌注参数

(1)肝动脉灌注量(HAP)=脾峰值增强前的肝 TDC 最大斜率/最大主动脉 CT 增加值。

(2)门静脉灌注量(HPP)=脾峰值增强后的肝 TDC 最大斜率/最大主动脉 CT 增加值。但该方法在计算 HPP(或 PVP)时,未考虑肝血流中动脉血流的影响,并且以主动脉作为门静脉肝的供血血管进行计算,所得的 HPP 偏低。国外有学者对此公式进行了改进:

HPP=脾峰值增强后的门静脉灌注 TDC 最大斜率/最大门静脉 CT 增加值,算得的 HPP 为 0.93,更接近于生理值。

(3)肝动脉灌注指数(HPI)。为肝动脉灌注占全肝总灌注值(TLP,为 HAP 和 HPP 之和)的比例。HPI=HAP/(HAP+HPP)。

(4)门静脉灌注指数(PPI)。为门静脉灌注占全肝总灌注值的比例。PPI=HPP/(HAP+HPP)。

文献报道的各项正常灌注指标并不一致,如 HAP 为(0.102±0.014)、(0.091±0.067)、0.16、0.19 不等;HPP 则为(1.03±0.43)、(1.11±0.23)、1.22、0.93 不等。差异可能为所选病例不同或 CT 值测量具有误差所致,但总的来看,HAP:HPP≈1:(3~4)。

近期国内有报道 HAP 为(0.2828±0.0969),HPP 为(1.1788±0.4004),总肝灌注量为(1.4563+O.4439),HPI 为(19.71+5.81)%。

5.临床应用价值

(1)肝硬化:HPP、TLP、PPI 明显降低,HAP 虽有升高,但无统计学意义。HPP、PPI 降低可能是由于肝内组织的阻力增加所致,但 HPP 降低并不一定出现 HAP 代偿性升高。

(2)弥散性肝癌:HPP 明显降低,而 HAP 变化变大,原因同上。

(3)转移性肝癌:转移灶内 HAP 及邻近肝组织 HAP 均明显升高。病灶内 HAP 升高与微血管密度升高一致;邻近组织 HAP 升高意味着新生血管化,可能是恶性的;HPP 多与正常接近,但范围变化大,可异常高或异常低。

(4)肝癌经动脉栓塞治疗(TAE)后:TAE 后 2~6dHAP 明显升高,1 个月后降低;而 HPP 在 TAE 后 2~6d 明显降低,1 个月后变化不显著。HAP 增加可能是栓塞后急性反应所致;而 HPP 降低可能是因为肝组织内压力增加。

(5)肝移植:HAP、HPI 增加,而 HPP、TLP 无统计学差异。HAP 增加可能是肝移植后的反应有关。

二、肝脏正常解剖影像

(一)肝脏表面的解剖结构

肝脏为人体最大的腺体,分为上、下两面。

1.上面

上面为凸面称为膈面。由镰状韧带从矢状位将肝分为左、右两部分,但镰状韧带并非左右两叶的分界标志。

2.下面

下面为凹面称为脏面。有两条纵沟和一条横沟通过,呈"H"形。左纵沟内有肝圆韧带和静脉韧带;右纵沟的前部为胆囊,后部为下腔静脉。横沟即肝门,内有门静脉、肝动脉和肝管等结构出入肝脏。

(二)肝脏的裂隙、叶和段的划分

肝脏被叶间裂和断裂分成若干叶和段。

1.肝脏的裂隙

(1)主叶间裂。即正中裂或 Cantlie 线。基本呈矢状位,将肝脏分成左右两叶。在脏面,该裂相当于胆囊窝中点到下腔静脉左缘的连线,中肝静脉的主干位于该裂隙内。

(2)左叶间裂。即脐裂。呈矢状位,将肝左叶分成内侧段(亦称为左内叶,相当于原来的方叶)和外侧段(亦称为左外叶,相当于原来的左叶)。该裂即圆韧带裂隙和静脉韧带裂,在脏面与左纵沟一致。在裂的上部有左肝静脉干(汇入下腔静脉前的一段)通过,但国内刘树伟等认为,该裂断层中为下腔静脉左前缘与肝门静脉左支矢状部的连线,于人体正中矢状轴偏右 10°引虚线即为左叶间裂。

尾叶相当于肝脏后部一个突出的部分,以下腔静脉窝为后界,静脉韧带裂隙为前界。尾叶与右叶之间由峡部相连,有时尾叶呈舌状突起自内伸入到门静脉和下腔静脉之间,称为尾叶突。来自左叶和右叶的肝动脉和门静脉分支同时供应尾叶,尾叶的静脉血直接回流到下腔静脉。其血供特点和自成体系的解剖结构,使该部很少患某些弥散性病变,如肝硬化患者右叶往往萎缩,而尾叶却代偿性增大。

(3)背裂。位于尾叶前方,上起第二肝门的下缘,下至第一肝门的后缘。在横断面上,其上部为肝中静脉近侧端的后缘,中部相当于从下腔静脉右前缘至静脉韧带裂右端的弧形线,下部为肝门横沟或肝门静脉的后缘。背裂分隔尾状叶与前方的左内叶、右前叶以及右侧的右后叶。

(4)右叶间裂。即右门裂。基本呈冠状位,把右叶分成前段(右前叶)和后段(右后叶)。该裂在肝表面难以确定,内有右肝静脉通过。横断面肝门以上相当于下腔静脉右缘与肝右静脉长轴的连线;肝门以下相当于肝门横沟后缘(或肝门静脉右支)与肝右静脉或其右前、后支之间的连线。

(5)左段间裂。即左门裂。呈由后上斜向前下的冠状位。在断层中相当于肝左静脉向外延伸的长轴,将肝左外叶分为上、下两段,但亦有文献在横断面上,以门静脉左支的水平切面为界,将左外叶分为上、下两段。

(6)右段间裂。即横裂。断层中,此裂内无肝静脉走行,但通常将门静脉右支或肝门右切迹作为右段间裂的标志,即该平面以上为右半肝的前上段或后上段,平面以下为前下段或后下段。

2.叶和段的划分

根据以上裂隙可将肝脏分成 3 叶,即左叶、右叶、尾叶。每叶又分成段和亚段即右叶前段(上段+下段)和后段(上段+下段),左叶的内侧段和外侧段(上段+下段)和尾叶;也有学者将其归结为 5 叶 8 段(后述),但其含义是完全一致的。

(三) Glisson 系统、肝脏的功能解剖分段

目前,对 1954 年由 Couinaud 创立的肝脏 8 段法功能解剖,已得到广泛应用。它是以 Glisson 系统在肝内的分布为基础,以肝静脉为分段界限。

1. Glisson 系统

Glisson 系统也称门管系统,即门静脉、肝动脉、胆管在肝内的分属支相伴而行,被结缔组织纤维鞘包绕而形成的三联管道系统,似树枝状分布于肝内。肝的各段均有 Glisson 系统的一个分支供血,并引流胆汁,而位于各段之间的肝静脉则引流相邻肝段的回血。因此,每一个段可视为肝的功能解剖单位。

2. 肝脏分段

右、中、左 3 支主肝静脉走行区所形成的纵行切面将肝分割成 4 个部分,称为 4 个扇区。由右向左分别称为右后、右前、左内、左外 4 个扇区。每个扇区又被门脉左、右支的水平切面分成上下两段(见上述:左外叶以左肝静脉向外延伸的长轴、近冠状切面分段可能更趋合理)。4 个扇区不包括尾状叶。Ⅰ段,尾状叶,为一个自主段;Ⅱ段,左外扇区(相当于传统的左叶外段)的上部;Ⅲ狭段,左外扇区的下部;Ⅳ段,左内扇区(相当于传统的左叶内段),在外科临床上还可分为上部的Ⅳa、下部的Ⅳb亚段;Ⅴ段,右前扇区下部;Ⅵ段,右后扇区下部;Ⅶ段,右后扇区上部;Ⅷ段,右前扇区上部。

在 CT 检查时,可在下述 4 个层面上识别肝静脉和门静脉并区分各段:①最头端层面,为 3 支主肝静脉和下腔静脉汇合的层面。②门静脉左支层面。③门静脉右支层面。④最尾端层面,为门静脉主干和胆囊水平的层面。

(四) 第一、第二肝门的解剖结构

1. 第一肝门

门管系统经第一肝门(或称肝门)出入肝脏。由门静脉、肝动脉和胆管所构成。门静脉最粗,位于肝动脉和胆管的后方,肝动脉在左,胆管在右。

2. 第二肝门

第二肝门位于肝顶部,为肝左、肝中、肝右静脉汇入下腔静脉处。

(五) 门静脉、肝动脉、肝管、肝静脉和肝淋巴管的走行

1. 门静脉及其分支

门静脉由脾静脉和肠系膜上静脉汇合而成,门静脉通过肝十二指肠韧带上升到达肝门而分为左、右侧门静脉。门静脉左支供应尾状叶左侧及肝左叶各亚段;门静脉右支供应尾状叶右侧及肝右叶各亚段。在横断面图像上,右侧门静脉较短向下、向右、向后行走,其前后侧分支通常在同一层面。在该层面或向头侧可见到左侧门静脉,该支较长,向前、向左上水平行走一段称为横部(长约 22mm,粗约 9.4mm),其末端以 90°～120°角向前转为矢状部(长约 21mm,粗约 9.3mm)。矢状部前后方向走行,其末端略膨大称为囊部。囊部再水平分支到肝左叶的外段和内段。

上述为 2 分支型,占 90% 以上;少数为 3 分支型即门静脉右前支和右后支直接由门静脉主支发出。肝门静脉的左、右支再进一步分支的形式多样。

2.肝动脉

肝动脉位于门静脉前内侧,肝右动脉从门静脉与肝管之间进入肝内。左、右肝动脉的分叉点比门静脉的分叉点和肝、左右管的汇合点位置低,多位于胆总管汇合点和肝总管汇合点之间,口径约为相应肝管的1/2。

3.肝管

左、右肝管汇合处即肝总管,汇合点位于门静脉分叉点的前上方,它是肝内、外胆管的分界。正常肝内胆管CT图像上一般不显示,如有扩张,则表现为与门静脉平行的双套管状影。

4.肝静脉

几乎完全位于肝内,起源于小叶的中央静脉,逐级汇合,最后形成3大支即左、中、右肝静脉分别走行于左段间裂、正中裂及右叶间裂,并于第二肝门处汇入下腔静脉。

还可存在第二肝门以外的低位肝静脉,这些静脉又称为肝小静脉,直接进入下腔静脉,属正常变异。肝小静脉可分为左、右两组。左侧组主要引流尾状叶静脉血;右侧组主要引流Ⅶ段上、中部和肝裸区深面近下腔静脉区的静脉血,以及Ⅵ、Ⅶ段下部肾压迹处的静脉血,而且这两组静脉之间,及其与肝静脉、门静脉之间通过侧支循环相互吻合,当肝静脉有阻塞时,该两组静脉是直接联系门、腔静脉的桥梁,并可见其相应扩张。

5.肝内淋巴管

分别随门管系和肝静脉出肝,CT图像不能显示。

(六)正常肝实质和肝血管的CT表现

1.肝实质

未经增强的肝实质密度个体差异较大,一般稍高于上腹部其他脏器如脾脏,在40～70Hu范围。有人认为其密度主要与糖原储量有关,糖原储量高,脂肪含量少,则肝密度偏高;反之则低。除肝血管影外正常肝实质密度相对均匀。增强扫描时肝实质的CT值升高可达140～150Hu。

2.肝内血管

呈分支状、条状或圆点状低密度影,严重贫血时显示更清;但肝脂肪浸润时血管显示不清,甚至在严重脂肪浸润时血管呈相对高密度。增强扫描时,在血管期血管强化高于肝实质,血管影呈高密度。

(七)肝脏形态的正常变异

肝叶和肝段的形态、大小差异明显,正常变异甚多。

(1)如某一叶或段显示相对小些,另一叶或段相对大些。正常情况下,左、右叶体积大致相仿,通常右叶较左叶大。

(2)右叶向下延伸的距离不一,可长可短。有时呈球状隆突,形成所谓利德尔(Reidel)叶,在系列扫描图上可见右叶向下逐渐缩小,继续向下时又膨大形成球状。

(3)左叶的大小、形态变化更多。左叶多数超过中线,有时可达上腹部左外侧壁与脾脏接近或重叠。有时左叶外侧段甚小或整个左叶很小,不超过中线,或者先天性缺如。左叶厚薄也不一致,有的很厚;有的很薄,前后径只有1～2cm。

(八)门静脉系统的常见变异及先天性异常

1.十二指肠前门静脉

该异常是由肠扭转和胰腺、脾或心脏异常所致。门静脉通过十二指肠和胰头的前面。

2.双门静脉

双门静脉为少见的异常。系两个分离的门静脉上升到达肝门,CT 增强扫描有助于与其他病变相鉴别。

3.门静脉瘤

可为先天性,也可由动脉—门静脉瘘和门—门脉高压引起。CT 增强扫描,门静脉分支示踪可以与高血供的肿瘤相鉴别。

4.门静脉属支的变异

门静脉系统和其属支包括胆囊和胃冠状静脉之间的交通可导致肝内假性病变(后述)。

5.肝内门腔静脉分流

在横断面成像上可以看到,较肝外门腔静脉分流少见。这些分流可引起脑病。

6.Abernethy 畸形

门静脉缺如,门静脉血通过肝外异常分流道直接回流入腔静脉,即门静脉畸形和肝外门腔静脉分流。

三、胆道检查方法

(一)检查前准备

(1)CT 检查前 1d 中午吃多油脂食物,以便排出胆囊内浓稠的胆汁,因浓稠的胆汁密度较高,可掩盖泥沙样结石,且难以与造影剂混合均匀而被误诊为阴性结石。

(2)扫描前 1 周不做胃肠造影,前 1d 晚吃少渣、少产气食物,以免形成伪影。

(3)除急诊外,扫描前应禁食 6～8h,以免胆囊收缩而影响诊断。

(4)扫描前半小时口服 1% 泛影葡胺 500mL,但疑诊胆总管结石者可饮水。

(5)需注射含碘造影剂做增强扫描者,应做碘过敏试验。

(二)常规 CT 检查方法

1.平扫

患者仰卧,层厚和层距为 10mm,从肝顶扫至胰头钩突,必要时或重点部位可做 2～5mm 的薄层扫描。

2.增强扫描

采用静脉团注法,以 2～3mL/s 流率注入造影剂 80～100mL。扫描方法同平扫。对胆道富血供性病变及胆囊壁有较好的增强效果,有利于病变的检出。

(三)口服法胆道(胆囊及胆管)成像

1.方法

(1)给药。扫描前 1d 中午服高脂食物,晚饭吃无脂肪和蛋白类食物,时间不晚于下午6 时。晚 8 时和 11 时分别口服 3g(6 片)碘番酸,总剂量 6g。服用时每 5min 一片,30min 服完。服药后禁食、不禁水。

(2)扫描。于服药后 10～12h 一次屏气螺旋扫描肝脏和胆管系统。扫描前口服适量水。

准直宽度 2～5mm,螺距 1～1.5。由胰头部向上扫描,可屏气 20s 扫描后,间断 7s,继续向上扫描。

为更好地显示肝内胆管,使用俯卧位及头低足高位,部分患者扫描前 20～30min 服高脂肪餐以提高胆总管的显影。部分患者扫描前 20～30min 注射山莨菪碱以放松 Oddi's 括约肌,显示胆总管末端。

(3)重建方法。将所得的横断面图像,由工作站行 MIP、SSD、MPR 重建。

2.适应证和禁忌证

(1)适应证

1)可作为手术和治疗性 ERCP 前的筛选检查。

2)胆囊切除术后存在胆道症状者。

3)胆囊切除术前,特别是腹腔镜胆囊切除术前,可帮助了解胆系解剖结构,除外结石、肿瘤及解剖变异,以降低手术时间和减少术中胆系损伤。

4)ERCP 失败或者 ERCP 检查后仍不明确者。

5)一侧肝管或肝内胆管癌患者,以评价对侧肝管或肝内胆管的结构和功能,做出术中可切除性评价。

(2)禁忌证

1)碘过敏者。

2)血清胆红素高于 5mg/dl(85.5μmol/L)者,因胆道分泌对比剂的能力下降,胆管不显影。

3)肾功能不全,肌酐>1.3mg/dl(115μmol/L)者,因碘剂有肾毒性。

4)高尿酸血症,因为胆系造影剂可增加尿酸分泌。

(四)静脉法胆道成像

1.给药

静注地塞米松 10mg 后,在 30～45min 内滴注 10%(或 10.3%)的胆影葡胺 100mL(含碘约 5.1g)。注射过程注意密切观察患者。

2.扫描

扫描前口服适量水。于开始注射后 60～90min(平均 75min)由胰头部向上螺旋扫描。可屏气 20s 扫描后,间断 7s,继续向上扫描。准直宽度 2mm,螺距 1～1.5。

3.重建方法

MIP、SSD、MPR,也可应用 VR(容积再现法)、CPR(曲面重建法)。

(五)胆管(或胆胰管)阴性成像

所谓胆胰管阴性成像是借助血管对比剂来强化肝、胰实质,与低密度胆胰管形成密度差,从而使胆胰管显影,故该方法不受胆管压力限制,血管对比剂起到"阴性对比剂"的作用。

成像方法:①患者空腹 12h 后,于扫描前 15min 口服 2%泛影葡胺 500～700mL,并肌注山莨菪碱 10mg。②经肘静脉以 3mL/s 流率注入造影剂 100mL。于开始注入造影剂后 70s(或 50s),由胰头向上扫描。屏气 20s 扫描后,间断 7s,继续向上扫描。准直宽度 2～5mm,螺距 1～1.5。图像重建间隔 1.5mm。③用最小强度投影(MinIP)和表面遮盖显示(SSD)法得到胰胆管阴性成像的图像。

四、胆道正常解剖影像

(一)胆道系统的解剖结构

正常胆道系统包括以下几个部分。

1.肝内胆管和肝总管

肝内毛细胆管逐渐汇合成小叶间、肝段、肝叶和左、右肝管,左、右肝管汇合成肝总管。在肝内,胆管、门静脉和肝动脉三者伴行。肝内胆管分支直径<2～3mm,或小于伴行门静脉的1/3,分辨率较差的 CT 不能显示,但在分辨率高的增强图上,少部分可以显示。通常只有很少一部分可见近肝门区肝内胆管,并呈散在分布,与梗阻所致的广泛扩张不同。

2.胆囊管

多在距十二指肠上缘 2.5cm 处与肝总管汇合成胆总管。

3.胆总管

分为 4 段。①十二指肠上段。②十二指肠后段。③胰腺段。④十二指肠壁内段。约82％的人可见其正常胆总管影。其长度差异大,少数胆囊管与肝总管汇合的位置很低,以致其上段不存在。80％与胰管汇合成乏特氏壶腹,其余则单独开口。胆总管出口的口径约为0.2cm,有奥狄氏括约肌环绕。胆总管直径多<6mm,6～10mm 者为可疑扩张,>10mm 者为扩张。

在肝门水平,肝总管与肝动脉并列位于门静脉的右前方、肝动脉的右侧,三者在横断面上呈三角形关系。胆总管大多数(80％)位于下腔静脉的正前方,胆总管与下腔静脉间距<10mm。

4.胆囊

胆囊为一倒置的梨形囊状器官,可分为 3 形,即圆形、梨形和长形。又分为底、体、漏斗和颈部,位于左叶内段与肝右叶前段之间的胆囊窝内。其内容物 CT 值为－5～20Hu。其横径>5cm 提示增大,壁厚>3mm 提示增厚。

(二)胆囊和肝外胆管的先天性变异

1.胆囊的先天性变异

(1)数目变异:胆囊缺如、双胆囊、三胆囊、胆囊闭锁。

(2)体积变异:巨大胆囊、小胆囊。

(3)形态变异:双房胆囊、叉状胆囊、葫芦状胆囊、三节胆囊、皱褶胆囊、扁平帽状胆囊及胆囊憩室。

(4)位置变异:胆囊可位于肝右叶或肝左叶下方,以及肝后方(肝后胆囊常伴肝右叶萎缩或体积缩小);也可埋于肝组织内(此型因胆囊收缩功能差,易感染并发结石)。少数可呈游离胆囊(也称漂浮性胆囊),是因胆囊支持韧带松弛,使胆囊呈游走状,多见于老年体瘦者,易发生扭转或通过网膜孔疝入小网膜囊内。

2.肝外胆管的先天性变异

(1)数目变异:副肝管、副胆囊管。

(2)位置变异。

（3）形态变异。先天性胆管狭窄或发育不良、先天性胆总管囊状扩张症。

（三）先天性胆管扩张症

本病又称先天性胆管囊肿等。本病实际为先天性胆管的一部分囊状扩张。

1.发病机制

（1）胆管上皮增殖学说。

（2）胰胆管合流异常学说：由于高浓度的胰液长期破坏胆管壁，引起炎性反应并逐渐扩张。

（3）神经发育异常学说：类似先天性巨结肠改变，局部囊肿壁有神经节细胞缺陷。

2.病理

根据囊肿的形态、部位、范围等分为 5 型。

Ⅰ型：最多见，占 80%～90%。为胆总管呈囊状或梭形扩张，胆囊及胆囊管多无明显异常。

Ⅱ型：此型少见。为胆总管单发性憩室，多发生于胆总管之外侧壁，憩室蒂与胆总管可相通或闭塞不通。

Ⅲ型：也少见。为胆总管下端十二指肠壁内段囊状扩张。

Ⅳ型：较多见，约占 18.9%。为多发囊状扩张，即肝内、肝外段多发囊状扩张，或肝外段多发囊状扩张。

Ⅴ型：又称 Caroli 病（卡罗里病），属先天性常染色体隐性遗传病。为单发或多发的肝内胆管扩张，无肝外胆管扩张，即先天性肝内胆管扩张。其中 Caroli 病Ⅰ型多伴有结石和胆管炎，无肝硬化及门静脉高压；Caroli 病Ⅱ型非常少见，伴有肝硬化及门静脉高压，不伴结石和胆管炎。Caroli 病两型均可伴肾小管扩张，重者形成海绵肾。

3.临床表现

（1）先天性肝外胆管扩张：多见于 10 岁以下儿童，也可见于青年人，女性约为男性的 3～4倍。黄疸、腹块及腹痛为本病的三大特征，但不一定同时出现。梗阻性黄疸多为间歇性，也可持续存在。

（2）先天性肝内胆管扩张（Caroli 病）：主要表现为腹痛、肝大，也可有肝硬化和门静脉高压的症状和体征。

（3）先天性肝内外混合型胆管扩张：兼有上述两种类型的特点。

4.CT 表现

从影像学角度可分为下列 3 型。

（1）肝外型。肝外胆管部分或全程囊样扩张，而肝内胆管不扩张。

1）囊肿位于肝门至胰胆总管下端呈囊状显著扩张，左肾有积水表现。

2）平扫或（和）增强扫描，囊肿均为圆形近水样低密度，不强化。囊壁可呈环形强化（厚1～4mm），反复感染后壁较厚。囊肿大小不一，大者可达十几厘米。

3）胆囊及胆囊管多轻、中度扩张，但病程长者可缩小。

4）毗邻组织和器官受压、变形或移位，以胰头及十二指肠改变最具特点。

5）肝外多发胆管囊肿具有相应表现。

（2）肝内型，即 Caroli 病。单独肝内胆管扩张，多见于远端肝内胆管，而肝外胆管不扩张。

1)肝内有多个囊状或柱状病变,呈水样密度,不强化。囊肿直径大小不一,大者可达 4cm 左右。

2)中心点征:异常扩张的胆管包绕相伴的门静脉小分支所致。

3)囊肿与柱状扩张的胆管相通,呈串珠状或分节状具有特征性,是与肝内非交通性囊肿的根本区别。

4)可合并胆管炎、胆石症、肝纤维化、肝硬化及门静脉高压、髓质海绵肾等。

(3)肝内外混合型。即肝内外胆管同时扩张。其肝外改变同肝外型,而扩张的肝内胆管多为肝外扩张胆管向肝内的延续,主要累及近肝门区肝内胆管。肝内胆管扩张程度与胆总管扩张程度不成比例,有助于诊断。

五、胰腺检查方法

(一)检查前准备

检查前要求患者空腹 4~6h。检查前 30min 口服 2‰泛影葡胺溶液 500~700mL,以充盈近段空肠;扫描前即刻再服 300~500mL 同样液体,以充盈胃十二指肠。扫描前 15~20min 也可肌注山莨菪碱 20mg,以减少胃肠蠕动。充盈胃肠道也可用清水代替。

(二)常用检查方法

1.常规平扫

从膈顶开始按上腹部常规层厚和间隔(如 10mm)做连续扫描,直至胰腺全部显示为止,胰腺范围约在 T_{11} 至 L_2 水平。

2.动态增强扫描

动态增强扫描包括动床式和同层面两种方式,以前者常用。一般采用薄层、团注造影剂法,以流率 2~4mL/s 注入造影剂 80~100mL(总量按 1.5~2mL/kg 计算)。开始注射造影剂后 15~20s 开始扫描,层厚及间距 3~5mm。

3.螺旋 CT 增强扫描

国内有研究表明,高剂量可提高胰腺的增强效果,可采用 1.5mL/kg 总剂量,以 2.5~3mL/s 流率注入造影剂。行动脉期(18~25s)、实质期(40s)和门静脉期(65~70s)扫描。层厚 3~5mm,螺距 1~1.4。国内有学者主张仅行实质期和门静脉期双期扫描即可。

此外,螺旋 CT 尤其是多层螺旋 CT 的应用,也促进了胰腺灌注成像的应用。国外有研究表明胰腺的正常灌注量为 1.25mL/(min·ml),SD 0.16。

六、胰腺正常影像

(一)胰腺的位置、毗邻关系和形态

胰腺位于腹膜后腔横过第 1~2 腰椎前方,其右侧嵌于十二指肠降部与水平部所形成的凹陷内,左侧端伸达脾门。前面被构成网膜囊后壁的后腹膜所覆盖,再向前即为网膜囊下隐窝和胃后壁,后面为腹主动脉、下腔静脉、双侧肾静脉及左肾上腺、腹腔神经丛、胸导管起始端等结构。

胰腺形态略呈三棱形,且狭长。边缘可很光整,也可为规则的锯齿状或轻微分叶。可分为 4 部分:①头部。②颈部。③体部。④尾部。此外,常将胰头部下方的三角形或楔形钩突称为钩突部。主胰管起自胰尾部,横贯胰腺全长;副胰管位于主胰管的上前方,大多与主胰管相通,

不相通者占 20%～30%。

(二)正常胰腺的 CT 表现

胰腺在脾动脉下方、脾静脉前方,走向呈斜行、横形、"S"形和马蹄形,故横断面扫描形态各异。

1.胰头部

横断面近圆形,位于中线右侧。前方为胃窦,右侧为十二指肠降段,后方为下腔静脉。胰头向下伸展的钩突呈三角形或楔形,尖向左,边缘平直。钩突前方有 1 对血管即肠系膜上动脉、静脉(动脉在后、静脉在前),钩突右侧是十二指肠降段,下方为十二指肠水平段。

2.颈部

颈部是连接头、体的狭窄扁薄部分,长 9～2.5cm。胰头和颈以肠系膜上静脉右缘为界,胰颈位于肠系膜上静脉的前方。

3.体部

体部位于中线及偏左部分,后有腹腔动脉或肠系膜上动脉。

4.尾部

体、尾无明显的分界线,一般认为左肾前方的部分为尾部。

(三)胰腺的大小和测量

国内有学者统计,头、颈、体和尾的最大径分别为 32mm、18.42mm、24.09mm 和 23.83mm。胰腺大小、密度与年龄成负相关,儿童较成人大。老年人的胰腺实质因萎缩比中年人小,而主胰管却随年龄的增大而渐宽,但一般直径不超过 3mm。

测量大小时,必须注意以下几点。

(1)区别紧贴胰体后方走行的脾静脉,不要误为胰腺边缘。

(2)估计胰腺大小的临床意义时,应十分重视胰腺外形。从胰头至胰尾,正常胰腺呈自然曲线,平滑而连续,如突然改变则为异常;如局限性隆起,即使其测量值在正常范围内,也应视为异常。

(3)胰腺退行性变表现为体积的缩小和胰腺的脂肪浸润。60 岁以上老人胰腺逐渐萎缩,边缘分叶,切迹深＞2mm。

(4)注意勿将脾静脉与胰腺之间的脂肪间隙误为胰管。

(5)在脊柱侧弯的患者,胰腺可扭曲变形,勿误为增大。此外,勿将十二指肠降部憩室内充满物质,以及胰头后方的肿大淋巴结误为胰头增大。

(四)胰腺的密度

正常胰腺的密度均匀或欠均匀,与胰腺间质中脂肪含量有关,CT 值低于肝脏,与血管和脾脏相近,平扫 CT 值为 30～50Hu,一般增强后 CT 值增至 100～150Hu。

(五)胰腺的常见变异

1.分离胰腺

分离胰腺最常见。系大体完整的胰腺内存在两套完全分离、互不相连的胰腺导管系统,是急性胰腺炎的重要诱因。薄层 CT 扫描可发现单独存在的腹胰导管,有时还可直接显示由薄层脂肪分隔开的腹胰部和背胰部。

2.右位胰腺

右位胰腺见于内脏反位者,胰腺大部分位于右侧。

3.分叉胰腺

(1)由于胰发育过程中胰尾部分叉,形成两部分胰尾。

(2)也可由于肠系膜上动脉或胃网膜左动脉压迫而使胰尾分叉。

4.环状胰腺

胰腺呈环状包绕十二指肠降部,有完全型和不完全型两种。

5.异位胰腺

异位胰腺又称迷走胰腺或副胰,是一种与胰腺本身无丝毫连接的异位生长的胰腺组织。常呈小块状生长,大者直径可达 7cm,小者仅 0.5cm,一般直径在 1～4cm。

此外,还可见短小胰腺、胰腺发育不良等。

(六)胰腺异常的 CT 征象

胰腺异常的 CT 表现主要有以下几个方面。

1.胰腺增大

为局限性或弥散性,常因肿瘤或急性胰腺炎引起。

2.胰腺萎缩

除老年人胰腺萎缩外,儿童及成人常因囊性纤维化或慢性胰腺炎引起胰腺实质形成瘢痕而致体积缩小。囊性纤维化还可见实质脂肪浸润、密度减低、胰管扩张、多发大小不等的囊肿形成及微小钙化等,与慢性胰腺炎类似。此外,萎缩还可见于老龄缺血、慢性蛋白质缺乏症、胰管梗阻等。

3.囊样病变

病变可为炎性、肿瘤性和先天性。

4.脂肪替代

(1)类固醇治疗、库欣氏综合征或肥胖者,以及老年人引起的脂肪浸润一般较轻。

(2)囊性纤维化呈慢性改变,除脂肪浸润外,还有胰腺萎缩等表现。

(3)胰、血液和骨(Schwachman－Diamond)综合征是干骺端软骨发育不全伴消化道吸收不良和中性粒细胞下降的一组疾病。胰腺完全性的脂肪浸润,初期腺体增大,后期正常或变小,无钙化、囊性改变。

(4)其他伴有脂肪替代的病变还有糖尿病、慢性胰腺炎、酒精性肝炎等。

总之,胰腺被脂肪替代相当常见,这种表现最常见于肥胖和老化。CT 表现为实性软组织被混杂的脂肪分隔。更典型的病例中,脂肪已成为胰腺的主要组织成分,特别是老年人可伴有明显的胰腺萎缩。脂肪替代在胰腺的分布可均匀或不均匀。胰头前部容易被脂肪替代,而其后部和胆总管周围脂肪浸润较轻。不均匀的脂肪浸润应与小的胰腺病变相鉴别。

5.其他

创伤性损害、先天发育异常、胰腺分离、环形胰腺、先天性短胰腺、胰腺发育不良和胰腺组织移位等。

此外,国内文献还将胰腺间质脂肪浸润、胰腺萎缩、"休克"胰腺统称为胰腺退化性改变。

"休克"胰腺表现为实质内灶性或广泛性的出血灶,但灶周无炎性反应,可能与休克和缺氧有关。常出现在临终前,故又称为"濒死"性胰腺。

七、脾脏检查方法

(一)扫描前准备

一般扫描前口服2‰的泛影葡胺500～800mL,使胃肠道充盈。

(二)扫描方法

1.平扫

自膈肌开始,以5～10mm层厚与间距行连续扫描。螺旋CT可采用3～10mm的准直,螺距1:1～2:1。

2.增强扫描

静脉团注60%造影剂100mL,做快速或动态扫描,脾明显强化。因此,可以鉴别病灶是原发于脾或附近脏器如胃、胰、肾上腺或肾,但部分患者在静脉早期由于脾脏呈不均匀强化,可遗漏小的病变,稍后脾脏强化密度即逐渐趋向一致。

近年来,推出的脂溶性造影剂如EOE－13选择性的只被肝、脾网状内皮细胞所吸收,特异性强、增强效果好,但毒性强,尚较少应用。

八、脾脏正常解剖影像

(一)脾的正常形态、大小和密度

1.形态

脾位于左膈下,其位置也可因个人情况而不同,如脾周围韧带松弛可位置较低。外缘圆隆而光滑,伴9～11肋骨下行。内缘因胃、胰及肾造成的压迹而呈分叶状隆起,不同层面有不同的外形。正常脾内缘可见1至数个小切迹,脾下缘亦可有切迹。脾门部可见大血管出入。

在较深切迹的扫描层面,脾脏可形似完全离断,但上下层面仍可见切迹两侧的脾是相连的。

最常见的隆起夹在胰尾和左肾上腺之间,可形似肾上腺、肾或胰尾部肿块,尤其脾大时多见。

2.大小

脾的大小因不同年龄、体重及营养状况而不同。一般成人脾脏长12cm,宽7cm,厚3～4cm。长＞15cm肯定增大,脾厚＞4.5cm可视为增大。此外,脾脏的下缘超过正常肝脏的下缘或脾脏前后径超过腹部前后径的2/3均提示脾大。

3.密度

正常脾脏密度均匀,其CT值正常范围较大,平扫时总低于正常肝脏5～10Hu。增强扫描早期皮质强化高于中间髓质而致密度不均,稍后密度均匀,CT值可达100～150Hu。

(二)副脾

副脾是一种并不少见的先天性变异,由正常脾组织构成,尸检时发现副脾占10%～30%,与创伤所引起的异位脾组织种植不同。

1.病理

副脾呈球形,最常见于脾门附近;少数靠近胰尾;罕见于其他部位如胃壁、小肠壁、大网膜、肠系膜、横膈甚至盆腔内或阴囊内。可与脾完整分离,也可与主脾有一细蒂相连。单个或多个,通常不超过 6 个。副脾多由脾动脉供血,有脾门和正常结构的包膜。

2.CT 表现

(1)呈单发或多发的、边缘光滑的圆形或卵圆形结节影。

(2)密度均匀且与脾实质密度相同。

(3)动态增强扫描与脾同时增强和消退,CT 值与脾相同。

(4)不典型部位者需结合超声等观察其血供来源等综合诊断。

识别副脾的意义:①脾亢等病在脾切除后,副脾可以明显增大并引起原发症状的复发,因此应把副脾一并切除。②勿将副脾误为增大淋巴结或肿瘤。③脾脏肿瘤也可累及副脾,如淋巴瘤。④副脾少见的并发症是自发性破裂、梗死或扭转。

(三)游走脾

本病也称为异位脾、迷走脾、脾下垂或漂浮脾。

1.病因

尚有争论,大多认为是一种少见的先天性异常,由于支持脾脏的韧带松弛或缺如所致,但亦有学者认为还存在着继发因素,包括脾大、创伤及妊娠时内分泌作用和腹部松弛等。

2.临床表现

可发生于 6~80 岁,以 20~40 岁的女性多见。患者可无症状而偶然发现。由于急性或慢性扭转可引起急腹症、脾梗死、脾坏疽、脓肿、胃食管静脉曲张、脾淤血、脾大、脾功能亢进等。

3.CT 表现

可显示在胃后方和左肾前方的脾缺如。在下腹部或盆腔内可见一个密度均匀的实质性"肿块",相当于脾脏大小;增强扫描符合正常脾组织的强化规律,如有扭转存在,可有脾梗死表现;如扭转累及胰尾,可导致胰尾坏死和腹腔积液;如慢性扭转病例,可见增厚和强化的假包膜,由网膜和腹膜粘连形成。

(四)无脾和多脾综合征

无脾和多脾可为孤立性表现,但常常伴先天性心血管异常和内脏位置异位,分别称为无脾综合征和多脾综合征。

1.CT 表现

常见表现如下。

(1)无脾综合征

1)肺部畸形:双侧呈三叶肺(右肺形态)、双侧右支气管型表现等。

2)腹部内脏位置异常和畸形,以及脾缺如。

3)增强扫描见主动脉和下腔静脉位于同一侧可提示无脾综合征,而本征很少见到下腔静脉肝段缺如伴奇静脉连接。

(2)多脾综合征

1)肺部畸形:双侧呈二叶肺(左肺形态)。

2)腹部内脏位置异常和畸形。

3)右侧多个小脾、下腔静脉肝段缺如伴奇静脉连接等为其特征性征象。

九、胃肠检查方法

(一)胃肠道腔内对比剂的应用

1.高密度对比剂

常用有 1‰～2‰有机碘(如泛影葡胺)溶液。能满意显示被检器官,但用量较多时,能遮蔽胃肠壁,使其显示不满意。疑胆道结石者不宜应用此类造影剂。

2.等密度(水)对比剂

以水和其他饮料作对比剂,方便、价廉。其最大优点是平扫时可与胃肠道壁构成良好的对比,静注造影剂后显示更满意。缺点是个别严重虚弱者不能耐受需要的服水或灌水量,对小肠检查也欠满意。

3.低密度对比剂

主要有脂类(12.5‰～25‰)和气体两种。脂类对比剂理论上能够极为满意地衬托出被检器官壁,是良好的腔内对比剂,但多量服用时会引起恶心、呕吐等反应,而难以推广使用。气体对比剂,由于 CT 值过低,易产生伪影。

此外,胃肠道检查时还常用:①低张药物如 654－2 肌注或静滴 10～20mg,可抑制胃肠蠕动、扩张胃肠腔。②为加速对比剂的充盈过程,可加服胃肠促排药,如口服甲氧氯普胺 25mg 或山梨醇、甘露醇 30～50mg。

(二)食管

1.检查前准备

让患者咽下低浓度钡剂或有机碘剂(2‰～4‰)。

2.平扫

取仰卧位,自胸骨切迹扫描至食管胃交界处,以 8～10mm 层厚和层距连续扫描。螺旋扫描螺距为 1。

3.增强扫描

可使食管与纵隔结构对比更清楚。一般以 2～3mL/s 流率静注有机碘剂 100mL。扫描方法同平扫。

(三)胃和十二指肠

1.检查前准备

禁食 6～8h,使胃充分排空。检查前 10min 肌注低张药,口服对比剂 800～1200mL。

2.平扫

从胸骨剑突扫至脐部,部分患者视需要可扫至盆腔,层厚和间距 5～10mm。

3.增强扫描

于平扫完后,以 2～4mL/s 流率静注 100mL 碘对比剂,行动脉期和门静脉期扫描。

(四)小肠

1.检查前准备

一般患者应禁食 12h,检查前 2～3h 口服 2‰的碘对比剂 800mL,使结肠适度充盈;检查前 1～2h 再服 600mL 以充盈远段小肠;检查前 15～30min 再服 600mL 以充盈胃及近段小肠,可口服山梨醇或甘露醇 30～50mg,加快胃肠充盈。检查前 5～10min 可肌注低张药物。

2.扫描方法

自肝脏膈面扫描至耻骨联合。层厚为8～10mm,层间距为8～16mm,扫描时间不应超过5s/层。必要时增强扫描,可采用团注法、分次团注法、团注加滴注法等,延迟70s扫描。

（五）结肠和直肠

1.检查前准备

充盈结肠和直肠有两种方法:①扫描前4～6h口服对比剂或加用甘露醇。②清洁灌肠后用对比剂或生理盐水1500～1800mL保留灌肠,以后者为佳。扫描前可肌注低张药物。

2.扫描方法

一般采用仰卧位,根据病变部位的不同还可以采用左、右斜位或俯卧位。自肝上缘扫描至耻骨联合上缘,多用8～10mm层厚和10～15mm间距扫描,病变部位可加4～5mm薄层扫描。增强扫描有利于显示肠壁、血管和淋巴结等。一般以2mL/s流率注入造影剂100mL,延迟60s开始扫描。

3.结肠CTVE

有报道采用5mm层厚(准直)、重建间隔1mm、螺距1,图像质量最好,并有学者认为观察时CT值阈值−980Hu结肠显示最佳。再结合MPR、SSD和透明显示(Ray Sum)图像,有助于病变的定位、定性。

十、胃肠正常解剖和CT表现

（一）食管

食管的全程大部被脂肪所包绕,以致易与邻近结构区别。充分扩张的食管管壁厚度常<3mm,如>5mm时为不正常。40%～60%的患者CT检查时食管内含有气体。

临床上通常将食管分为颈、胸、腹3部分,自食管上端至胸廓上口为食管颈部;从胸廓上口至膈食管裂孔为食管胸部;膈以下为食管腹部。食管胸部又分为上、中、下3段。从胸廓上口至主动脉弓上缘为上段;主动脉弓上缘至下肺静脉下缘(或肺根下缘)为中段;以下为下段。

（二）胃

1.胃壁

在CT图上,胃被适量对比剂扩张后,胃壁显示良好,厚度均匀,胃壁的正常厚度为2～5mm。充盈不良的胃壁厚度可≥10mm,在非扩张状态下可达20mm。正常情况下,胃窦和胃食管交界处的胃壁较厚,甚至明显增厚或类似局限肿块,但有学者认为该处最厚不超过12mm,也有学者认为胃体部胃壁厚度>3mm,胃窦部和胃食管连接区>5mm时均视为异常。在测量胃壁厚度时,应从黏膜皱襞的深谷至浆膜表面。

增强扫描尤其是螺旋CT(SCT)增强扫描动脉期胃壁一般分为3层:①黏膜层。②黏膜下层和肌层。③浆膜层。即黏膜下层和肌层为相对低密度,而黏膜层和浆膜层强化较著。门静脉期多呈均匀强化,不能分层。

2.胃周韧带

主要包括肝十二指肠韧带、肝胃韧带、胃脾韧带和胃结肠韧带。肝十二指肠韧带内含有门静脉、胆总管、肝固有动脉和淋巴结等。肝胃韧带内有胃左右动脉分支、胃冠状静脉和淋巴结。肝胃韧带内>0.8cm的软组织影提示淋巴结增大或曲张的静脉。

3.胃的淋巴结

有不同的分组方法,国内有学者分为4组。

(1)胃上组:位于贲门附近至胃小弯上部一带,接受胃底和胃体右侧2/3的淋巴。

(2)脾胰组:位于脾区和胰体尾部,接受胃底和胃体左1/3的淋巴。

(3)幽门上组:位于胃窦和幽门的上方,接受胃体下部和胃窦近小弯侧的淋巴。

(4)幽门下组:位于胃窦和幽门的下方,接受胃体下部和胃窦近大弯侧的淋巴。

(三)小肠

小肠大体可分为十二指肠、空肠和回肠3部分。

1.十二指肠

十二指肠分为上部(球部及球后部)、降部、水平部及升部。除十二指肠上部属腹膜内位器官外,其余部分为外位器官。十二指肠与胰腺关系密切,自降段始即环绕胰头和钩突。降段的外侧是胆囊和肝脏,后方是肾和肾上腺。胆总管经球后方沿十二指肠降段内缘与胰管共同形成壶腹而进入十二指肠乳头部。

2.空肠与回肠

因其通过活动范围大的肠系膜与后腹壁相连,因此又称为系膜小肠,属腹膜内位器官。空肠与回肠无明显分界,一般认为近侧2/5的肠袢为空肠,远侧3/5的肠袢为回肠。

充盈良好而充分扩张的小肠,扫描层面与肠管中轴垂直或平行时,其内径正常为2~3.5cm,肠壁厚度<3mm,壁厚>4mm可视为异常,但在回肠末端正常上限为5mm。若肠壁局限性或环形增厚>15mm,则强烈提示肿瘤存在。肠系膜与网膜中有脂肪、血管和不超过3~5mm的小淋巴结。肠系膜脂肪的CT值为-75~-125Hu,CT值增高表明有水肿、出血、炎性细胞浸润或纤维化等病理改变。

(四)大肠

大肠分为盲肠(包括阑尾)、结肠(分为升结肠、横结肠、降结肠和乙状结肠)、直肠(包括肛管)3部分。其中盲肠、阑尾、横结肠、乙状结肠、直肠上段属腹膜内位器官;升结肠、降结肠、直肠中段属腹膜间位器官;直肠下段属腹膜外位器官。

升、降结肠位于两侧肾前间隙内;横结肠位于中腹部贴近腹壁上缘,由胃结肠韧带与胃大弯相连,该韧带是病变扩散的要道,结肠肝曲与肝下缘、胆囊、十二指肠及右肾上腺相邻。

直肠壶腹表现为充气的环状影,外形光滑,周围脂肪内可见少量点状血管影,两侧对称。

当结肠内有足够的气体或造影剂时,肠壁厚度一般<5mm,如>6mm则为异常,但当肠壁与扫描层面斜行或平行时可出现增厚的假象。

十一、原发性肝细胞癌

(一)概述

肝肿瘤以恶性多见,约占90%以上,其中肝细胞癌占原发性恶性肿瘤的75%~85%。原发性肝肿瘤可发生于肝细胞、胆管上皮细胞以及血管、其他间质、中胚层组织等。

原发性肝细胞癌的细胞学类型有肝细胞癌、胆管细胞癌与混合型。近些年报道的纤维板层样肝细胞癌为肝细胞癌的一种特殊类型。

肝细胞癌的病因主要有两个方面。①乙型肝炎病毒(HBV):国内病例中,90%以上感染过 HBV,即 HBsAg 阳性。②黄曲霉素(AFT):长期低剂量或短期大剂量摄入可诱发。此外,与饮水污染、丙型肝炎、戊型肝炎、饮酒和吸烟等也有一定关系。

1.肝细胞癌的分级

可分为 4 级:Ⅰ级高度分化;Ⅱ～Ⅲ级中度分化;Ⅳ级为低度分化。中度分化最多,其 AFP 多为阳性,而高度与低度分化者 AFP 阴性者为多。

2.大体病理

肝细胞癌(HCC)的大体病理分型较为繁杂。

(1)Eggel 于 1901 年提出的经典分类曾被广泛应用至今。此分类将 HCC 分为 3 型。①结节型:直径<5cm 的属结节,单个或多个分布。②巨块型:直径≥5cm,常为单个巨块,也有密集结节融合而成的巨块,以及 2 个以上巨块的。③弥散型:少见,该型结节很小,直径为 5～10mm,弥散分布且较均匀,全部合并肝硬化;易与肝硬化结节混淆。上述分类属中、晚期肝癌的类型。

(2)20 世纪 70 年代以后,国内将 HCC 分为 4 型:①块状型:单块状、融合块状或多块状。②结节型:单结节、融合结节、多结节。③弥散型。④小癌型。小癌型(小肝癌)的提出标志着肝癌诊断水平的提高。

(3)20 世纪 80 年代以来日本学者的分类如下。①膨胀型:肿瘤分界清楚,有纤维包膜(假包膜),常伴肝硬化;其亚型有单结节型和多结节型。②浸润型:肿瘤边界不清,多不伴肝硬化。③混合型(浸润、膨胀):分单结节和多结节两个亚型。④弥散型。⑤特殊型:如带蒂外生型、肝内门静脉癌栓形成而见不到实质癌块、硬化型肝细胞癌等。日本和中国以膨胀型为多,北美以浸润型为多,而南非地区多不伴肝硬化。国内 80%～90%伴肝硬化,而出现相应影像学表现。

(4)小肝癌的病理诊断标准。目前国际上尚无统一标准。中国肝癌病理协作组的标准是:单个癌结节最大直径≤3cm;多个癌结节,数目不超过 2 个,其最大直径总和应≤3cm。

3.转移途径

(1)血行转移。最常见。HCC 易侵犯血窦,在门静脉和肝静脉内形成癌栓,并向肝内、外转移。肺为肝外转移的主要部位,其他有肾上腺、骨、肾、脾和脑等。

(2)淋巴转移。以肝门淋巴结最常见;其次为胰头周围、腹膜后(主动脉旁)和脾门等区域。

(3)种植性转移。最少见。此外,除晚期少数患者产生癌性腹膜炎外,极少发生腹膜转移。

4.HCC 的单中心与多中心起源

多结节型 HCC 或巨块结节型 HCC,究竟是 HCC 肝内播散的结果(单中心起源)还是多中心起源,尚有争论。Esumi(1986 年)通过 HBV-DNA 整合这一分子生物学方法证实两种可能性同时存在。

(二)临床表现

国内将其临床分为 3 期:Ⅰ期(亚临床期,无临床症状和体征)、Ⅱ期(中期)、Ⅲ期(晚期)。一旦出现症状,肿瘤多较大,已属中晚期。

1.症状

以肝区痛、腹胀、上腹部肿块、食欲缺乏、消瘦、乏力等最为常见,其次可有发热、腹泻、黄疸、腹腔积液和出血等表现,低血糖与红细胞增多症为少见表现。

2.并发症

(1)肝癌结节破裂出血。

(2)消化道出血,由肝硬化门脉高压和凝血功能障碍所致。

(3)肝性脑病。

3.实验室检查

(1)AFP(甲胎蛋白)定量:放免法测定＞500μg/L,持续1个月。

(2)AFP200～500μg/L,持续2个月,并排除其他AFP升高的因素,如活动性肝病、妊娠和胚胎性肿瘤等。小肝癌病例AFP常轻度或中度升高,如持续时间长(低浓度持续阳性)也应警惕;但有10%～30%的肝癌AFP阴性。其他如γ-GT和各种血清酶测定也有一定意义。

(三)CT表现

1.平扫表现

平扫很少能显示出＜1cm的病灶。肿瘤一般呈低密度改变;少数与周围肝组织呈等密度(分化好的),如无边缘轮廓的局限突出,则很难发现病变;极少数呈高密度。当合并脂肪肝时,与肝实质呈等密度及高密度者为肝细胞癌的特征性所见。肿瘤内产生钙化的约占5%以下,还偶见出血及脂肪成分。合并肝硬化者可出现相应表现。

(1)结节型:①为单结节或多结节,多呈类圆形。②界限清楚,部分可见完整或不完整的更低密度环状带即假包膜。③肿瘤内常形成间壁而密度不均,另因肿瘤缺血、坏死其内可见更低密度区。④有时肿瘤所在的肝段呈低密度,是由于肿瘤浸润并压迫门静脉血流减少,而致瘤周肝实质营养障碍。

(2)巨块型:①单个或多个,占据一叶或一叶之大部分。②常因向周围浸润而边缘不规则。③肿瘤内多有缺血、坏死而有不规则更低密度区。④周围常有子灶(＜5cm为结节),有人称为巨块结节型。

(3)弥散型:平扫难以显示弥散的小结节。可见肝脏呈弥散性增大、肝硬化以及门静脉内瘤栓形成。

2.增强扫描

肝癌主要由肝动脉供血,但几乎都存在着不同程度和不同情形的门—门静脉供血。早期肿瘤血供多来自门静脉,随着肿瘤发展,动脉供血逐渐成为主要血供,而门静脉供血逐渐走向瘤周。CT增强表现如下。

(1)动脉期:肿瘤显著强化。小肝癌常为均一强化;大肝癌由于内部形成间壁、有不同的血管结构、缺血坏死等而呈不均匀强化,但有时小肝癌动脉期不强化(国内有人统计占13.2%),主要与其坏死有关,透明细胞癌可能是另一原因。

(2)门静脉期:肿瘤呈低密度改变。此时,病变范围比平扫时略缩小,边界较为清晰。是因为肝癌90%～99%由肝动脉供血,而周围肝实质约80%由门静脉供血,两者增强效应时相不同所致。

(3)平衡期:肿瘤仍呈低密度。如果与血管瘤鉴别可延迟至7～15min扫描(所谓延迟扫描)仍呈低密度。

3. CT 增强的时间—密度曲线

肝癌 CT 增强的时间密度曲线可分为以下 5 型：

(1)速升速降型。

(2)速升缓降型。

(3)无明显变化型。

(4)速降缓升型。

(5)初期速降而后稳定极缓上升型,但速升速降型是其特征性强化表现。

因肝癌主要由肝动脉供血,在动脉期 CT 值迅速上升达到峰值并超过肝实质。因平扫病灶密度多低于肝脏,故在其密度升高的极早期有一次与肝实质密度相近的第一次等密度交叉,但因极短暂,故一般不会显示。病灶峰值停留的时间很短,然后迅速下降,随着肝实质的 CT 值上升,两者的密度接近出现第二次等密度交叉。此后病灶密度缓慢下降而正常肝实质密度继续上升,病灶又成为低密度,但正常肝实质的增强上升速度较肝癌缓慢,达到的峰值低,峰值停留时间长,下降速度不及肝癌。

总之,凡血供丰富的 HCC,与正常肝实质对照均出现从高密度、等密度到低密度的三步曲,整个过程短暂,时间密度曲线呈速升速降型,这是肝癌的特征性表现。可能由于乏血、门静脉参与血供较著等,因而出现其他 4 种强化曲线。

4. 肝细胞癌的包膜及其边缘强化方式

(1)纤维包膜的形成:是由于肿瘤呈膨胀性生长,对邻近的非癌变肝组织产生压迫,引起纤维结缔组织增生;同时由于肿瘤细胞及其间质细胞产生促进血管生长的细胞因子,使纤维结缔组织内形成数量不等的血管。此外,癌灶压迫周围正常肝组织,进一步有利于包膜的形成。

(2)HCC 的边缘强化方式

1)动脉期未显示明确包膜,门脉期和平衡期显示明确包膜呈高密度影,提示肿瘤呈膨胀性生长,且包膜血管较少;或确无包膜,但癌周受压肝组织仍由门静脉供血而呈线环状强化。

2)动脉期包膜呈低密度,门静脉期和平衡期显示明确的包膜(略低或高密度)或包膜不清,提示肿瘤呈膨胀性生长,包膜内血管少。

3)三期扫描均见明确包膜且呈环状或不完整环状的高密度强化,提示包膜血管丰富。

4)动脉、门脉期未见包膜显示,平衡期显示包膜呈高密度,包膜内血管少。

5)三期扫描均未显示明确包膜,表现为癌灶与非癌变肝组织分界不清,提示肿瘤呈侵袭性生长,且生长迅速,无纤维结缔组织包膜。

国内有学者认为,HCC 分化低者以不完整环状强化为主;分化高者以完整环状强化为主。

5. 动脉—门静脉分流及与肝硬化、血管瘤 APVS 的机制的区别

国内有学者将 APVS 的动脉期表现分为 3 型。①Ⅰ型:门静脉三级(亚段)及以上分支提早显影。②Ⅱ型:肿瘤或病变周围肝实质提早强化。③Ⅲ型:肝脏边缘结节形、楔形提早强化,且邻近无占位性病变。此外,还有文献报道少见的弥散型,表现为全肝早期强化,门静脉早显。

(1)肝癌:肝癌病灶内出现动静脉分流征象为肝癌的特征之一。其 APVS 的发生机制有以下 3 种。

1)跨血管的 APVS:即肿瘤组织对门静脉分支的直接侵犯破坏,使肿瘤处的肝动脉血通过

破坏的门静脉壁直接灌入门静脉分支,形成肿瘤性APVS。CT表现为Ⅰ和Ⅱ型。

2)跨肝窦的APVS:肿瘤组织压迫、侵犯周围的肝静脉分支,造成该区域肝静脉回流受阻,致使肝窦压力升高,当此压力超过门静脉压力时,所属门静脉就成为引流静脉,直接接受肝动脉血液,形成跨肝窦的APVS。又由于受累区功能性门静脉血流减少,而致肝动脉的血流代偿性增加。还有人认为,在压迫肝静脉的情况下肿瘤周围的肝实质还会"盗取"肿瘤组织的肝动脉血供。该类在CT上呈Ⅱ型表现。

3)跨血管丛的APVS:肿瘤的压迫和(或)门静脉较大分支的瘤栓都可造成门—门静脉血流受阻,此时位于肝脏中央部分较大胆管的周围血管丛作为顺肝方向的侧支循环开放、增生,代偿受阻的门静脉血流。这种APVS在CT也表现为Ⅱ型,但肝癌所致的Ⅱ型病变在门静脉期和平衡期均不呈低密度,有助于与肿瘤子灶相鉴别。

(2)肝硬化:其APVS的CT表现以Ⅲ型多见。其形成主要与肝硬化时继发肝内血管网结构的扭曲、肝窦微细结构的变化以及门静脉高压等变化有关。原因可能为以下几点。

1)跨肝窦的APVS:因肝窦的结构会出现毛细血管化、胶原化,其通透性也有变化,肝内血管网结构的扭曲可使小的肝静脉出现梗阻,从而形成跨肝窦的APVS。

2)跨血管丛的APVS:门脉高压所致,与上述肝癌APVS的形成机制相似。

3)跨血管的APVS:尚未见报道,但国外有学者电镜发现肝硬化的大鼠可出现。

(3)血管瘤:有文献报道肝海绵状血管瘤有近23.5%~29.7%出现APVS。于动脉期表现为瘤周楔形强化区(Ⅱ型),常伴门静脉支早显。随着时间的延长有的可变为低密度,最后呈等密度。伴脂肪肝时于平扫图上即可见到与异常灌注类似的高密度影。从狭义上说这种瘤周楔形强化区是指瘤旁肝组织内那些与瘤体内血窦相通的、扩大的肝窦腔隙或异常薄壁血管腔被对比剂充盈所致,从广义上可认为这种楔形强化是血管瘤并发APVS的一种特征性表现。

总之,APVS以肝癌最为多见,且CT表现为Ⅰ、Ⅱ型;也可见于单纯肝硬化者,而其CT表现以Ⅲ型多见;血管瘤所致APVS应予重视。此外,肝转移瘤、肝脏手术、穿刺后也可发生,偶为正常人。APVS应注意与肝第3血供所致的假性病变相鉴别。

6.肝脏灌注异常

导致肝脏灌注异常的病因:多种多样,包括门静脉阻塞(癌栓、血栓)、肝静脉阻塞(布加综合征、心衰、纵隔纤维化等)、局限性肝脏病变、感染(肝脓肿、胆囊炎、胆管炎)、肝内门—体分流术后导致的血流动力学改变、肝脏肿瘤、肝硬化、急性胰腺炎等,以及已述及的第3血供。

门静脉癌栓所致的肝灌注异常的增强CT表现:动脉期的不规则形或三角形高密度区,或(和)门脉期不规则形或三角形低密度区。

门静脉癌栓所致的肝实质灌注异常,其部位与受累门静脉分布一致,但当合并动脉—门静脉短路时则例外。其形成机制为以下内容。

(1)门脉癌栓形成后血流受阻,致相应区域肝实质门静脉血供减少,即门静脉血流灌注减少。为维持肝实质血流量的相对恒定,则供应该区域的肝动脉血流量将代偿性增多,即动脉血流量高灌注。我们认为,从前已述及肝动脉—门静脉分流(APVS)之跨血管丛型可知,这种灌注异常还可与APVS有关。

(2)门静脉期低灌注(伴或不伴动脉期高灌注),原因可能有两方面:一是由于门静脉癌栓未导致管腔完全阻塞,仍有血流通过肝实质;二是由于脾静脉与肝内门静脉分支之间存在着较广泛的侧支循环,这些侧支循环开放(门静脉海绵样变),使门静脉属支的血液绕过癌栓阻塞的部位进入肝脏。

7.门静脉海绵样变

门静脉海绵样变(CTPV)是指门静脉栓塞或后天性、先天性狭窄后引起门静脉旁、肝内及胆囊窝小静脉或毛细血管呈网状扩张,以及栓塞的门静脉再通。

正常情况下门静脉周围仅见肝固有动脉伴行,极少数可见门静脉周围有 2～3 个小血管断面显示,可能是胃右动脉或胆囊动脉显影,或存在解剖变异。胆囊壁及周缘无肉眼可见的小血管断面。故国内有学者提出 CT 图像以门静脉周围血管横断面多于 3 个作为胆总管周围侧支循环开放的标准。

门静脉癌栓所致的位于肝门、肝十二指肠韧带的形似海绵的静脉网,由门静脉之间的侧支循环(门—门短路)和门静脉分流至体循环(门—体分流)的侧支循环所形成。它包括如下内容。

(1)门静脉胆支:包括胆囊静脉和胆管周围静脉丛。

(2)门静脉胃支:包括胃左静脉(胃冠状静脉)、胃右静脉,以及它们的属支如食管静脉、胃短静脉、幽门前静脉和幽门十二指肠静脉。

(3)胰十二指肠后上静脉。

(4)脐旁静脉:其扩张提示门体分流的存在。

国内文献报道,门—门静脉胆支和胃支是构成门脉海绵状变的最主要血管;胆支开放仅见于门脉海绵样变(但有学者认为亦可见于肝硬化);胰十二指肠后上静脉亦较常显示;门静脉胃支的开放与肝硬化并门静脉高压,以及门脉海绵样变均有关系。

8.门静脉、肝静脉、下腔静脉癌栓和门静脉动脉化征

肝细胞癌向门静脉、肝静脉、下腔静脉浸润生长时,可形成肿瘤癌栓。

(1)门静脉内癌栓

1)平扫癌栓的密度与门脉血液密度无差异,但受累血管因癌栓生长有扩大,造成分支直径大于主干或主干与分支粗细不成比例。

2)增强后表现为血管内充盈缺损征象,相应血管扩张。

3)增强后动脉早期癌栓强化及其内显示细小的肿瘤血管,称为"门静脉动脉化征",其发生率可高达 86％,是与血栓鉴别的主要征象。血栓一般主要位于肝外门脉,累及或不累及肝内主干及分支。

4)位于末梢的门静脉癌栓诊断困难,CTAP 有利于显示,并可见此范围呈扇形低密度区。

(2)肝静脉和下腔静脉受侵和癌栓

1)受侵犯的血管不规则狭窄,或见局部压迹,也有完全被肿瘤包绕的。

2)腔内充盈缺损,个别病例向上可延伸至右心房内。

3)局部管腔扩大。

4)奇静脉,半奇静脉扩张。

5)应注意:增强扫描早期下腔静脉可部分显影或密度不均,需同一部位重复扫描鉴别;下腔静脉受肿块压迫也可不显影。

9.肝细胞癌胆管内浸润

据统计,肝细胞癌伴有肝内胆管扩张的发生率为 14.4%,小肿瘤很少发生,是肝癌肿块的直接压迫、侵犯或肝门区转移淋巴结压迫所致。肿瘤向胆管内直接浸润生长,可形成胆管内癌栓,比较少见,其发生率在 13% 左右,多同时合并门静脉及肝静脉内癌栓。

CT 表现:肝内胆管轻、中度扩张,以肝门(包括左、右肝管)附近多见。CT 可显示肝总管或大分支内癌栓,确诊需胆道造影。对于末梢部位者,一般形成胆管内癌栓之肝细胞癌多属乏血型,周围又有扩张的胆管,故应与肝内胆管细胞癌鉴别。直接显示出胆管内癌栓及伴随门静脉癌栓征象对诊断和鉴别极为重要。

10.肝细胞癌肝内转移的方式

其肝内转移方式有两种。

(1)门静脉性:癌细胞经肿瘤周围之门静脉系,着重于末梢侧或中枢侧之肝实质内形成转移灶。若合并肝门侧的动脉—门静脉短路,可转移至肝较远部位。

(2)肝动脉性:多由其他脏器的肝细胞癌转移灶,再循环入肝动脉血,引起肝动脉性肝内转移,此种方式只见于晚期患者。

CT 表现:肝内均一大小转移灶,易发生在肝,被膜部位,结节型和巨块型均可伴有肝内转移,也称为子结节。平扫及增强扫描病变特点与原发灶基本相同。

11.肝细胞癌破裂出血

其 CT 表现为:平扫示肿瘤内斑片状、片状高密度灶;也可表现腹腔内广泛出血;还可形成肝包膜下血肿,呈沿肝脏表面的月牙形、梭形血肿征象。

12.肝细胞癌肝外浸润及转移

(1)肝细胞癌向周围邻近脏器直接浸润极少。

1)病灶巨大或近横膈者可产生横膈的直接浸润,并进而浸润胸腔,但除晚期患者外,极为少见。

2)肝左叶与胃前壁相邻,但肝癌直接浸润胃的发生率极低。

3)肝镰状韧带及胆囊可有直接受侵,也极少见。

(2)肝细胞癌早期远隔转移少见,晚期可发生血行转移、淋巴转移及腹膜种植转移。

(四)鉴别诊断

1.血管瘤

血管瘤表现典型,两者大多鉴别不难,但小血管瘤的变化较多。注意快速推注造影剂于动脉早期快速扫描,以及充分的延迟扫描有助于诊断。血管瘤 CT 特点有以下几点。

(1)平扫呈类圆形低密度,密度多均匀、边缘清晰。

(2)增强扫描于动脉早期出现边缘结节状、点状、斑点状等显著强化,其密度可与同层腹主动脉相近,有特征性;一旦密度高于周围肝实质的持续时间即强化峰值持续时间长,超过 2min。

(3)增强区域进行性向病灶中央扩散。

(4)延迟扫描病灶呈等密度充填。

(5)如病灶中央有纤维瘢痕,除瘢痕不强化外,增强扫描仍符合上述特点。

(6)少数病灶强化不著,但延迟期仍呈等密度充填。

(7)个别病例始终无强化,延迟扫描也无充填则诊断和鉴别诊断困难。

2. 肝转移瘤

(1)转移瘤 CT 特点有以下几点。

1)转移瘤病灶多发、散在、大小相仿。

2)少血供者明显的边缘强化和"牛眼征";而少数富血供者呈弥散性强化。

3)较小病灶出现囊样变伴边缘强化。

4)无门脉癌栓和病灶周围的包膜(或晕圈)显示。

5)邻近脏器发现原发灶、复发灶或转移灶。

(2)单个或数目不多的转移灶与 HCC 鉴别有一定困难。

1)大小不一,特别是大病灶周围的结节(卫星灶)形式出现以 HCC 可能大。

2)增强扫描病灶呈速升速降改变的以 HCC 可能大;而转移瘤门静脉期可呈渐进性厚壁强化,但强化程度低于肝组织。

3)病灶周围有包膜及门脉癌栓形成明显支持 HCC。

4)两者大的瘤灶均可出现囊样坏死,而小瘤内囊样变一般不见于 HCC。

3. 肝内胆管细胞癌

肝内胆管细胞癌 CT 表现无特异性,下列特点有助于与肝癌鉴别。

(1)呈边缘欠清的低密度灶,病灶常较大,部分病灶有点状钙化。

(2)肿瘤多乏血,增强早期及门静脉期可见肿瘤边缘轻度不连续环状强化。

(3)国内有学者报道近 60% 的病例可出现瘤体延迟强化。

(4)局部肝内胆管扩张较多;极少数有门静脉侵犯或癌栓形成。

(5)极少数有肝硬化表现,AFP 为阴性。

总之,如病灶较大,且其内有点状钙化或大片状的无强化的液性密度区出现时,应考虑胆管细胞癌。肿瘤边缘不连续环状强化及低密度肿瘤内含无定形的稍高密度影是其双期增强扫描的典型表现。

4. 肝硬化结节

单个或多个肝硬化结节与肝癌结节很难鉴别。

(1)肝硬化结节缺乏动脉血供:团注动态增强扫描,甚至 CTA 如病灶无强化,则以再生结节、局灶性脂肪变或坏死结节可能大;结节明显强化则可确立肝癌的诊断;如仅轻度强化,或血管造影见轻度染色,则很难做出诊断。总之,肝动脉血供的有无及程度与结节的良、恶性相关。

(2)大结节性肝硬化:肝脏表面高低不平,肝内有许多再生结节,颇像多结节性或弥散性肝癌。下列征象有助于鉴别。

1)在平扫图上,肝硬化再生结节较正常肝组织密度略高。

2)增强扫描结节强化不明显,或不及正常肝组织,故成为低密度;或两者密度趋向一致,肝脏密度由平扫时的不均匀变为均匀。后一种情况更多见,更具有诊断意义。

3)门脉内见不到癌栓,而弥散性肝癌的门脉癌栓发生率近 100%。

(五)肝硬化再生结节至肝细胞癌的演变

在肝硬化基础上,肝细胞癌的发生是一个多阶段过程,在这一过程中再生结节可能是第一步。其演变过程有两种观点：①再生结节(RN)→腺瘤样增生(AH)或称为普通型 AH→不典型腺瘤样增生(AAH)→早期肝细胞癌(EHCC)→小肝细胞癌(SHCC)。②RN→发育不良结节(DN)→含局灶癌变的发育不良结节→SHCC。

1.病理特征

(1)再生结节(RN)。是在肝硬化的基础上发生局灶性增生而形成的肝实质小岛,直径多在 0.3～1.0cm。内含肝细胞、Kupffer 细胞及小胆管等正常肝组织,周围被硬化肝脏的粗糙纤维间隔所包绕。

(2)发育不良结节(DN)。最初称为腺瘤样增生,还有再生大结节、腺瘤性增生及肝细胞假瘤等名称。1994 年,国际胃肠道会议正式命名为发育不良结节。结节常＞1.0cm,多＜2.0cm,可达 3.0cm 左右。无真正包膜。镜下根据细胞异形性程度又分为低度 DN 和高度 DN,分别相当于腺瘤样增生的普通型 AH 和 AHH。后者细胞异形性较明显,被认为是癌前病变。当 DN 内部出现癌灶时就称为早期肝细胞癌。

(3)小肝细胞癌(SHCC)。其定义无统一标准,国内规定直径≤3cm 或两个相邻结节直径之和≤3cm。包膜、脂肪变性及镶嵌模式等都是 SHCC 较为特征的病理改变。

2.CT 表现和区别

(1)平扫。SHCC 呈界限清楚的低密度;RN 和 DN 有聚铁特性,偶呈高密度。

(2)动态增强扫描。由 RN 至 SHCC 随着结节恶性程度的增高,肝动脉供血比例逐渐增加,而门静脉供血比例逐渐减少并走向结节周围。96％的发育不良结节(DN)主要由门静脉供血,而 94％的 HCC 主要由肝动脉供血。

1)HCC 于动脉期明显增强,而门静脉期又呈低密度;CTA 呈高密度,CTAP 呈低密度。

2)RN、DN 的血供大部分为门静脉,其增强规律与正常组织多相似;CTA、CTAP 也与肝实质同步。

3)一些分化较好的 SHCC 与含癌灶的 DN(早期肝癌)、异形性明显的 DN(相当于非典型样腺瘤样增生),其血供无明显差别。因此,三者有一定重叠性,CT 表现无特异性,鉴别较困难,需结合 MR、US 等综合分析。

对上述由再生结节至小肝细胞癌的演变过程,有时病理也难以鉴别。

第五节　泌尿系统疾病 CT 诊断

一、检查方法

(一)检查前准备和平扫的应用价值

扫描前准备:应空腹,于扫描前半小时口服 1％～2％的泛影葡胺溶液 200mL,使小肠充盈;扫描前 5min 再口服 150～200mL,使胃十二指肠充盈。

下列情况平扫是必需的:①泌尿系钙化和结石。②肾内或肾外出血。③超声检查为高回声提示为血管平滑肌脂肪瘤,尤其是脂肪含量较少的肿块。肾内肿瘤大多数与正常肾实质呈等密度,故平扫对局部较小占位病变价值不大。

(二)肾脏常用的检查方法

1.平扫

扫描包括全肾(T 下缘至 L_3 上缘),对可疑输尿管病变扫描向下达盆腔,扫描层厚及层间距 10mm;对可疑小病灶,应加做局部薄层扫描,层厚及层间距 2~5mm。

2.增强扫描

从肘静脉以 2~3.5mL/s 的流率团注 60% 的造影剂 80~100mL,注射完毕后行普通增强扫描和动态增强扫描。

(1)皮质期:亦称皮髓质交界期、血管显影期。一般延迟至 30s 扫描,此时皮质强化。

(2)实质期:亦称皮髓增强期。延迟至 70~100s 扫描,这时髓质也强化,皮髓质交界消失。

(3)肾盂期:亦称肾收集系统充盈期、肾盂排泄期。延迟至 3~5min 扫描。

动态扫描(包括同层动态和移床式动态扫描两种)的价值有:①良、恶性病变的鉴别。②肿瘤的准确分期。③血管性病变的诊断,如血管变异、动脉瘤、动脉狭窄、肾静脉和下腔静脉内血栓或癌栓形成等。④估计肾功能。⑤显示皮髓质分界对某些疾病的鉴别有意义,如肾排异反应、肾静脉血栓形成等。

3.螺旋 CT 扫描

准值宽度 3~10mm,螺距 1:1~2:1。螺旋 CT 尤其是多层螺旋 CT 的应用为 3D 肾盂成像、尿路成像、仿真膀胱内镜及肾动脉 CTA 提供了必要条件。

(三)输尿管和膀胱的检查方法

1.输尿管检查

(1)扫描前 2h 及 0.5h 各口服 1.5% 泛影葡胺 500mL 及 300mL,以充盈小肠及结肠,必要时需通过直肠内注入造影剂。

(2)扫描范围自耻骨联合下缘向上至肾门水平,层厚及层间距 10mm;对较小的病变可加 5mm 以下的薄层扫描。

(3)平扫是检出结石的主要方法。

(4)增强扫描输尿管即显影,是输尿管肿瘤和先天性异常的理想检查方法。

2.膀胱检查

检查前准备同输尿管。膀胱肿瘤是 CT 检查的主要指征,膀胱壁的良好显示是正确诊断的关键。故需注意以下几点。

(1)充分充盈膀胱,检查前 1~2h 让患者喝足量的水或阳性造影剂,既可充盈膀胱,也可充盈小肠。

(2)如膀胱内充入造影剂不宜过浓,否则不利于膀胱壁和小肿瘤的显示。

(3)双重造影检查即向膀胱内注入 CO_2 或 $O_2$100mL,同时注入 2% 的阳性造影剂或生理盐水 200mL,利用体位改变(仰卧、俯卧)可充分显示膀胱壁和小肿瘤。

二、正常解剖影像

(一)肾的位置、形态和大小

1.位置

肾位于腹膜后,脊柱两旁。右肾比左肾低约 1.5cm,左肾上端平 T_{11} 下缘,下端平 L_2 上缘;右肾上端平 T_{12},下端平 L_3。偶尔左肾可低于右肾。儿童的肾脏比成人低,女子的肾位置一般比男子低半个椎体。两肾因受腰大肌向下、外侧斜行的影响也向下、外侧倾斜。肾的内缘朝向内前方,外缘朝向外后方,但肾的位置并非固定,即立位和卧位不同。

2.形态

肾外形略似大豆,前面隆起、后面平坦、两端钝圆、外缘隆突、内缘中部凹入并裂开形成肾门。肾实质在肾门部围成的腔隙称为肾窦,容纳肾大小盏、脂肪组织及血管。肾门是肾盂和肾血管进出之处,进入肾门的结构称为肾蒂,其排列自前向后依次为肾静脉、肾动脉和肾盂。

正常成人肾脏表面光滑。婴儿肾表面有许多深沟称为肾裂,肾裂将肾分为 10 多个肾叶。肾裂 1 岁以后逐渐消失。

肾实质分为皮质和髓质两个部分。肾的被膜由紧贴于肾实质表面的薄的纤维薄膜(固有包膜)、肾周脂肪囊和最外层的肾筋膜构成。

3.大小

成人肾长 10~15cm,宽 5~8cm,厚 3~4cm。一般左肾较右肾长 1~1.5cm。

(二)正常肾实质的 CT 表现

正常肾横断面呈圆形或椭圆形,可略有分叶,外缘光滑。肾的上下极较中部横截面积小。正常肾实质 CT 值为 30~50Hu,稍低于脾。平扫时皮质和髓质密度一致,不能区分。

增强扫描肾实质的 3 相变化如下。

1.血管显影期

即皮髓交界期。外周皮质和伸入髓质内的肾柱显影,密度升高,而髓质尚未显影,两者交界清晰。此期持续 80~90s。

2.实质期

即皮髓增强期。造影剂通过肾小管排泄,髓质显影,密度不断增高,最终与皮质密度一致或略超过肾皮质,皮髓质分界消失,CT 值可达 150Hu 左右。此期持续 1~2min。

3.肾盂排泄期

即肾收集系统充盈期。肾盂、肾盏及输尿管显影,肾实质密度降低。

(三)肾窦和肾血管的 CT 表现

1.肾窦

肾门位于肾中部,右肾门较左肾门通常低 1~2cm,也可出现在同一层面。肾门前中部有肾血管蒂和肾盂结构,深部为肾窦。肾窦内含有脂肪,与肾周脂肪密度相似。肾窦脂肪量多少不等,个体变异很大。如肾窦内脂肪少或无肾盂积水,平扫不能明确区分肾窦内结构。增强扫描肾盂肾盏显影,与不强化的肾窦内脂肪对比鲜明。

2.肾血管

平扫尤其是增强扫描可显示肾血管蒂位于肾盂前方,肾静脉位于肾动脉前方,口径较粗。多数肾动脉、静脉同层显示。

(1)左肾静脉长于左肾动脉,在主动脉与肠系膜上动静脉之间穿越,最后汇入下腔静脉。

(2)右肾动脉长于右肾静脉,行走于下腔静脉和右肾静脉后;右肾静脉斜向上汇入下腔静脉,故一般同一层面不能见到其全长。

(3)两肾动脉进入肾之前均分叉,在肾窦脂肪内呈"Y"形表现。

两肾静脉或位于同一层面,或右侧较左侧低 0.5～1.0cm。肾动脉显示率低于肾静脉。正常肾动脉粗 0.5～0.7cm,起始部稍粗,管腔粗细均匀。正常肾静脉宽度<1.5cm,下腔静脉<2.7cm。

(四)肾筋膜及腹膜后腔的间隙

肾筋膜:肾实质外有肾包膜,包膜外有脂肪,脂肪外有筋膜。前后肾筋膜在肾的外后方融合形成侧椎筋膜,再向前与壁腹膜相连;在内侧与围绕大血管的脂肪融合。前后筋膜将腹膜后腔(是一个充满脂肪的间隙上达横膈,向下一直延伸至盆腔)分为肾旁前、肾周和肾旁后 3 个腔隙。

1.肾旁前间隙

肾旁前间隙位于后腹膜与前肾筋膜之间。其内有胰腺、十二指肠和升降结肠,这些器官的病变可致前肾筋膜增厚,最常见的是胰腺炎和胰腺癌。

2.肾周间隙

肾周间隙又称"吉氏间隙"。位于肾前、后筋膜之间。前后筋膜向上融合附着于膈肌韧带(膈筋膜);侧方与侧椎筋膜融合;下方与髂筋膜和输尿管周围结缔组织有疏松连接。后肾筋膜在内侧与腰大肌、腰方肌融合。此间隙的下角向髂窝开放。肾周间隙的最弱点在下角内侧邻近输尿管,尿和肾周渗液通过它最易逸出。Kneeland 等以尸检证明两侧肾周间隙可在下腔静脉前方跨中线相交通。

肾周间隙内有肾上腺、肾及血管、肾周脂肪以及肾集合系统近段。以上器官病变可伸及肾周间隙,使肾筋膜增厚、肾周脂肪消失。肾周脂肪内有时可见连接肾筋膜的条索组织(是由多种原因所致的连接组织增厚)。

3.肾旁后间隙

肾旁后间隙位于后肾筋膜及横筋膜之间,其中只有脂肪组织。此间隙向下开放达髂峰,但在其内侧横筋膜与腰大肌筋膜融合,故阻断了左右肾旁后间隙的交通。腹膜后邻近结构的病变可累及肾旁后间隙。

(五)输尿管

输尿管起始于肾盂沿腰大肌前方下行,在髂峰水平以下,向外后斜行向下,于坐骨棘附近转向内侧,向前呈弧形进入膀胱。CT 平扫不易显示或难以与血管区分;增强扫描横断面呈浓密的圆点状影,宽 5～7mm,沿固定的行径通过易于识别。积水扩张时呈水样低密度;增强扫描密度低于健侧,甚至形成液液平面。

1.输尿管的分段

(1)腹段:位于髂峰连线以上,右侧越过右髂外动脉、左侧越过左髂总动脉进入盆腔。

(2)盆段:位于髂峰水平至膀胱,仍居腹膜后。男性与输精管交叉转向前内;女性在子宫颈外侧 2cm 处与子宫动脉交叉,转向其后内方达膀胱。

(3)壁内段:斜行穿过膀胱壁,长 1.0～1.5cm。膀胱充盈时两输尿管口相距 5～7cm,排空时相距可达 2～3cm。

2.输尿管的狭窄

有 3 个,分别位于:①肾盂输尿管移行处。②越过小骨盆入口处。③穿过膀胱壁处。

3.输尿管壁的分层

由内向外分别为黏膜、肌层和外膜 3 层结构组成,其中肌层又有内纵、外环 2 层平滑肌。

(六)膀胱及其毗邻关系

膀胱位于盆腔下部的前方,前缘接近耻骨联合。正常膀胱呈倒置的圆锥形,完全充满时呈圆形、卵圆形,边缘光滑整齐。膀胱容量为 $300\sim500mL$,适度扩张壁厚<3mm。分为底、体、顶、颈 4 部分,各部分之间无明显界限。①顶部:在上,位置因膀胱充盈程度而异,顶部及后壁上方覆有腹膜。②体部:包括前壁、两侧壁及后壁。③颈部:位于前下方,尿道内口位于此处。④底部:呈三角形,朝向后下方。

膀胱三角:在膀胱底部,两侧输尿管开口与尿道内口组成的三角区称为膀胱三角。位置较固定。该区域无黏膜下层,其黏膜平滑无皱襞。

膀胱壁的分层:由内向外分别为黏膜层、平滑肌层和外膜层(由结缔组织形成)3 层。

膀胱的毗邻关系:①膀胱的最下方至耻骨联合,耻骨后缘与膀胱前壁之间为耻骨后间隙。②在男性,膀胱底部下外侧邻接精囊;在精囊内方,膀胱底部与输精管壶腹为邻;膀胱颈与前列腺相邻。在女性,底部的后方借子宫膀胱间隙松散地附着于子宫颈及阴道前壁;膀胱颈则紧贴尿道周围肌肉和尿道。③成人膀胱颈稍低于耻骨联合上缘,女性可在耻骨下 1/3 水平,婴儿膀胱位置较成人高。④膀胱大小变化很大,在儿童上缘不应高于 S_1 水平,成人上缘不应超过 $S_{2\sim3}$ 水平。⑤男性膀胱底部可被前列腺挤压;而无论男女,膀胱底部均可由肛提肌产生一压迹。⑥膀胱两侧面与肛提肌、闭孔内肌、壁层盆筋膜、膀胱前列腺静脉丛等相连。

(七)肾脏的正常变异

1.肾驼峰状隆起

左肾上极外前方近脾侧可见三角形或驼峰状隆起。平扫和增强扫描驼峰状隆起部 CT 值与肾实质一致,增强扫描早期其皮髓质交界清晰,与正常肾实质一致。

2.胚胎分叶

新生儿肾表面可见各肾叶间的小沟,10 岁左右各叶融合,表面皮质沟消失,部分肾叶不能完全融合而成为永存分叶,即胚胎分叶或小叶。CT 表现肾脏大小正常,表面皮质沟正对正常肾柱,后者位于两个肾盏之间。

3.肾柱肥大

肾柱肥大也称为 Bertin 柱增生。肾中部肾柱粗大突入肾窦内。在 IVP 时可将肾盏推开,易误为占位;CT 平扫及增强扫描均与肾皮质等密度、皮髓质界限清晰。

4.肾窦脂肪增多症

肾窦脂肪增多症又称肾窦脂肪异常增多。肾窦内脂肪含量变异大,与年龄、营养状况及某些肾病有关。肥胖、衰老和肾病所致的肾萎缩均可增加肾窦脂肪;另外,慢性肾盂肾炎、结石性肾盂肾炎、结核、动脉粥样硬化、缺血性疾病、创伤、梗死也可造成肾窦脂肪增加。故可为正常变异,也可为某些疾病所致。

本症是局限于肾盂、肾盏的改变,肾脏大小正常或稍小,其 CT 表现不同于肾血管平滑肌脂肪瘤和肾盂旁囊肿。

5.肾门血管变异

非常罕见,主要有:①环绕主动脉的左肾静脉,即左肾静脉离开肾门后分为前后两支,环绕腹主动脉,然后汇成一支入下腔静脉。②主动脉后左肾静脉。

6.肾外肾盂

肾外肾盂体积常较大,无论静脉肾盂造影、超声或 CT 均可能与轻中度肾积水混淆,但后者由于尿路阻塞、造成尿流量减少,少量高浓度造影剂沉积于下方,与尿液构成层状分界,这是肾积水的典型征象。偶尔肾外肾盂也有此征象,但无肾盏扩张。另外,肾盂的位置也是鉴别的依据,但 CT 对排泄系统正常解剖的显示和轻度积水的检出不如尿路造影和超声,所以鉴别是困难的。

三、肾结石

肾结石在泌尿系结石中居首位,单侧多见,10％为双侧性,80％位于肾盂内。

(一)概述

肾结石可单发或多发。肾结石引起的病理改变主要是梗阻、积水、感染和黏膜损伤,导致上皮脱落、溃疡,最后纤维瘢痕形成。肾结石可与肾盂癌及感染同时发生。

(二)临床表现

肾结石多见于 20～50 岁男性,腰痛和血尿是主要症状。其疼痛可为钝痛或绞痛。常向下部或会阴部放射。合并感染则出现尿频、尿急、尿痛和脓尿。

(三)CT 表现

国内文献认为无论何种肾结石在 CT 上均表现为高密度,且远远超过软组织密度,CT 值为 300～1300Hu 不等。结石可呈层状、鹿角状、桑葚状、星状,也可边缘光整。CT 还可明确显示结石梗阻产生的积水、皮质萎缩和肾功能减退。

(四)鉴别诊断

应注意与肾钙化鉴别。广泛的肾实质钙化或钙质沉着症可见于高血钙、高尿钙、甲旁亢、髓样海绵肾、肾小管酸中毒、肾皮质坏死、肾乳头坏死、肾结核和高草酸盐尿。这些钙化分散且无肿块,与肿瘤不难鉴别,有时可与结石混淆,但钙化一般完全或大部分被肾实质包绕,而结石位居肾盂或肾盏区,多可鉴别,但收集小管(或称集合管)内结石与肾实质钙化难以鉴别,增强扫描借助扩张的收集管对鉴别有一定帮助。此外,结石和(或)钙化偶可位居肾轮廓外,其原因尚难以解释。肾内良、恶性肿瘤所致的局限性钙化常伴明显的软组织肿块,不难鉴别。

四、肾钙乳

肾引流系统内(多见于肾盏憩室、囊肿或肾盂积水内)有含钙质的混悬液存留者称为肾钙乳。

(一)概述

本病病因尚不十分清楚,与肾内尿液的引流受障有关。国内报道肾结石与肾钙乳的关系密切,是由于肾结石引起梗阻和积水,给钙乳的形成创造了条件。从化学分析看,这种颗粒很小的钙乳其化学成分与肾结石基本一致,但为何不凝结成大的结石尚不明确,可能与某些物理因素有关。

(二)临床表现

多无症状,一般以尿路感染、结石或肾积水等症状、体征而就诊。

(三)影像学表现

肾钙乳的密度低于肾结石,CT值常在100Hu以上。因钙乳与积水相混合,故边缘不锐利,但个别囊肿型肾钙乳例外。钙乳呈团块或麻饼状,"麻点"密度较高,是由肾钙乳重叠所致。随体位变化形态和密度可变,显示钙乳液平有助于确诊。积水型钙乳,解除梗阻后钙乳量减少。

五、输尿管结石

输尿管结石一般由上尿路而来,原发者甚少见。

(一)概述

输尿管结石引起的病理改变主要与阻塞有关。如果阻塞时间较长则管壁变薄并有输尿管的伸长迂曲。有些梗阻以上的管壁肌层可以肥厚,还可发生结石周围的输尿管炎和输尿管周围炎。

(二)临床表现

多见于20~50岁男性。主要表现为腰痛和血尿,多为绞痛和放射痛(向会阴部放射)。下端者可有尿频、尿急等症状,合并感染有膀胱刺激征。

(三)CT表现

由于CT密度分辨力高,输尿管结石均可在CT上显示。

1.高密度的结石影

即在输尿管走行线路上呈现"钙化点"样高密度影。由于结石的阻塞,可见近端的输尿管和肾有积水扩张。有时可见肾周间隙、肾旁间隙及腹腔内少量至大量漏出的尿液及随之产生的炎性渗出液。

2.轮缘征

轮缘征又称组织环征,即结石周围的环状软组织密度影。其病理基础是结石嵌顿在输尿管内引起输尿管壁的水肿而形成。结石越小轮缘征出现率越高。较大的结石不出现轮缘征,是由于结石对输尿管壁过度扩张之故,但该征偶可见于静脉石和其他性质的钙化。

有时输尿管结石已走入膀胱,甚至排出,但仍可有肾盂、输尿管积水表现,应予注意。

(四)鉴别诊断

盆内段输尿管结石应与盆腔静脉石相鉴别。其主要不同点如下。

(1)国外有资料统计静脉石平均衰减值为160Hu(80~278Hu);而结石为305Hu(221~530Hu)。

(2)静脉石常见中心透明和(或)一端对裂;而结石则无。

(3)少数静脉石可出现"彗星"征(是由于血管搏动所致的放射状伪影);而结石则无。

(4)静脉石所形成轮缘征是由于静脉壁不钙化所致,但出现率甚低。总之,平扫如无输尿管扩张,也无轮缘征显示,结石可能性不大。增强扫描更有助于鉴别。

六、膀胱结石

膀胱结石可由上尿路下降而来,或原发于膀胱内。

（一）概述

膀胱结石大多来自肾和输尿管。原发结石的形成与尿滞留关系密切，炎性渗出物及膀胱内异物可组成结石的核心，经过尿盐的沉积形成结石。一般为单个，也可多发。此外，膀胱憩室内也可发生结石。

（二）临床表现

主要见于男性，多为10岁以下儿童和老年人。主要症状是排尿困难、尿流中断、尿痛、尿频、尿急和血尿等。若结石位于膀胱憩室内，主要为继发膀胱感染的相应症状。

（三）CT表现

膀胱内可见密度均匀或不均匀的圆形、椭圆形、同心圆形或桑葚形的致密影。多为单发，可小如绿豆，大如胎头，憩室结石可呈"哑铃"状。此外也有报道，长期卧位者可出现膀胱钙乳。

七、肾和输尿管积水

（一）概述

其可分为梗阻性和非梗阻性两大类。

1.发生于肾盂输尿管交界处附近的梗阻

发生于肾盂输尿管交界处附近的梗阻可见于先天性狭窄、异常血管压迫、结核、结石等。

2.发生于输尿管中部的梗阻

发生于输尿管中部的梗阻可见于结石、结核、下腔静脉后输尿管、肿瘤、游走肾等。

3.发生于输尿管下端的梗阻

发生于输尿管下端的梗阻可见于结石、结核、输尿管囊肿、肿瘤及手术后等。

4.非梗阻性积水

非梗阻性积水可见于尿路感染、反流性肾炎、糖尿病等。

（二）临床表现

病因不同而症状各异。腰痛最为常见，有时出现血尿。继发感染可有相应症状。

（三）CT表现

1.轻度肾积水

CT无阳性表现。

2.中度肾积水

显示肾盂、肾盏和（或）输尿管扩张；与对侧肾比较，造影剂排泄延缓，肾实质密度下降。

3.重度和长期肾积水

肾影增大；增强扫描显示肾盂、肾盏明显扩张呈囊状或分叶状，肾皮质萎缩呈羊皮纸状；应注意与多囊肾相鉴别。

输尿管积水可见输尿管扩张，管壁可水肿增厚，也可管壁变薄、输尿管伸长迂曲。

八、输尿管夹层

（一）概述

直接原因是输尿管黏膜损伤和各种病理情况下导致的尿路梗阻。最常见的原因是结石的梗阻、肿瘤的梗阻或压迫、不同原因引起的慢性下尿路梗阻等。尿路梗阻后一方面导致肾血流明显减低，尿液生成减少，肾盂积水减慢，伴严重的肾功能损害。另一方面出现尿液的各种逆流和渗漏,其中以肾盂肾窦逆流最常见,且渗漏至肾外形成尿瘤。有学者认为,发生在输尿管中上段的渗漏则形成"输尿管夹层",根据输尿管壁的解剖结构酷似主动脉夹层。总之,其形成的要素有:①肾盂输尿管黏膜损伤。②慢性输尿管梗阻。③肾功能良好。

(二)临床表现

表现为腰痛和血尿等尿路梗阻的原发病症状,腰痛可向下部或会阴部放射。

(三)CT 表现

平扫可见输尿管呈"双环"及"双腔"改变,即"腔内腔",真腔在内、假腔靠外,其内充满尿液。增强扫描早期假腔密度高于真腔,延迟扫描后则真腔密度高于假腔。真假腔的壁明显强化,夹层的上下端真假腔之间可见线条状粘连带。

九、肾血管平滑肌脂肪瘤

本病又称为错构瘤、良性间叶瘤,是最常见的肾良性肿瘤。

(一)概述

一般起源于肾实质,也可起源于肾窦、肾包膜或肾周连接组织。肿瘤大小不等,可达 10cm以上。肿瘤界限清楚,但无包膜。其组织成分主要包括成熟的血管、平滑肌和脂肪组织。肿瘤血管丰富,可有出血、坏死、囊变和钙化。

(二)临床表现

本病可多年无症状,典型表现为腰痛、血尿和腹部包块。其中腰痛最多见,血尿少见,腹部包块罕见。结节性硬化者则出现相应临床表现。

该病可分为两种类型。

(1)单纯的肾错构瘤、不合并结节性硬化症:单侧单发为主,两侧同时发生 5%~10%。好发于 40~70 岁,女性多见。

(2)伴结节性硬化症:常为多发,两侧性。大约 20%肾错构瘤伴有结节性硬化症,而结节性硬化症的病例 50%~80%伴有肾错构瘤。多发生于中青年。

(三)CT 表现

本病含有脂肪是其特征性的病理表现,准确地显示脂肪成分是其诊断的关键,即使少量也具有诊断意义,故必要时应做薄层扫描。CT 表现为肾实质内境界清楚的占位性病变,密度不均匀;也可位于肾周或包绕肾脏。增强扫描部分瘤组织强化,尤其是血管组织,但脂肪组织和坏死区不强化。极少数以平滑肌为主者呈软组织密度,难与肾癌鉴别。本病有出血倾向(尤其较大者),出血可掩盖脂肪成分;也可伴肾包膜下、肾周和(或)腹膜后出血,产生大量纤维化。巨大的错构瘤可恶变,但少见。

有学者认为,乏脂肪者呈均一强化和持续强化为其 CT 特点,有别于肾癌速生速降的强化特点。

(四)鉴别诊断

1.脂肪瘤和脂肪肉瘤

脂肪瘤和分化良好的脂肪肉瘤 CT 表现为有间隔、境界清晰的脂肪密度肿块,且脂肪瘤无强化,多可与错构瘤相鉴别。分化不良的脂肪肉瘤表现类似恶性肿瘤,有侵蚀性,密度与软组织类似,不难鉴别。

2.肾癌

肾癌内脂肪成分罕见，多为肾癌侵犯、包绕或吞噬脂肪所致，注意分析多可鉴别。两病可同时存在，应予注意。此外，肾畸胎瘤罕见，容易诊断。

十、肾腺瘤

肾腺瘤为良性肾肿瘤，但一般认为是一种潜在恶性的肿瘤或癌前病变。无论是病理还是影像学与肾癌均难以区别。

(一)概述

肿瘤多＜3cm，生长缓慢，常为尸检时偶然发现。腺瘤多位于靠近包膜的肾皮质处，生长甚慢，界限清楚。组织学上分3类：乳头状型、管状型和腺泡型。6％的肾癌起源于肾腺瘤。

(二)临床表现

多无症状，而偶尔发现。因少数肾癌起源于腺瘤，故临床应作为早期癌瘤对待。

(三)CT 表现

肾实质内圆形等密度或稍高密度结节，多＜3cm，边缘清楚，可有钙化。增强扫描轻度强化，有细分隔或呈网格状。有时增强曲线酷似肾癌。

总之，本病与小肾癌及其他良性肿瘤均难以鉴别。

十一、肾嗜酸细胞瘤

本病又称为肾嗜酸细胞腺瘤，是一种少见的有别于肾腺瘤的良性肿瘤。嗜酸细胞瘤属于上皮来源，可起源于肾、唾液腺、甲状腺、胸腺等，也有肾上腺的报道。

(一)概述

多为单发，偶为多发、两肾发病。肿瘤大小0.6～15cm不等，平均4.4cm。肿瘤质地较均匀，中心有瘢痕(54％可见)，通常认为瘢痕是由于肿瘤缓慢生长、长期缺血所致，故肿瘤越大其发生率也越高，但无出血、坏死。光镜下肿瘤细胞呈单一性，胞浆嗜酸颗粒丰富，偶尔可见核的多形性，核仁明显；电镜下胞浆内充满紧密排列的肿胀线粒体。此病的生物学行为，文献争论较多。一方面虽为良性，但有潜在恶性行为。另一方面又有人将其分为3级：Ⅰ级为良性；Ⅱ级有潜在恶性倾向；Ⅲ级为恶性，但也有人认为不存在恶性可能。

(二)临床表现

通常无症状，少数有腰痛、血尿或腹部包块。

(三)CT 表现

(1)平扫呈等密度或稍高密度肿块，界限清楚。

(2)增强扫描呈中度强化，而表现为相对低密度(低于肾强化幅度)，无坏死囊变、出血。

(3)中心星状瘢痕。是本病的特征性表现，呈长条状或星状低密度。

(4)肿瘤内的钙化。少见。

(5)肿瘤包膜。平扫呈等密度常不易显示；增强扫描有助于显示，可呈稍高密度。

(四)鉴别诊断

1.肾癌

肿瘤密度不均，常有坏死出血，甚至呈囊性肿块，边缘多欠清晰，包膜不完整；而嗜酸细胞瘤密度多较均匀，中心可有条状或星状低密度瘢痕，无坏死囊变、出血。

2.肾腺瘤

通常＜3cm,其密度多均匀,边缘清晰。两者多难以鉴别,但肾腺瘤无中心瘢痕。

3.肾血管平滑肌脂肪瘤

含有脂肪者不难鉴别,但小者且缺乏脂肪时则难以区分。

十二、肾球旁细胞瘤

本病又称为肾素瘤,是一种良性肾素分泌性肿瘤。由肾小球入球小动脉的平滑肌细胞分化而来,极其罕见。

(一)概述

该肿瘤位于肾皮质内,界限清楚,瘤内常有出血灶。组织学上为单一细胞组成,排列成巢索状或管状结构,其间有许多血管间隙。肿瘤细胞可有许多分泌颗粒,与正常肾小球球旁细胞特点一致。

(二)临床表现

本病多发生于15～20岁,女性多见。有严重的持续性高血压、头痛、烦渴、多尿、夜尿增多以及低血钾症状。实验室检查以血醛固酮水平增高、肾素升高、低血钾为特征。常合并多次脑出血症状及征象,也可无症状。

(三)CT表现

肿瘤一般单发、较小,2～5cm。肿瘤位于肾皮质处,偶尔位于肾皮质下或肾周间隙。病灶呈等、低密度,边缘光整。因相对乏血增强扫描呈轻度强化,而仍低于肾实质。此外,患者可有反复脑出血表现。

总之,结合其典型的临床表现及CT特点,该病的诊断准确性高,但需注意与分泌肾素的肾细胞癌、肾腺瘤鉴别。

十三、肾血管瘤

本病罕见,是累及血管的先天性肿瘤样病变。

(一)概述

多为单侧,可累及肾皮质、髓质或肾盂的上皮下区,大多位于髓质。病变一般较小,有的可达10cm以上。与其他部位的血管瘤相似,可为毛细血管型或海绵状型,多为海绵状。由充满血液和血栓的海绵状薄壁血管构成,可有退化、坏死后充满血液的大囊腔。

(二)临床表现

大多无症状。部分患者可有血尿,可为持续性,大多为间歇性;伴疼痛及血块。重者大出血伴腰痛。

(三)CT表现

平扫血管瘤呈等密度(因肝、脾密度高于肾脏,故肾血管瘤呈等密度)。增强扫描病变呈多发结节状、团块状强化,且持续时间较长为其典型表现。有时可见迂曲成团的血管。

(四)鉴别诊断

主要与肾癌鉴别。肾癌呈低密度,常有出血、坏死、囊变,而无结节状、团块状强化,可资鉴别。

十四、肾囊性淋巴管瘤

本病为罕见的肾脏良性肿瘤,术前诊断困难。

(一)概述

其发生与淋巴组织发育不良导致继发的淋巴管扩张有关。病灶大小与淋巴管梗阻的位置有关。如果经过肾蒂的淋巴管阻塞,可引起双肾弥散性淋巴囊肿;如果肾内小的淋巴管阻塞,则可引起局限性肿块或淋巴囊肿。

(二)临床表现

可发病于所有年龄,多在 30 岁以后。血尿、腰部钝痛、肾绞痛及肾部肿块为最常见的表现。

(三)CT 表现

常表现为被膜下或肾内低密度肿块,肾大小多无改变。平扫为圆形或类圆形低密度灶,边界清楚,密度均匀,可单发或多发;或弥散分布于肾周呈环形均匀密度,边界清楚。因阻塞淋巴管进行性扩张,故显示多腔病变、分隔厚薄不均。偶于肿瘤边缘见有钙化。增强扫描多无强化,部分有轻度强化,也可由于肾小管及血管的强化,其内见散在扩张的淋巴管。

十五、其他少见肾良性肿瘤

(一)肾平滑肌瘤

常位于包膜下的肾皮质内,一般仅数毫米大小。

CT 表现无特异性,呈低密度结节;增强扫描有强化。

(二)肾纤维瘤

肿瘤一般甚小,多位于髓质,少数位于皮质,具有完整包膜。单发多见,偶为多发且可累及双肾。多无症状。

CT 表现无特异性。平扫呈高密度,密度均匀,多无坏死囊变,可有钙化骨化表现;增强扫描为乏血性肿块,但可延迟强化。

(三)弥散性肾胚细胞瘤病

本病少见。本病累及肾皮质全层,肾脏增大,胚胎小叶显著。常见于肾母细胞瘤患者,尤其是两肾肾母细胞瘤者,因此认为是肾母细胞瘤的前期病变。

CT 表现无特异性。表现为肾显著增大,肾盂、肾盏伸展、扭曲;一侧肾或双肾多发不强化的低密度灶,有假包膜。对<2~3mm 者不易检出。

十六、肾细胞癌

肾癌又称肾细胞癌,起源于肾小管或集合管的上皮细胞,为泌尿系最常见的恶性肿瘤,占肾恶性肿瘤的 85%。

(一)概述

肿瘤 94% 以上呈膨胀性生长,没有包膜,但可以有假包膜(由肾组织受压变性、纤维化而形成)。瘤内常发生出血、坏死、囊变、钙化甚至纤维化。1997 年,国际抗癌联盟和美国癌症联合会推荐使用新分型法将其分为 5 种亚型:透明细胞癌(占 70%)、乳头状癌(又称嗜色细胞癌,占 10%~18.5%)、嫌色细胞癌(占 4%~5.9%)、集合管癌(占 0.4%~3%)及未归类肾癌。透明细胞癌起源于肾近曲小管,肿瘤血管丰富,常同时含有实性和囊性结构,极少数以囊性为主。乳头状癌起源于肾近曲小管或远曲小管,肿瘤常有出血、坏死、囊变及明显纤维包膜。嫌色细胞癌起源于肾集合管的暗细胞,肿瘤一般呈实性结构,很少出血坏死。

本病 5% 为多灶性,1%～2% 为两侧性。其转移途径为局部浸润、淋巴转移和血行转移。小肾细胞癌是指肿瘤直径≤3.0cm 的肾癌,这种癌常认为是早期病变。

囊性肾细胞癌占肾细胞癌总数的 10%～15%。其形成机制尚不清楚,可能与下列因素有关。

(1)肿瘤呈囊性生长,形成大小不等、互不相通的多房囊性肿物,常有假包膜。

(2)肾癌中心供血不足,出血和坏死囊变。其壁厚且不规则,常为单房。

(3)肾癌起源于囊肿壁上的上皮细胞,结节常位于囊肿的基底部。

(4)肾癌引起肾小管或肾小动脉阻塞导致囊肿形成,当肿瘤增大时,嵌入囊肿内,此型少见。

(二)临床表现

好发于 40～70 岁,男女之比约为 2∶1,罕见于青年或儿童。早期多无症状,随病情发展可出现 3 大症状。

(1)40%～80% 出现无痛性血尿。

(2)30%～60% 有腰痛,多为钝痛,血块通过输尿管出现绞痛。

(3)20%～40% 触及腹部包块。此外,小肾癌临床无症状,及时切除预后甚佳。

(三)CT 表现

1.常见表现

(1)平扫呈形态不规则的软组织肿块,常使肾外形扩大或局部隆起。有短毛刺并与肾周筋膜相连是其主要指征之一。多边界清楚。有时平扫显示不清,只有增强扫描才能发现。病灶内常有囊变、出血、坏死、钙化等,少数可合并感染。瘤内出血表现为高密度灶;钙化呈中心性或偏心性,钙化外有软组织成分(而良性钙化多为边缘性)。

(2)增强扫描:大部分肾癌为多血供型,在增强早期(皮髓交界期)病灶明显强化,CT 值升高多＞20Hu,随后快速下降,即强化曲线呈速升速降的特点。在 30～40s 以后开始转为低密度。少血供者强化不著。增强扫描还可观察肾静脉内或下腔静脉内有无癌栓存在,主要表现为在增强血管腔内的低密度占位表现,并可见因血管受侵而局限扩张。

(3)大多数肾癌向内可压迫、侵犯甚至填塞肾盂、肾盏,部分可有肾积水征象。向外可突破肾包膜侵入肾周脂肪和肾筋膜,表现为肾周脂肪层模糊、消失,肾筋膜增厚,但上述并非肿瘤侵犯的特异征象,如出现包膜外壁结节或肾周间隙内肿块,则可肯定包膜或肾周间隙受侵。

(4)淋巴结转移:淋巴结≥1.5cm 应考虑转移,而＜1.0cm 则为正常范围,1.0～1.5cm 者不易定性。

(5)远处血行转移:最常见于肺、骨、肝。

国外有学者认为,皮髓交界期明显强化只出现在透明细胞癌(75%),而不出现在其他类型细胞癌;并且还有学者认为,皮髓交界期 CT 值＞83.5Hu,排泄期 CT 值＞63.5Hu,很可能是透明细胞癌。国内有学者发现,在皮髓交界、实质和排泄期透明细胞癌比乳头状癌和嫌色细胞癌强化明显。

2. 肾细胞癌边缘部 CT 征象与病理表现的关系

肿瘤边缘的 3 类 CT 形态恰与病理上肿瘤边缘的 3 种类型相对应。①CT 肿瘤边缘清楚无分叶者,病理上大多包膜完整。②边缘清楚伴分叶者,病理上大多包膜不完整或锯齿状。③边缘不清者,病理上大多无包膜。

平扫肿瘤边缘不清者,增强后肿瘤大多"缩小"或边缘变清。边缘不清是肿瘤周围正常肾实质内散在浸润的癌细胞所致。平扫肿瘤边缘清楚,无论有无分叶,癌细胞分化程度较高;而边缘不清者,癌细胞分化程度较低,呈浸润性生长。

3. 小肾细胞癌

小肾细胞癌是指肿瘤直径≤3.0cm 的肾细胞癌。大多呈圆形或椭圆形,密度均匀,平扫时低于或等于肾实质,为 30～40Hu;少数因出血而密度较高,边缘多较清楚;少数密度不均,界限也欠清。可突出肾轮廓外。肿瘤内可有出血、坏死、囊性变,但钙化少见。增强扫描因大多数血供丰富,而在皮质期明显强化,CT 值增加 40Hu 以上,实质期强化迅速减退,呈"速升速降"表现。增强后密度不均是由于瘤内多有出血、坏死、囊性变所致。小囊性肾癌的囊壁、壁结节、囊内分隔也于皮质期明显强化,且呈"速升速降"表现。假包膜发生率很高,但 CT 只能发现小部分。

总之,小肾癌可无轮廓异常,多有假包膜形成而边缘清楚、密度可不均、速升速降型强化曲线是其较为特征性的表现。少血供型难以定性,需注意与良性肿瘤甚至出血性肾囊肿鉴别。

4. 囊性肾细胞癌

CT 表现如下:①囊壁改变:囊壁较厚,且不均匀、不规则。增强扫描可见囊壁、分隔及结节的早期厚环状不规则强化和"快进快退"的特点。②钙化:囊壁及分隔钙化明显,呈斑点状、线条状及壳状,且广泛粗大,有别于线形、量少、薄而细的良性钙化。③分隔:常见,且粗细不均,通常＞1mm,与囊壁交界处呈结节状增厚。④囊液:密度不均,可出现碎屑、凝血块等。⑤病变与正常肾实质的分界:多不清,与缺乏包膜及浸润性生长有关。⑥病变的大小:常较大。当较小时,恶性征象少或不明显,则诊断困难。⑦鉴别诊断:应注意与肾囊肿并感染、肾畸胎瘤、肾结核、多囊肾等囊性病变相鉴别。此外,肾盂癌、肾母细胞瘤也可呈囊样生长。

总之,肾癌应注意结合病史与弥散性黄色肉芽肿性肾盂肾炎、肾脓肿及肾周脓肿,以及淋巴瘤、脂肪肉瘤等相鉴别。

十七、肾脏集合管癌

本病又称 Bellini 导管癌,是恶性程度较高的上皮细胞性肿瘤,因起源于集合管上皮细胞而得名,约占肾癌的 0.4%～3%。

(一)概述

虽然肾皮质和髓质中均可见到集合管,但是肉眼观察集合管癌位于髓质,也有学者根据肿瘤浸润的部位不同分为单纯髓质型、皮质髓质型和皮质—髓质—肾盂型。该肿瘤有向肾内、外浸润及淋巴结转移和远处血行转移的特点。组织学特点是瘤细胞呈腺管状或腺管乳头状排列,内有明显间质反应及淋巴细胞、浆细胞、其他炎性细胞浸润;免疫组织化学检查肿瘤细胞表达 34BE12 和(或)PNA 等。

（二）临床表现

多见于青壮年，发病年龄为 20～80 岁，男性略多。血尿、腰腹痛为最常见的症状，还可有腹胀、腹块以及远处转移的症状。

（三）CT 表现

肿瘤较小时，表现为髓质区界限不清的低密度灶，肾轮廓无改变；中度均匀强化。肿瘤较大时，累及肾皮质并侵犯肾被膜及周围结构时，表现为界限不清的混杂密度灶，可有囊变、坏死及钙化；增强扫描强化不均，肾盂及肾盏受压移位；肿瘤突破肾被膜则可肾周脂肪囊密度增高、条索状影及肾筋膜增厚；同时，还可见肾盂软组织块、肾窦脂肪密度消失，以及肾动、静脉受累。

（四）鉴别诊断

主要应与肾透明细胞癌鉴别，后者肿瘤界限多清楚，肾被膜、肾周脂肪囊、肾筋膜的受累相对少见。尤其增强扫描无论在皮质期、实质期，还是肾盂期，其肿瘤实性部分的强化程度总是高于肾集合管癌，有助于鉴别。此外，结合肾盂癌的生长部位和生长特点，两者也可鉴别，但肾集合管癌的确诊及鉴别仍靠病理组织学。

十八、肾盂癌

肾盂癌占肾恶性肿瘤的 8%～12%。肾盂癌较单纯输尿管癌多 2～3 倍，而膀胱癌多于肾盂原发癌 50 倍。

（一）概述

肾盂癌 85%～95% 为移行细胞癌，此外，还有 10% 为鳞状细胞癌，腺癌不到 1%。移行细胞癌最常发生于肾盂（82%～90%），且常为多发（20%～44%）；同时发生在膀胱 10%，同侧输尿管 17%，或同时发生在膀胱和输尿管（15%）。85% 的移行细胞癌是乳头型，属低度恶性，浸润慢、转移晚。非乳头型移行细胞癌为浸润性恶性病变，恶性程度高，早期可直接扩散和转移，5 年生存率小于 10%。

此外，所谓的良性乳头状瘤，易恶变，也有学者认为属低度恶性，影像学难以鉴别。

肾盂癌的转移途径：①局部浸润肾实质、肾盂和肾门周围组织。②淋巴转移：主动脉旁、纵隔和锁骨上淋巴结转移。③血行转移：肺、肝和骨多见，其次为肾上腺、对侧肾和胰、脾。

（二）临床表现

好发于 40 岁以后，以 50～70 岁多见，男女之比为 2∶1～3∶1，典型症状为无痛性、间歇性全程血尿。腰痛以钝痛为主，血块进入输尿管可出现绞痛。

（三）CT 表现

表现为肾盂内软组织肿块，CT 值为 8～30Hu，密度高于尿，低于肾实质。典型的肾盂移行细胞癌常居肾盂的中央，且常呈离心性膨胀性生长，可侵犯肾窦及肾实质，但肾外形多不发生变化为其特点之一。

若肿瘤侵犯大部肾脏或蔓延至肾外时，其表现可类似肾细胞癌。肾盂癌血供少于肾细胞癌，增强扫描可轻、中度强化，肾功能常减退，但我们遇见 1 例于实质灶，增强扫描轻度强化；右肾盂肾盏有积水表现期呈显著强化，CT 值升高近 80Hu。晚期患者，延迟扫描有时可见未累及的散在肾实质呈条带状轻度或明显强化。少数可有钙化（约占 1%），呈散在或集中的不规则高密度钙化灶。还可有肾小盏或肾盂变形、受压、移位、梗阻，甚至发生肾盂肾盏积水。非乳头状移行细胞癌及鳞癌很少或不产生肾盂内低密度光滑的或分叶状软组织肿块,但可有管壁增厚、浸润性肾肿块表现。

(四)鉴别诊断

1.肾细胞癌

当肾癌和肾盂癌长到一定大小时,均可向肾盂和肾实质方向相互侵犯,而鉴别困难,下列特点有助于鉴别。

(1)肾癌血供丰富,增强比肾盂癌明显。

(2)肾盂癌常居于肾盂中央,且常呈离心性生长增大和(或)浸润肾实质;肾癌则起源于外周肾实质,甚至起源于中央者,也偏心侵犯肾窦,但在晚期这种关系不复存在,继而鉴别困难。

(3)即使很大的肾盂癌,也可保持肾外形轮廓不变,这种情况在肾癌中少见。

(4)晚期肾盂癌倾向于造成收集系统阻塞,使肾功能部分或几乎完全丧失;延迟扫描未累及的小部分散在肾实质呈条状强化,提示肿瘤中心性起源、离心性扩张或侵犯。

(5)即使晚期肾盂癌也很少侵犯肾静脉和下腔静脉。

2.结石、凝血块、肾盂旁囊肿

平扫 CT 值肾囊肿为$-10\sim10$Hu、结石为 $100\sim250$Hu、凝血块一般为 $50\sim65$Hu,而肾盂癌多为 $8\sim30$Hu;且前三者增强扫描均无强化。借此多可鉴别。

十九、肾母细胞瘤

本病又称为肾胚胎瘤或 Wilms 瘤,系恶性胚胎性混合瘤。其约占肾恶性肿瘤的 6%,是儿童期最常见的恶性肿瘤之一。可发生于肾的任何部位,但始自肾盂者少见。

(一)概述

本病起源于间胚叶组织,由胚芽、上皮、间叶三种成分构成,后者可化生为肌肉、脂肪、血管、软骨和骨组织等。肿瘤多单发,也可多中心起源,4%~10%为双侧性。肿瘤大多位于肾包膜下肾皮质,外生型主要向肾外生长,而所谓肾外型罕见,主要起源于肾异位的胚细胞,多位于肾脏附近腰椎旁,也可位于腹股沟、盆腔、后纵隔等。肿瘤内可有坏死、囊变、出血和钙化。肿瘤增大可直接侵犯或挤压肾组织,引起肾盂、肾盏的变形,并突破肾包膜侵入肾外组织。少数侵及肾盂输尿管,可种植到远处泌尿器官。30%~40%侵及肾静脉及下腔静脉。常转移到肺、肝,腹膜后次之,骨、脑转移等少见。

(二)临床表现

多见于 1~3 岁小儿,75%见于 5 岁以下,90%在 7 岁以前,新生儿极为罕见,男女发病相近。临床表现为腹胀或无痛性包块,少数有轻度腹痛、血尿(30%)、高血压、贫血、发热等。15%伴先天性畸形如先天性无虹膜、半身肥大、马蹄肾和内脏巨大症。

少数发生于成人的肾母细胞瘤,可发生于 15~84 岁,多见于 20~30 岁,女性稍多于男性。主要症状为迅速生长的腹部肿块,腹痛多位于腰、背部。就诊时间短,约一半以上有血尿,就诊时约 1/3 已有转移。

(三)CT 表现

肿瘤起自肾皮质,多位于一侧肾的上极(多于下极)。在肾内膨胀性或弥散性生长,也可大部分向肾外膨隆而类似肾外肿瘤。平扫呈实性或囊实性肿块,少数以囊性病变为主。肿块密度不均,可有出血、坏死、囊变,较少有钙化(5%~15%,也有报道达27%)或低密度脂肪组织(7%)。瘤体一般较大,巨大者向前可抵腹壁、向内超越中线、向上下可压迫邻近脏器。残余的肾脏见于瘤体的周围或上下极内,平扫时与肿瘤分界不清。部分病例肿瘤内含有扩大的肾盂(盏),少数肿瘤早期经肾盏突入肾盂呈息肉状生长。增强扫描呈不均匀强化的实质性肿块,但仍低于明显强化的肾脏;肿瘤包膜可强化;肿瘤内出血、坏死、囊变区无强化而显示更清楚。在肾盂显影期可见肾盂、肾盏的受压、移位、变形和扩张等。国内有学者认为肿瘤压迫、侵蚀肾脏,使残存肾实质呈"新月形"强化,为肾母细胞瘤的典型CT表现,且此征象有助于与腹膜后其他恶性肿瘤侵及肾脏造成的破坏相鉴别。还可见肿瘤外侵、血管受侵、淋巴和远处血行转移表现。

成人肾母细胞瘤多位于肾包膜下的皮质部,因而常表现为自肾内向外延伸的肾外肿块。瘤内常有出血、坏死,并可有钙化,约75%有假包膜。增强扫描因少血管而轻度强化,肾静脉及下腔静脉内常有癌栓。

(四)鉴别诊断

1.神经母细胞瘤

肿块小时易于鉴别,但肿块大时无论平扫或增强可难以鉴别。

(1)后者主要起源于肾上腺,肾形态较完整,但移位明显;而肾母细胞瘤致肾变形,但移位不常见。

(2)肾外性肿块肾有外来压迹;而肾源性肿块肾有不规则缺损、破坏,残存的肾实质呈"新月形"强化为肾母细胞瘤的典型表现。

(3)腹膜后神经母细胞瘤的分叶征、钙化、腹膜后淋巴结增大和腹主动脉及其分支的包埋等征象有助于与肾母细胞瘤相鉴别。

2.儿童患者鉴别诊断

应注意与肾透明细胞肉瘤、肾细胞癌、肾恶性横纹肌样瘤、肾胚胎性横纹肌肉瘤、先天性中胚肾瘤,以及小儿腹膜后其他肿瘤相鉴别,但鉴别点特异性不高。肾透明细胞肉瘤为不伴钙化的实质性肿块,易发生骨骼转移;肾恶性横纹肌样瘤可伴中枢神经系统的原发肿瘤(后颅凹中线处,与髓母细胞瘤相似),并易早期转移至脑;先天性中胚肾瘤病变相对良性,发病年龄多为3~4个月内,为较大的实质性肿块,其周围浸润及远处转移少,预后好。

3.肾细胞癌

成人肾母细胞瘤主要与肾细胞癌鉴别。

(1)后者好发于中、老年男性;而成人肾母细胞瘤多见于20~30岁女性。

(2)后者生长缓慢,体积稍小于前者;而肾母细胞瘤生长快、体积较大。

(3)后者CT表现常在肾内发展;而成人肾母细胞瘤常向肾外生长。

(4)后者为多血管肿瘤,增强扫描呈速升速降强化曲线;而成人肾母细胞瘤为少血管肿瘤。

二十、肾脏肉瘤

肾脏肉瘤为恶性肿瘤,其种类颇多,但均较少见。

(一)概述

来源于肾脏间质组织或包膜。可有脂肪肉瘤、平滑肌肉瘤、纤维肉瘤、血管肉瘤、横纹肌肉瘤和间叶肉瘤、血管外皮瘤等。瘤体可位于肾内，也可向肾周围生长。

肾及肾周脂肪肉瘤大多数起源于肾周围的脂肪层，常较大，可有囊变、坏死、出血区。镜下与其他部位的脂肪肉瘤相似。

平滑肌肉瘤占肾恶性肿瘤的 2%～3%。多起源于肾包膜，也可发生于肾盂和肾乳头部的平滑肌组织。常转移至肺、肝等部位，也可有囊变、坏死、出血区，有时可有钙化。镜下与其他部位的肉瘤平滑肌相似。

有文献认为血管外皮细胞瘤约占肾脏肉瘤的 20%，而血管肉瘤却十分罕见。纤维肉瘤和横纹肌肉瘤都十分罕见。前者多起源于肾包膜，后者可能来自未分化的间叶细胞。

(二)临床表现

肾脏肉瘤可发生于各年龄组，以 40 岁以上多见。临床上可出现肾癌常见的 3 大症状，即腰痛、腹部肿块和血尿。

(三)CT 表现

肾内或肾周出现大小不等的类圆形软组织肿块，常发生坏死、囊变、出血、钙化等改变。增强扫描多有轻度不均匀强化。病灶边缘不规整，侵犯或包围肾脏；侵及肾脏时则肾界限不清楚，并有推压移位等征象；肾周筋膜、腰肌等组织可受侵、增厚、破坏等，甚至可侵及腹膜、肠管。

除脂肪肉瘤含脂肪密度外，其他肉瘤无组织特异征象，与肾癌较难鉴别，但肾癌速升速降的强化曲线有助于鉴别。

二十一、肾淋巴瘤

除了造血系统和网状内皮系统外，肾脏是结外淋巴瘤的最好发部位之一。

(一)概述

肾淋巴瘤多为继发性，可由血行播散累及肾脏，也可由腹膜后病灶侵犯所致。因肾内缺乏淋巴组织，故原发者非常少见。国外文献报道尸检淋巴瘤患者，累及肾脏的病例高达 30%～60%，但 CT 发现率仅为 3%～8%。肾淋巴瘤多为非霍奇金淋巴瘤，且多为 B 细胞型。

(二)临床表现

一般无明显的泌尿系症状。可因发热、浅表淋巴结肿大或查体发现肝、肾异常而就诊。

(三)CT 表现

可有多种表现，缺乏特异性。常见有下列 5 种类型。

1. 多发肿物型

多发肿物型占 50%～60%。通常为双侧，也可为单侧；病灶呈软组织密度，可有轻度强化；大小为 1～3cm，肾外形多无变化或变化轻微；半数合并腹膜后淋巴结增大。结合病史可与转移瘤鉴别。

2. 单发肿物型

单发肿物型占 5%～15%。此型可能是多发肿物型的特殊表现。平扫呈均匀软组织密度，有轻微强化，常有肾外形变化。肾癌强化明显，且呈"快进快退"型强化曲线有助于两者鉴别。

3. 肾弥散增大型

肾弥散增大型占 20%。常为双侧性；由于肾间质淋巴组织增生，可仅表现为肾脏增大，肾外形正常;增强后可见多发边界模糊之浸润灶,可有肾功能减退。应注意与炎性病变相区别。

4.邻近病灶侵犯型

邻近病灶侵犯型占25%。肿大融合的腹膜后淋巴结包绕肾血管、侵及肾门。常合并腹部其他部位软组织肿块。

5.肾周肿物型

肾周肿物型约占10%。表现为腹膜后肿物直接侵犯或包绕肾脏,可有肾筋膜增厚及肾窦侵犯。应注意与肾周转移癌、腹膜后纤维化、胰腺炎、尿瘤等鉴别。

二十二、肾转移瘤

肾转移瘤并不少见,仅次于肝、肺、骨骼转移瘤。

(一)概述

肾转移瘤的原发恶性肿瘤依次来源于肝、乳腺、肺、胃、子宫颈、结肠、胰腺等,也有文献报道最常见于肺,并经尸检认为约19%的肺癌有肾转移,且多为双肾。

转移途径:①邻近结构恶性肿瘤的直接蔓延侵犯。②淋巴道转移。③血行转移。④对侧肾转移,常为癌栓经肾静脉侵入肾脏。⑤全身恶性肿瘤波及肾脏,如白血病、淋巴瘤等。

肾转移瘤常为多发和双侧性,少数为单侧,甚至为只有一个病灶。病灶多位于皮质,常在肾包膜下,但髓质也可有转移。瘤体呈球形、椭圆形或不规则形。大小多为1～2cm,但也有较大者。

(二)临床表现

肾转移瘤多数体积较小,故很少因转移瘤发生肾功能的变化。肾脏受累症状常被其他脏器受累症状所掩盖。除原发癌的表现外,部分可有血尿、疼痛和肿块等。

(三)CT表现

平扫多呈等或低密度灶,增强扫描因少血供轻度强化,仍呈低密度。病灶多数密度均匀、边缘光整。两肾多发小病灶,常见于肺、乳腺等肿瘤转移;单侧孤立性病灶,类似原发癌,多见于结肠癌转移;肾及肾周同时侵犯,多见于黑色素瘤转移。

二十三、输尿管癌

本病占泌尿系肿瘤的1%～2%。

(一)概述

多来自输尿管上皮组织。好发于输尿管中下段,多为单侧发病,偶为双侧。可以单发或多发。可孤立存在,或由肾盂肿瘤蔓延或种植形成,也可由膀胱肿瘤向上蔓延而来。绝大多数为移行上皮癌,鳞癌、腺癌和未分化癌均甚少见。肿瘤可呈广基浸润生长或呈菜花状生长,致不同程度的输尿管梗阻。早期局部淋巴结转移和血行转移到肺、肝和骨骼等并不少见。

(二)临床表现

本病多发生于50岁以上,男性约为女性的2倍。主要症状为无痛性肉眼血尿,部分有腰痛,也可出现腹部包块。晚期出现恶病质。

(三)CT表现

平扫和增强可见病变部位输尿管管壁增厚、腔内软组织肿块、管腔狭窄和闭塞,以及肾盂肾盏积水表现。肿块小者多呈圆形,边缘较光整或有小棘状突起;肿块较大者(>5cm)则多不规则,中央可有坏死液化,周围有粘连浸润。增强扫描呈轻度不均匀强化,与管壁强化程度相仿;肾盂期可见输尿管内不规则充盈缺损。增强扫描还可明确邻近脏器的侵犯程度及有无淋巴结转移。

(四)鉴别诊断

1.结石

即使阴性结石其 CT 值也明显高于肿瘤,但应注意输尿管肿瘤合并钙化或结石的比率较高。

2.血块

密度与形成时间长短有关,无强化表现。短期随访可有明显的退缩。

3.息肉

发病年龄小。好发于输尿管上 1/3 段。呈条状充缺,管壁光滑,无破坏,但严格来说良、恶性肿瘤形态学无明显特异性,有赖于细胞学和病理组织学。

4.结核及其他炎性狭窄

一般病变范围较长,管壁呈均匀性增厚。结核则呈不规则串珠状的狭窄及扩张,均伴肾脏及膀胱的相应改变。

此外,还应与腹膜后纤维化及其他腹膜后占位性病变相鉴别。

二十四、膀胱癌

本病为泌尿系最常见的恶性肿瘤,占所有恶性肿瘤的 4%。

(一)概述

最常见于膀胱三角区、侧壁和后壁,常为多中心。90%为移行细胞癌,腺癌约占 2%,鳞癌占 5%～10%,鳞癌多发生于有慢性炎症的患者。此外,相当部分组织学上的良性乳头状瘤,性质上却是恶性的,因此乳头状瘤为潜在恶性肿瘤,甚至有人称为乳头状癌Ⅰ级。肿瘤为带蒂的乳头状肿块,或呈广基生长,也有溃疡和浸润型的。多向邻近组织直接蔓延,少数局部淋巴结转移和血行转移到肺、肝和骨骼等。

(二)临床表现

好发于成年男性,40 岁以上者占 93%。主要为无痛性肉眼血尿,多为间歇出现的全程血尿。可有尿频、尿急和排尿困难。

(三)CT 表现

1.腔内肿瘤

腔内肿瘤可以是单个或多个突入腔内。肿瘤密度欠均匀,边缘清晰,内可有斑点状钙化。增强扫描强化不显著。当累及黏膜下层或肌层时,表现膀胱壁增厚,但 CT 不能区别限于黏膜内或已侵入黏膜下层及肌层。晚期肿瘤可充满整个膀胱,如肿瘤位置接近输尿管的开口,可导致输尿管梗阻。

2.累及膀胱周围组织

累及浆膜层后,可见膀胱壁外缘不光滑、与周围的脂肪层分界模糊,甚至伴纤维条索状粘连。

3.累及邻近器官

可见膀胱精囊三角消失,前列腺、精囊增大变形等。

4.肿瘤蔓延达盆壁或有淋巴结转移

可累及前腹壁、盆壁及闭孔内肌等。盆腔淋巴结>15mm者为阳性。

CT分型:国内有学者根据其病理分型,将CT表现分为4型。①乳头状有蒂型。②非乳头状有蒂型。③乳头状宽基底型。④非乳头状宽基底型。

(四)鉴别诊断

1.其他类型膀胱肿瘤

如良性的乳头状瘤、炎性假瘤,恶性的肉瘤、淋巴瘤均表现为膀胱腔内的占位,CT难以鉴别。

2.膀胱结石

无论阳性或阴性其密度均明显高于膀胱癌等一般肿块,且位置有活动性。

3.血块

膀胱壁完整,无受侵;变换体位有活动性。

4.膀胱结核

膀胱多明显缩小,轮廓毛糙,即所谓"挛缩膀胱";均伴肾脏、输尿管的相应改变。与肿瘤不难鉴别。

5.神经源性膀胱

膀胱多呈宝塔状,体积增大,小梁甚粗,膀胱壁普遍增厚。IVP多伴输尿管反流。

6.脐尿管肿瘤

膀胱前上方、壁外的软组织肿块,并侵犯膀胱顶部前方黏膜;而膀胱癌以腔内肿块及膀胱壁改变为主,壁外改变较少,且顶部前壁非好发部位。

7.前列腺增生和前列腺癌

突入膀胱内块影的上下径远小于横径,仅1~2个层面可显示。另外,膀胱底部和侧壁正常,与块影可分开或紧贴。当然整个膀胱壁可因排尿障碍而广泛增厚,但无局部改变。

二十五、脐尿管癌

脐尿管源于尿囊上部,在胚胎第七周,膀胱处于脐部,随后沿前腹壁向下沉降,上部渐缩小、闭锁为脐尿管索,此处组织结构与膀胱相同。

(一)概述

脐尿管癌少见,占膀胱肿瘤的0.17%~0.34%。发生于膀胱内或近膀胱的脐尿管端。其中黏液腺癌占95%。脐尿管上皮为移行上皮,而脐尿管肿瘤多为腺癌,对此有两种解释:一是移行上皮向柱状上皮的化生,进而恶变;二是腺癌起源于脐尿管内残余的岛状含黏液的后肠上皮。

(二)临床表现

多见于40~70岁。早期多无症状,肿块较大或浸润膀胱壁时才出现临床症状。主要表现为腹痛和中下腹中轴线上腹内包块,当侵及膀胱时出现膀胱刺激征和血尿。

(三)CT 表现

位于膀胱顶部中轴线上软组织肿块或含钙化的囊性肿块;肿块主要位于膀胱外,推压膀胱,与膀胱壁界限不清,局部膀胱壁增厚。肿块内可有斑点状钙化,位于肿块中央或周围。增强扫描肿块强化程度不一,多强化明显。肿块前缘可侵及腹壁,还可直接侵犯或沿淋巴道转移至大网膜、腹膜、盆腔淋巴结及器官。

(四)鉴别诊断

脐尿管囊肿有时可呈实性密度或因感染而壁厚,但囊肿壁相对均匀规则,其钙化粗大,沿壁呈环状;而癌变壁厚而不规则,钙化呈细小斑点状。

第六节　运动系统疾病 CT 诊断

一、检查方法与正常影像

在该系统的疾病诊断中,CT 有许多优势,但必须与 X 线片相结合,才能提高其诊断水平。其优势为:①能显示平片不能发现的骨和软组织中的细小病变,如细小骨折、软组织脓肿、髓内骨肿瘤、病变向软组织的浸润情况等。②对解剖复杂的骨和关节,或者对不能获得充分有效的平片的部位如骨盆、脊柱、胸骨、骶髂关节、胸锁关节,甚至膝关节、踝关节等,都可显示出明确的解剖关系及其变化。③CT 能够精确地测量 CT 值,以判断骨内、关节内病变的组织密度(如是否含有气体、水、脂肪等),有利于进一步的定性诊断。

(一)CT 检查的注意事项

(1)在 CT 扫描前应做常规 X 线平片检查,以确定病变的位置,必要时体外标记定位。

(2)CT 扫描时一般用 5mm 层厚和层距连续扫描,较大的病变可 10mm 层厚、10~20mm 层距扫描。必要时可行 2mm 层厚和层距薄层扫描。

(3)要了解病变在某一解剖面的表现时,尽量以此平面作为扫描平面(如冠状位和矢状位扫描),不应依赖于重建图像,如鼻骨骨折时应根据骨折线的方向合理应用轴位和冠状位扫描,再结合三维重建,有利于明确诊断。

(4)合理应用仰卧位或俯卧位,甚至根据需要采用特殊体位扫描。

(5)四肢病变宜双侧同时扫描,以便与健侧对照。

(6)CT 值虽可明确某些病变的性质,但有局限性,如狭窄的髓腔内病变,由于受骨皮质或部分容积效应的影响而致 CT 值不准确。

(7)单纯骨内病变一般无须增强扫描,但下列情况可行增强扫描:①怀疑有软组织肿物,但平扫不明显时。②因诊断或治疗需要,了解病变的血供情况时(但恶性肿瘤并不都是高血供的)。③观察肿瘤与邻近血管的关系时。

(8)膝关节充气或阴性造影剂造影 CT 有利于交叉韧带和半月板的显示。膝关节和其他关节的造影还有利于显示关节内滑膜增生、粘连及关节囊损伤等。

(9)合理利用窗宽、窗位分别观察骨与软组织病变。必要时可行多平面图像重建和三维重建。

(二)螺旋 CT 的应用价值

螺旋 CT 对骨关节疾病尤其是创伤有着平片不可比拟的优势。

(1)多平面重建有利于病变及其征象的充分显示。

(2)三维成像可从整体上了解病骨的形态、骨折线的位置、骨折块的移位程度和旋转方向，以及病灶或骨折块与整体骨及周围结构的关系等。在骨盆和脊柱的骨折中应用较多，也可应用于膝关节等。

(3)曲面重建技术是多平面重组技术的延伸和发展，尤其适用于下颌骨、骶尾骨创伤的诊断。

(三)正常解剖和 CT 表现

1.肩关节

肩关节由肩胛盂与肱骨头构成，又称为盂肱关节。

轴位 CT 图像表现：①紧邻肩胛骨后面的冈上肌和冈下肌。②肩胛骨前面是肩胛下肌，肩胛下肌的后下方是大圆肌和小圆肌。③肱二头肌和肱三头肌分别位于肱骨近端前、后方；三角肌围绕在肩关节的上外侧。④正常时肱骨头关节面中 1/3 与肩胛盂中 1/3 相关节，肱骨头表面的透明软骨呈光滑的弧线状。⑤在喙突平面肱骨头基本呈圆形，在喙突以下平面渐出现大、小结节，肱头外形不规则。大、小结节之间是肱二头肌长头。⑥肩胛盂关节面略凹，被覆的透明软骨中间薄、四周厚，周边演变为纤维软骨是盂唇，盂唇基本是三角形。⑦维持肩关节稳定的重要韧带包括肩袖、肱三头肌长头、肱二头肌长头。

2.肘关节

扫描方法：患者俯卧，将患肢上举，肘关节屈曲 90°置于头顶上方，前臂中位(拇指向上)并与定位线平行。扫描范围从肱骨髁上至鹰嘴远端，以＜5mm 层厚和层距扫描，也可在肘关节伸直位时进行扫描。屈曲位扫描可清楚显示肱桡关节、肱尺关节。伸直位扫描可清楚显示肱骨远端及上尺桡关节。

伸直位横断面图像示：①肱骨髁间平面：肱骨下端前后变扁，后缘偏内侧边缘微凹为肱骨滑车后关节面，它与其后的尺骨鹰嘴前面的关节面构成关节。鹰嘴的后缘显示肱三头肌腱。肱骨前面有肱肌，肱肌前为肱二头肌，内侧为旋前圆肌，这 3 块肌肉间隙内见肱动、静脉及正中神经。肱骨下端的内侧后缘可见尺神经。②尺骨冠突层面：冠突呈不规则形，外缘弧形凹面为桡切迹，它与圆形的桡骨头内缘之间有关节间隙。桡骨头外围有桡骨环状韧带，韧带的两头附着于冠突桡切迹的前、后缘。近侧桡尺关节的后面是肱三头肌，其外侧为桡侧腕长伸肌，后者的前方是肱桡肌。肱肌在尺、桡骨前，肱肌与肱桡肌之间有桡神经。肱肌前内方是旋前圆肌。肱肌前面是肱动、静脉和正中神经。冠突内侧有指浅屈肌和尺侧腕屈肌，它们与尺骨之间有尺神经。

3.腕关节

腕关节因解剖位置的关系，可行轴位、冠状位和矢状位三个方向的扫描。腕关节包括桡腕关节、腕中关节和掌腕关节 3 部分，以冠状位显示为佳。

(1)桡腕关节：桡骨远端、尺骨的纤维性三角软骨盘与近排腕骨的舟状骨、月骨、三角骨构成桡腕关节。桡骨下端凹陷，容纳舟状骨和月骨。尺骨下端不直接参与桡腕关节。桡腕关节腔与下尺桡关节腔互不相通。

（2）腕中关节：亦称腕骨间关节。由近排腕骨和远排腕骨构成，关节间隙呈"S"形。舟状骨、月骨构成凹形的尺侧半，容纳头骨近端。

（3）腕掌关节：第2～第5掌骨基底与远排腕骨构成第2～第5掌腕关节。第1掌骨与大多角骨构成单独的拇指腕掌关节，与其他关节不通。

（4）CT表现：远排腕骨横断层面显示远排腕骨沿手腕背侧面排列，呈凹向掌侧的弧线，大多角骨与钩骨相对，中间的空隙主要为腕管的断面。腕管内有指浅、深屈肌腱和拇长屈肌腱，共9条，正中神经位居前部。腕管和大多角骨前面为拇指对掌肌和拇短展肌。腕管正前方是掌腱膜，最内方为小指短展肌和小指对掌肌。手腕背侧也有许多的深肌腱。

掌骨近端横断层面与远排腕骨层面相似，显示第1～第5掌骨基底由内向外呈弓状依次排列，其掌侧为腕管的断面结构。

4. 髋关节

髋关节由髂骨、耻骨、坐骨及股骨上端组成，股骨头与髋臼形成球窝形关节。

（1）儿童髋关节：髋骨在成人是一块完整的不规则扁骨，在儿童有3个独立的骨块即髂、耻、坐骨所组成。胚胎时期这3骨各有1个初级骨化中心，出生后三者之间遗留1个"Y"形软骨，它实际是髂、耻、坐3骨共有的髋软骨。于8岁前后"Y"形软骨出现二次骨化中心。其闭合时间男性为16～17岁，女性为13～17岁。

股骨上端有3个骨骺，即股骨头骨骺和大小粗隆骨骺。

1）CT表现。儿童髋关节骨化过程有以下CT表现：4～5岁未骨化的"Y"形软骨，平片表现为髋臼顶波浪状钙化；CT可见到环形或斑点状钙化斑。8岁前后平片表现"Y"形软骨有多个二次骨化中心即小骨骺，"Y"形软骨偏上部骺板呈前后水平位；CT横断扫描可同时显示多个骨化中心。另外，"Y"形软骨的骨化带也呈波浪状，故二者CT均可表现为环形钙化簇。

股骨头透亮环征：为股骨头骺与颈交界处的影像，中心密度高呈球形，外围可见透亮环，称为透亮环征。中心密度高的部分是网状紧密排列的骨小梁；外周透亮环为放射状纤细的骨小梁。环征由上往下逐渐变窄乃至消失，中心致密结构由模糊变清晰。

弧线征：为股骨头骨骺与干骺端之间形成的一透亮间隙，此透亮线为骺板软骨。此征在儿童髋关节半蛙式扫描时出现。

新月征：出现于较大儿童，因头骺增大，在股骨头的内侧面出现一个新月状骨骺。实际为头颈交界处的影像。

小凹征：位于头颈交界的前缘，呈0.5cm左右的圆形低密度，周围硬化，可单发或2～3个，其内无钙化。

此外，股骨大小粗隆可见多个骨化中心的不规则钙化，密度不均匀，勿误为骨折。

2）鉴别诊断。

滑膜骨软骨瘤病：多见于30～50岁男性，多为单侧，钙化骨化位于关节腔内，而"Y"形软骨环形钙化发生于6～14岁，且为对称性，钙化斑位于髋臼顶的股骨头上缘。

髋臼缺血坏死：好发于青少年。常与股骨头缺血坏死和髋臼发育不良并存，多为单侧。影像学表现髋臼浅而宽，髋关节呈半脱位状态。髋臼密度不均，有囊变及周围硬化表现。股骨头骨骺变扁、增宽、囊变及破碎表现。

(2)股骨颈前倾角的测量：小儿先天性髋关节脱位常需测量股骨颈前倾角。

测量方法：①患侧髋关节轴位扫描，并加扫股骨髁向后最突出层面。采用包括股骨颈图像层面和股骨髁最突出层面。②测量股骨颈中线与台面(水平面)角度(A)和股骨髁后缘连线与台面(水平面)所成角度(B)。③A角减去B角即为股骨颈前倾角。

(3)髋臼的X线解剖：髋臼是由髂、坐、耻3骨和体部共同组成的，分别是髋臼的上2/5、后下2/5及前下1/5。根据形态学和力学原理，又将髋臼分为两个柱和两个壁。前壁小于后壁，且较少发生骨折，后壁骨折则多见。

1)前柱(髂耻柱)始于耻骨支，经髋臼前内侧面向前延伸达髂前上棘或髂嵴。

2)后柱(髂坐柱)始于坐骨大切迹，经髋臼负重区和髋臼后面后方向下至坐骨结节。

X线平片其重要标志线如下。①髂耻线：是前柱内缘线，自坐骨大切迹外缘，向前沿骨盆边缘经耻骨上支至耻骨联合。②髂坐线：代表后柱外缘线，自坐骨大切迹垂直经髋臼的泪滴外侧延伸至闭孔下缘。③泪点线：用于判断髂坐线是否内移。④髋臼顶线：代表髋臼负重区。⑤前后缘线：髋臼前后壁的边缘线，需多体位摄片观察。⑥前柱线：又称髂耻柱线，代表前柱形态。⑦后柱线：又称髂坐柱线，代表后柱形态。

掌握以上X线解剖有利于正确认识髋臼的CT解剖。

(4)成人髋关节：髋臼中心层面示膨大球形的股骨头位于口朝外的半月形髋臼内。股骨颈前后缘见关节囊影，呈厚2~3mm的线条影，内侧分别附着于髋臼的前唇和后唇。大转子在关节囊外。股骨头边缘光滑，可见股骨头凹。在头的中央层面骨小梁粗大分散呈星芒状，叫作星芒征。髋臼的骨盆缘覆以梭形闭孔内肌。髋臼后方有坐骨神经断面，再后是臀大肌影。髋关节前外侧有臀中肌、阔筋膜张肌、缝匠肌及紧贴关节深层的肌肉(髂腰肌、股直肌)，前内方之股三角由外向内依次排列有股神经、股动脉、股静脉及其分支。髋关节前关节间隙宽为0.2~0.4cm；后关节间隙宽0.2~0.3cm；中间关节间隙0.5~0.8cm。

(5)正常成人髋臼前倾角的测量

1)测量方法。选择通过股骨头中心的层面作为赤道面。髋臼前后缘连线与双侧股骨头中心连线垂直线的外侧夹角即为髋臼前倾角。

2)正常值。国内有学者测量了100例正常成年人髋臼前倾角，并首次制定其标准。国内男性正常范围为6.51°~21.53°；女性的正常范围为8.32°~25.38°。该数值较外国人稍低，可能与人种及测量误差有关。多数学者同意该角女性比男性大2°~5°。

3)临床价值。成人髋臼发育不良为较常见的疾病，尤其多见于女性，易早期发生髋关节退行性变并影响其关节功能，髋臼发育不良患者该角增大。结合其他表现，可早期诊断成人髋臼发育不良。

5.骶髂关节

(1)正常成人骶髂关节的解剖特点和CT表现如下。

其解剖特点为：①骶髂关节分为中下2/3的滑膜部和后上1/3的韧带部。②骶髂关节的外形变异很大，多数呈耳状，有的呈"C"形或钝角形。足月胎儿的骶髂关节面是光滑平整的，随年龄增加，关节内突起与凹陷增加并发生绞锁。③关节面表面覆有软骨，滑膜并不覆盖于关

节软骨上,而是在关节软骨边缘与之融合。滑膜部关节软骨骶骨侧厚度为髂骨侧的 2～3 倍,
其浅层为纤维软骨,深层为透明软骨;而髂骨侧的软骨只有纤维软骨构成,通常在 1mm 以下;
也有文献认为,骶髂关节的软骨无论是透明软骨还是纤维软骨,与年龄有关,一般年轻者均为
透明软骨,随年龄增加就逐渐有纤维成分加入。

CT 表现:①关节前下部有软骨和滑膜,关节间隙宽度一致,宽约 2mm,关节面清晰锐利;
后上部是韧带性的,关节间隙稍宽而不规则,关节面薄而不锐利。②儿童骶髂关节前、后两部
无明显区别,关节间隙较宽,前后间隙宽窄一致,关节缘轮廓模糊。③左右髂骨面骨皮质基本
对称,但前后不均,由前向后逐渐变薄。前部皮质厚度约 16％可＞5mm,95％滑膜关节中 1/3
处皮质厚度在 2mm 以上。髂骨面上中部前份关节面下骨皮质明显增厚,呈底在前的小三角
形,密度均匀。④骶骨侧骨皮质均匀一致,边缘清楚,皮质厚度亦较薄,1～2mm 者占 62.5％。
骶骨侧皮质的韧带附着处常不规则,酷似骨侵蚀。⑤由于部分容积效应,关节面有时不清晰,
多见于髂侧滑膜部与韧带部移行区。

(2)正常青少年骶髂关节的 CT 解剖特点:正常青少年骶髂关节的几种表现易误为骶髂关
节炎,如骶骨骨骺、关节面的局限凹陷、髂骨侧关节面的囊样改变及骶骨侧关节面的侵蚀样改
变。骶骨骨骺均位于骶髂关节的骶骨侧,一般呈三角形、类圆形骨块影,但有时不规则,有节
裂,呈条状、碎片状。骨骺处关节面也可有明显凹陷。总之,骶骨侧关节面出现骨骺、骶骨分节
处及骶骨前上缘骶骨侧关节面的局限性凹陷是正常青少年骶髂关节的特点,真空现象的存在
不能作为病变的征象(有人认为正常青少年出现积气,可能是检查时关节受牵拉关节腔形成负
压氧气游离出来所致)。

6.骨盆

骨盆由髋骨和骶、尾骨组成。髋骨上部为髂骨,前下部为耻骨,后下部为坐骨,它们借助两
个滑膜关节(左右骶髂关节)和两个纤维软骨性联合(耻骨联合与骶尾联合)及一些韧带相互联
结而成。

CT 表现:CT 可很好地显示髂骨、耻骨和坐骨的体部、上支和下支,其中髂骨翼中央菲薄,
轴位像仅见由两层皮质构成,无松质骨。

7.膝关节

膝关节由股骨和胫骨的内外侧髁及髌骨组成,上胫腓关节不参与膝关节构成。

CT 表现如下。

(1)髌骨下部伸膝层面:股骨内、外侧髁在前部相连呈马蹄形,前面凹陷,形成一个凹面向
前的股骨髁间沟角,且与髌骨的凸面关节面构成髌股关节。后面有大而深的髁间窝,窝内的外
侧髁内面有前交叉韧带断面,内侧髁外面有后交叉韧带。外侧髁的外缘有腓侧副韧带,内侧髁
的内缘有胫侧副韧带。股骨髁的后方中央偏外侧有股动、静脉及胫神经,依次由前向后排列,
它们的两旁为腓肠肌内、外侧头。外侧髁后缘是腘肌,内侧髁后方有半腱肌、半膜肌及缝匠肌。

(2)膝关节中部伸膝层面:最前方是髌韧带、髌下脂肪垫,其后为胫骨髁关节面上的内、外
侧半月板。两个半月板之间,是内、外侧髁间隆起的断面。内侧半月板的内侧有胫侧副韧带,
外侧半月板的外侧有腓侧副韧带及股二头肌腱。

8.踝部及足部

主要解剖结构有:①踝关节由胫骨、腓骨下端及距骨滑车组成。距骨分为距骨头、颈、体3个部分。距骨头关节面与舟骨构成距舟关节;体部上面为滑车;体部下方有前、中、后3个关节面,前、中关节面参与构成距跟舟关节,后关节面与跟骨关节面构成距跟关节,二者被跗骨管分开。②跗横关节由距舟和跟骰两关节合成。

CT表现如下。

(1)踝关节层面:显示居中的距骨上关节面,内、外两侧的内踝和外踝,以及距骨与内、外踝之间的踝关节内、外两侧方关节间隙。

(2)跟距关节层面:显示前方的距骨和后方的跟骨以及两者之间的跟距关节。跟距关节由前内的支柱关节和后外的距下关节组成,前者较短小,呈水平走向;后者较宽大,呈斜行走向。

(3)跖跗关节层面:显示第1~第5跖骨基底由内向外下依次排开,呈"八"字排列,背面隆起,跖面凹陷,与腕管相似,内含屈趾肌腱、神经和血管。

此外,在CT图像上,肌腱呈边界清楚、圆形、密度均匀影,CT值比肌肉高,被周围脂肪组织清晰衬托。

9.脊柱

(1)椎骨:由椎体和椎弓(习惯称为附件)构成,椎弓包括椎弓根、椎板、横突、关节突和棘突。椎体的横断面自上向下增大,颈椎体扁长,胸椎体近似圆形,后面凹形;腰椎体呈椭圆形。颈椎体侧缘有钩椎关节且关节面有软骨覆盖。

(2)椎管:由椎孔连接而成,椎体、椎弓根和椎板围成椎管的骨环。椎管前壁为椎体、椎间盘后面及其表面的后纵韧带,后壁为椎板和黄韧带,侧壁为椎弓根内面和椎间孔。在CT轴位像上颈椎椎管为三角形;胸椎近圆形;腰上段为椭圆形,腰下段为三叶形;而在新生儿腰椎管全为椭圆形。由于胸椎椎板向后下方倾斜呈叠瓦状,因而在一个层面上可见到上、下两个椎体的椎板。

(3)椎间小关节:由上、下关节突组成,在轴位CT图像上,左右关节面对称。

1)颈椎椎间关节间隙方向与水平面平均成45°角,下颈椎关节面趋于水平。

2)胸段椎间关节方向与水平面成60°角,与冠状面平行。

3)腰椎椎间关节方向与水平面成90°角,关节间隙由上至下由矢状位渐趋于冠状位。

二、肩关节骨折和脱位

(一)肩胛骨骨折

按部位可分为关节盂或关节面骨折、肩胛颈骨折、肩胛体骨折、肩胛骨骨折、肩峰骨折和喙突骨折,其中肩胛体骨折最常见,CT可予明确显示。

(二)肱骨近端骨折

CT能很好地显示肱骨头、大结节、小结节、肱骨干上段的骨折及其移位的程度。

(三)肩关节脱位

肩关节脱位分为前脱位、后脱位、上脱位和下脱位4型,其中前脱位最常见,约占肩关节脱位的95%。CT能予以明确显示,并清楚地显示关节面的损伤、关节内碎骨片、X线片易于漏诊的后脱位等。

（1）在 CT 上如果肱骨头关节面的中 1/3 不与肩胛盂的中 1/3 相对应，可诊断为肩关节脱位。

（2）肩关节前脱位时，肱骨头后外侧撞击肩盂前缘，导致肱骨头后外缘 V 形骨折，称为希尔－萨克斯（Hill-Sachs）损伤。

（3）前脱位时还可伴肩盂前下缘骨折或盂唇软骨的撕脱骨折，称为班克特（Bankart）损伤，是复发性肩关节脱位的主要原因。

（4）肩关节后脱位合并肱骨头内侧缘撞击肩盂，导致肱骨头内侧骨折，在轴位图像中呈"Thoughline"现象。

三、肘关节骨折和脱位

(一)肱骨远端骨折

（1）髁上骨折。

（2）经髁骨折。

（3）髁间骨折。

（4）髁部骨折（内髁或外髁）。

（5）关节面骨折（肱骨小头和滑车）。

（6）内上髁骨折。

(二)尺骨近端骨折

尺骨近端骨折有鹰嘴骨折和冠突骨折。单纯冠突骨折少见，常伴肘关节后脱位，而肘关节前脱位常并鹰嘴骨折。

(三)桡骨近端骨折

桡骨近端骨折可分为桡骨头骨折和桡骨颈骨折。

CT 扫描可显示相应骨折线、骨折片、移位程度及有无关节脱位等。

四、腕关节骨折和脱位

CT 检查常用于显示复杂的腕骨骨折、不易显示的骨折、关节面受累与否、骨折愈合情况判断、下尺桡关节脱位以及软组织异常。

(一)舟状骨骨折

舟状骨骨折是腕部最常见的骨折，可分为 5 类：近端骨折、腰部骨折、远端骨折、结节骨折、远端关节面骨折。诊断时应注意：①如果一侧骨皮质中断而骨小梁并无中断则可能是滋养动脉孔。②陈旧性舟状骨骨折远端骨质疏松，近端骨质硬化或出现囊变，提示缺血坏死可能。

(二)钩骨骨折

钩骨骨折最常见的是钩突部骨折，X 线平片难以显示。CT 可予明确显示，并可显示骨折片移位程度，以及腕管的扩大或缩小。

(三)下尺桡关节脱位

下尺桡关节脱位是指尺骨向背侧或掌侧移位，以背侧半脱位最常见，平片常难以诊断，而进行旋前位、中立位和旋后位 CT 扫描对比观察可予明确诊断。

五、髋臼骨折

髋臼骨折的分类方法很多，目前国际公认分为 10 类。

(1)前柱骨折。

(2)后柱骨折。

(3)双柱骨折。

(4)前柱伴后半横行骨折。

(5)后柱伴后壁骨折。

(6)前壁骨折。

(7)后壁骨折。

(8)横行伴后壁骨折。

(9)横行骨折:髋臼在髋臼部被横断分离为上方的髂骨和下方的坐耻骨。

(10)"T"型骨折:横行骨折合并远折断的纵行骨折,后者骨折线经臼内侧壁向远侧延伸,可累及闭孔环。

CT对于髋臼骨折的分类意义有限。大多数学者认为CT检查的作用次于X线平片,CT的价值是提供骨折移位、旋转情况和关节、股骨头形态。

六、髋关节脱位

外伤性髋关节脱位可分为:①后脱位。②前脱位。③中心脱位。④半脱位。⑤双侧脱位。⑥外侧脱位。⑦陈旧性脱位。一般X线平片都能诊断。

CT检查的目的是为了确定髋臼和股骨头有无骨折及骨折块所在的位置,即是否位于关节内而阻碍复位;评价关节面的完整性及复位后股骨头的稳定性。对中心性髋关节脱位可评估骨盆口的大小及形状,对年轻生育女性的产道评估有重要意义。此外,由于关节内骨折,血液及髓内脂肪进入关节囊,形成关节脂血征;如另有气体进入被称为关节积气脂血征,此征象对诊断关节内骨折甚有意义。

七、骨盆骨折

骨盆骨折可分为4型。

(一)Ⅰ型

无损于骨盆环完整性的骨折,如髂骨翼骨折、撕脱骨折、单一耻骨支或坐骨支骨折。

(二)Ⅱ型

骨盆环一处骨折,如一侧耻骨上下支骨折、骶髂关节半脱位、耻骨联合分离。

(三)Ⅲ型

骨盆环两处以上骨折,如双侧耻骨上下支骨折、骨盆环前后联合损伤。

(四)Ⅳ型

髋臼骨折。Ⅰ型常是稳定骨折,其他为不稳定骨折。

国外有学者认为,以下损伤时应做CT检查:①骨盆环双侧垂直骨折脱位,一般X线平片难以正确判断骨盆的稳定性。②骨盆环骨折涉及髋臼。③半骨盆较重损伤考虑内固定治疗的。此外,单纯Ⅰ型骨折累及关节者也常需CT检查。

八、胫骨平台骨折

其分类方法很多,可分为以下6型。

(一)Ⅰ型

单纯劈裂骨折。

(二)Ⅱ型

劈裂塌陷骨折。

(三)Ⅲ型

单纯中央塌陷骨折。

(四)Ⅳ型

内侧髁骨折。

(五)Ⅴ型

内外侧髁骨折。

(六)Ⅵ型

伴有干骺端和骨干分离的平台骨折。

对骨折评估来说,确认关节面塌陷的形状和程度非常必要,而常规 X 线平片对骨折粉碎程度估计不足;对塌陷程度测量不够准确,对平台前方及中心部位的塌陷估计过少,对后部塌陷往往估计过多。CT 扫描则可补充 X 线平片所见,并准确估计和测量。

九、髌股关节脱位

髌股关节半脱位(关节紊乱)常规 X 线平片极难诊断,CT 扫描可予准确的测量诊断。扫描时患者仰位,双膝伸直,以 5mm 层厚和层距扫描,取髌骨中央层面测量。

(一)股骨髁间沟角

内外髁最高点与髁间沟最低点连线所成的夹角,正常值为 142°,范围从 129°～150°,大于此值为髌股脱位。

(二)适合角

先平分股骨髁间沟角,髌骨最低图像点与股骨髁间沟最低点连线与股骨髁间沟角平分线的夹角为适合角。平分线外侧为正,内侧为负。正常平均角度为−6°,＞16°为异常。

(三)外侧髌股角

内外髁最高点连线与髌骨外侧关节面切线所成的夹角。此角正常开口向外侧,但有 30％为平行线。髌骨脱位者开口向内或平行。

十、跟骨及踝关节骨折

(一)跟骨骨折

跟骨骨折很常见,约 75％累及距下关节。CT 扫描能清楚地显示骨折块大小、数目、骨折移位、粉碎程度、关节面受累情况。跟骨后关节面在冠状位显示最好,并可确定有无关节面塌陷,且可在冠状面上显示内侧拇长屈肌腱和外侧腓骨长、短肌腱,跟骨骨折后常撞击这两条肌腱,造成肌腱炎,导致慢性足疼。有学者报道 92％的跟骨骨折患者有腓骨肌腱的异常。

(二)踝关节骨折

主要依靠 X 线平片,但特殊骨折需 CT 扫描协助,例如可精确判断踝骨折之后踝骨折片大小及粉碎程度。

此外,肌腱部分断裂表现为肌腱周径增大,肌腱内有透明区。

十一、寰椎爆裂骨折和寰枢关节半脱位

(一)寰椎爆裂骨折

由垂直暴力产生,使寰椎前后弓骨折,双侧侧块分离移位。CT 可精确测量寰椎侧块移位的程度,判断骨折的稳定性。测量方法为:在寰椎平面测量移位侧块间的距离,在枢椎平面测量枢椎关节面外缘之间的距离,如果前者超过后者 7mm 以上,说明寰椎之横韧带断裂,骨折不稳定;若差值<7mm,则可以认为骨折稳定。

(二)寰枢关节半脱位

齿突前缘和寰椎前弓后缘的正常平均距离在成人中为 2mm,儿童为 5mm,此间距增大即表示存在半脱位。常由寰椎横韧带断裂或其附着部位撕脱骨折引起。单独寰椎横韧带撕裂可致寰椎移位 5mm;>5mm 的位移则提示翼状韧带等结构的损伤;位移>10mm 的则寰枢之间的一切韧带都断裂,脊髓必然受压,但寰椎横韧带撕裂导致的此间距增宽在颈椎前屈时最显著,而 CT 扫描是在中立位或后伸位进行的,影响了其诊断灵敏度。

十二、寰枢椎旋转性半脱位

本病又称寰枢椎旋转固定,是指寰椎和枢椎在一个旋转半脱位位置上持续固定状态,使寰椎和枢椎作为一个单元而参与运动。共分为以下 4 型。

(一)Ⅰ型

横韧带完整,寰椎侧块以齿突为旋转中心,一侧向前旋转移位,一侧向后旋转移位。

(二)Ⅱ型

横韧带断裂,以一侧寰枢关节为旋转中心,另一侧侧块向前旋转移位。

(三)Ⅲ型

为Ⅱ型的加重状态,齿突前缘与寰椎前弓后缘的距离大于 5mm。

(四)Ⅳ型

一侧寰椎侧块向后旋转移位,常伴齿突骨折。

轴位 CT 图像可见齿突与侧块之间的解剖位置关系异常,连续两个层面所显示的侧块移位程度不同。但是齿突与寰椎两侧块间距离轻度不等,可以是正常变异,不能作为寰椎脱位的依据。诊断寰枢椎旋转固定的最好方法是在颈椎中立位及头部向对侧最大旋转位两个位置进行轴位 CT 扫描。

十三、颈椎小关节半脱位

其脱位可分为两侧和单侧。

(一)两侧小关节脱位

由颈椎屈曲损伤造成,属不稳定型。

CT 表现:在轴位 CT 图像上,脱位的小关节产生"小关节裸征",上、下关节突的关节面不再对应,可见上关节突呈半月形,显露出平坦的后部关节面。

(二)单侧脱位

由颈椎屈曲旋转损伤造成,最常见于 C_5、C_6。单纯脱位是稳定的,而伴有神经损伤或关节

面骨折的脱位则是不稳定的。

CT 表现：在轴位 CT 图像上，即可见"小关节裸征"，又可见"背对背半月征"。后者即上下关节突"背部"（关节面的相对面）互相接触，而平坦的关节面构成了前后边界。

此外，无论单侧还是双侧关节损伤，还可表现为关节间隙增宽、关节积血、关节柱不对称、钩椎关节顺列异常等。

十四、脊柱骨折和脱位

Denis 将脊柱分为前、中、后三柱。①前柱由前纵韧带及椎体和椎间盘前 2/3 组成。②中柱为椎体和椎间盘的后 1/3 及后纵韧带组成。③后柱由椎弓及其附件、黄韧带、棘间韧带、棘上韧带组成。三柱中，中后柱是极为重要的，并把不稳定骨折规定为中、后柱脊柱断裂。

（一）脊柱骨折的基本影像学征象

基本征象如下。①椎体压缩骨折：椎体前缘和侧缘皮质皱褶、中断、嵌入、局限性隆起；椎体出现骨小梁中断、致密压缩带、椎体前上角骨片等。不能将椎体的单纯楔形变作为椎体压缩骨折的依据。②椎弓骨折。③关节突骨折。④椎板骨折。⑤横突骨折。⑥棘突骨折。⑦单纯寰椎骨折少见，多伴有齿状突骨折。⑧椎轴成角（可 X 线平片、CT 定位像或矢状重建观察）。

（二）不稳定骨折

国外有学者提出不稳定骨折的 4 个放射学特征：①脱位。②椎板间隙增宽。③椎体骨突关节间隙增宽。④椎管增宽（椎弓根间距增宽）。

还有文献阐明临床常依以下 3 点判断脊柱失稳：①损伤累及三柱中的两柱或两柱以上。②骨性椎管变形狭窄。③骨折脱位和（或）较严重的后突畸形。

国外还有学者将椎管狭窄的程度分为 3 度，即椎管狭窄 1/3 为轻度，2/3 为中度，2/3 以上为重度。

（三）脊椎爆裂性骨折

脊椎爆裂性骨折是压缩性骨折的一种特殊形式，是脊椎遭受垂直轴向压力，加上不同程度的前屈力，髓核向下位椎体内突入，导致下位椎体的爆裂而引起的椎体粉碎性骨折，占脊柱骨折的 18.8%。绝大多数发生于 $T_9 \sim L_5$ 椎节，其中 L 占半数。骨折分类时，以中柱或椎体后缘是否受累来确定是单纯压缩型或爆裂型骨折。前者累及中柱的一部分而不累及椎体后壁，后者骨折线通过椎体后壁。

CT 表现：①向心性椎体粉碎，后移骨片绝大多数均来自椎体的后上角。②椎体后壁骨折片向椎管内移位，导致椎管不同程度的狭窄。后移骨片以单个中央骨片居多，偶尔可见分离的骨片旋转移位。③半数病例可见椎体下部矢状方向骨折线，从基底静脉伸入到椎体前部。④后柱受累最多见的是一侧或两侧椎板垂直方向骨折。⑤其他伴随骨折有棘突、横突、椎弓根、关节突的骨折及小关节半脱位。

此外，国外有学者发现所有爆裂骨折均有后壁骨折片突入椎管，平均椎管受压 40%～60%；而伴神经损伤发生率为 20%～40%，也有学者报道椎管受压超过 50% 者或严重骨折脱位无神经损伤者并非罕见，但椎管受压越严重、骨折部位越高，发生神经损伤的可能性就越大。

(四)老年性骨质疏松脊椎骨折与转移瘤性骨折

1.老年性骨质疏松

(1)所有椎体都有骨质疏松,表现为椎体上、下面骨板密度相对增高。

(2)压缩变形的椎体上、下面亦表现相对密度增高,而且是完整的。椎体皮质也是完整的,随诊无椎体破坏。

(3)椎旁无软组织肿块,但在椎体周围可出现薄环状或厚环状软组织影。有学者报道薄环状90％为良性;厚环状(＞1cm)可为良性或恶性;肿块状为恶性。

(4)压缩的椎体内出现真空现象,位于椎板下,呈线形,多认为是椎体缺血坏死的特征性表现,此征基本可排除恶性。

(5)压缩的椎体上下骨板全部凹陷呈双凹征是良性病变的特征。

(6)椎体后缘向后成角突出。

2.转移瘤

与良性骨折相反。

(1)唯独被压缩的椎体密度减低,有的发生明确的骨质破坏。

(2)椎体上下面和四周骨皮质总有破坏消失之处。骨质破坏常累及椎弓根,椎弓根呈膨胀性改变是诊断恶性椎体压缩骨折的特异征象。

(3)椎体周围出现半球形或非对称性软组织肿块,多不超过病椎上下椎体,但也可无明显软组织肿块。

(4)椎体上面或下面骨板呈弥散性或局限性成角性凹陷或半圆形凹陷时,以恶性病变可能大。

(5)椎体后缘向后呈球形突出。

十五、应力性骨折

所谓应力性骨折是指肌肉运动作用于不能与之相适应的骨骼,无外伤而产生的骨折。其分为疲劳性骨折和功能不全性骨折(也称为衰竭性骨折)两大类。

(一)疲劳性骨折

疲劳性骨折系因应力和肌肉已超过了骨的正常弹性限度而引起的慢性骨折。常见病因为持续外力或长期积累性损伤如长期负重、跳跃、行军、跑步等。临床表现为局部疼痛和肿胀。

病理:骨小梁的断裂与新骨的增生同时进行。好发于第2、第3跖骨及胫骨,股骨、尺桡骨、肋骨、胸腰椎、跟骨等也可发生。

影像学表现:骨折线大部呈横行、完全性或不完全性。大的管状骨骨折线常发生于一侧骨皮质。骨折线多不明显,而表现为边缘模糊的横行带状密度增高影。骨折线周围有骨膜反应、皮质增厚及髓腔硬化。

(二)功能不全性骨折

功能不全性骨折又称衰竭性骨折,即为正常范围内应力作用于缺乏弹性的骨骼所致。常见病因为骨质疏松(老年性、闭经后、酒精中毒和大量皮质激素治疗后),其他还有类风湿性关节炎、放疗、关节置换、急性骨折和肢体废用,骨肉瘤术后等。典型症状为活动后加重、休息后缓解的患部疼痛。

病理:微骨折多首先发生于松质骨,骨小梁塌陷。3～4周后开始修复,可见病变区骨小梁聚集,内骨痂形成或骨内、骨周新生骨形成,并可出现骨坏死、骨髓出血、骨髓纤维化等。易发生于身体承重区或非承重区易受扭曲力作用的部位,如骶骨、髂骨、耻骨、坐骨、髋臼、股骨颈及距骨等,且常双侧发病,有文献报道以骶髂关节(包括骶骨和髂骨)最常见。

影像学表现:根据累及部位可分为以下几种。

(1)皮质骨型:主要累及长骨骨干,呈线样密度减低区或骨膜新生骨形成,断端一般不产生移位或成角畸形。

(2)松质骨型:累及长骨端、椎体、骶骨等部位。由于松质骨压缩、骨小梁嵌入重叠以及内骨痂形成,骨折线呈带状硬化。如果在骶骨可见一侧或双侧骶骨翼松质骨内垂直硬化带,椎体则呈环状硬化带。可有软组织肿胀,厚度<10mm,但无软组织肿块。

第三章 MRI 诊断学

第一节 神经系统疾病 MRI 诊断

一、颅脑检查方法

(一)切层方向、厚度及层距的选择

1. 切层方向

MRI 具有多平面多方位成像功能,可进行横断面、冠状面、矢状面及任意平面的成像。颅脑常规检查进行横断面扫描,根据病变部位辅以冠状面或矢状面扫描;而垂体检查则通常采用矢状面及冠状面扫描。有时,为了更详尽地观察病变的范围和形态特点,可进行相应斜位的扫描检查。

2. 切层厚度

颅脑检查时,横断面层厚为 8~10mm,间距 1~2mm,矢状面层厚为 4~5mm。垂体冠状面及矢状面检查应采用薄层扫描,层厚应≤3mm。

(二)扫描序列的选择

1. 常规序列

通常采用自旋回波(Spin Echo,SE)对所有病变均进行 T_1 加权和 T_2 加权像检查。T_1 加权扫描参数,TR<800ms,TE<35ms。T_2 加权扫描参数,TR>1500ms,TE>60ms。扫描矩阵 256×256,采集次数 2~4 次。

2. 快速扫描序列

SE 序列扫描的时间长,为了缩短患者的检查时间,必要时可进行下列快速扫描序列的检查:快速小角度激发(fast low angle shot,FLASH);稳定进动快速成像(fast imaging with steady-state precession,FISP);弛豫增强快速采集(rapid acquisition with relaxation enhancement,RARE);快速液体衰减反转回复(fast fluid-attenuated inversion recovery pulse sequence,FLAIR);平面回波成像(echo planar imaging,EPI)等。

(三)磁共振血管造影(magnetic resonance angiography,MRA)

MRA 是一种完全非损伤性的,耗时较短(仅 6~7min)的检查。目前,主要用于血管性疾病包括动脉瘤、动静脉畸形、静脉窦血栓形成等的诊断方面,可与 DSA 相媲美。用于 MRA 成像的技术主要有时间飞越法(time of flight,TOF)和相位对比法(phase contrast,PC)。TOF 成像时间短,对快或中速的血流敏感性好。缺点是对慢速血流不敏感,背景消除不彻底。由于血管内血液流动中的层流现象,TOF 显示的血管管径往往小于实际管径。2D-TOF 对小血管(慢速血流)显示较好。PC 法的优点是背景消除彻底,对小血管或静脉的慢速血流也敏感。缺点:耗时长,完成一个三维的 MRA 需近半个小时。

（四）Gd—DTPA 造影剂的应用

MRI 检查时常常需进行造影增强扫描以增加病变与正常脑组织的对比，提供更多的诊断信息。目前常用的造影剂主要是钆喷酸（Gd—DTPA），增强剂量通常为 0.1～0.15mmol/kg。Gd—DTPA 在颅脑疾病方面的应用指征为以下几点。

（1）鉴别肿瘤和其他病变，提供定性诊断的依据。

（2）有助于感染性病变和脱髓鞘性疾病的早期诊断。

（3）对显示微小病变：如内听道内微小听神经瘤、垂体微腺瘤等有帮助。

（4）脑血管疾病的诊断。

（5）显示多发病变中，平扫未显示的病变。此外，增强扫描还可减少检查时间，减轻检查给患者带来的痛苦。

二、正常 MRI 影像表现

脑位于颅腔内，分为大脑、间脑、中脑、脑桥、延髓和小脑六个部分。MRI 扫描时，在 T_1WI 像上，灰质信号比白质略低，T_2WI 像上灰质信号高于白质。因而在 MRI 图像上，脑白质和灰质对比度极佳，中枢神经系统的解剖结构得以非常清晰地显示。

三、硬膜外血肿（epidural hematoma）

（一）概述

硬膜外血肿指外伤后聚集在硬膜外腔的血肿，占颅脑损伤的 3%，多为单发，少数多发，各年龄组均可发生，以成人多见。

硬膜外血肿常由于直接外力作用于头部引起骨折或颅骨局部暂时变形伤及脑膜中动脉及其分支所致，其中 90% 伴发骨折。血肿多位于颞顶部，偶尔硬脑膜的静脉窦撕裂可引起静脉性硬膜外血肿，常见于横窦窦汇和上矢状窦，可穿越中线。

（二）临床表现

典型的临床表现为昏迷—清醒—再昏迷，即常有中间清醒期，严重者可出现脑疝。

（三）MRI 表现

硬膜外血肿呈双凸透镜形，位于颅内板与硬膜之间，一般不跨越颅缝，伴占位效应，邻近脑实质受压。高场强 MR 成像，急性期（<3d）T_1WI 呈等或高信号，PDWI 呈等或略高信号，T_2WI 呈低信号；亚急性期（4d 至 3 周）T_1WI、PDWI 及 T_2WI 均为高信号；慢性期（>3 周）T_1WI 呈高信号，T_2WI 呈中央高信号，周边含铁血黄素沉积呈低信号。在血肿与脑实质间常见低信号的硬膜结构。

（四）诊断要点与鉴别诊断

硬膜外血肿有明确外伤史，血肿呈双凸状，较局限，好发于颞顶部，一般不难诊断，主要与硬膜下血肿鉴别。

四、硬膜下血肿（subdural hematoma）

（一）概述

硬膜下血肿是发生于硬膜下腔的血肿，可由直接或间接外伤引起，占颅脑损伤的 3%～6%，根据血肿形成时间可分为急性、亚急性和慢性硬膜下血肿三种类型。1/3～1/2 为双侧性。

急性硬膜下血肿($<$3d)和亚急性硬膜下血肿(4d 至 3 周)常因皮层动静脉撕裂引起,多伴有脑挫裂伤,好发于额、颞及大脑凸面,少见矢状窦和脑底静脉窦破裂,其血肿分别位于大脑纵裂内和脑底部,而慢性硬膜下血肿($>$3 周)则由于桥静脉断裂所致,以中老年人常见。

(二)临床表现

急性和亚急性硬膜下血肿常有严重意识障碍,极少中间清醒期,颅内压增高症状和脑疝出现早。慢性硬膜下血肿则病情发展慢,症状出现晚,可有相应神经系统定位体征。

(三)MRI 表现

硬膜下血肿多呈新月形,介于硬脑膜与蛛网膜之间,可跨越颅缝,甚至累及整侧大脑半球的硬膜下腔,伴占位效应,局部脑实质受压内移,脑沟消失,严重者侧脑室变窄,中线结构向对侧移位。其三种类型血肿的 MRI 信号改变与硬膜外血肿相似。

(四)诊断要点与鉴别诊断

硬膜下血肿呈新月形,可跨越颅缝,MRI 显示硬膜呈低信号,有利于确定血肿在硬膜外或硬膜下。慢性硬膜下血肿需与硬膜下积液鉴别,后者因蛛网膜撕裂形成活瓣造成脑脊液聚集于硬膜下腔,MRI 表现 T_1WI 呈均匀低信号,T_2WI 呈高信号,与脑脊液信号一致。

五、脑内血肿(intracerebral hematoma)

(一)概述

脑内血肿为外伤后脑实质出血所形成的血肿($\geqslant$2cm)。在闭合性颅脑损伤中,其发生率为 0.5%～1.0%,占颅内血肿的 5%。

脑内血肿常因对冲性脑挫裂伤所引起,好发于额叶和颞叶前端。其中浅部血肿占 80%,由冲击伤或凹陷性骨折造成皮层血管破裂出血所致,往往伴有脑挫裂伤和硬膜下血肿;深部血肿占 20%,为脑受力变形或剪力作用使深穿支血管破裂所致,位于基底节、丘脑或脑室壁附近,血肿较大时可破入脑室。

(二)临床表现

根据血肿的部位而定,浅部血肿伤后意识障碍持久,进行性加重,易引起脑疝,无明显神经系统定位体征。深部血肿病情进展缓慢,可出现局部脑功能损害症状和颅内压增高症状。

(三)MRI 表现

脑内血肿呈圆形或不规则形,其影像特征及信号演变与自发性脑内血肿一致。高场强 MR 成像,超急性期血肿 T_1WI 呈略低信号,T_2WI 和 PDWI 呈高信号;急性期血肿 T_1WI 呈等信号,PDWI 呈等或略高信号,T_2WI 呈低信号,外周水肿带。亚急性期血肿 T_1WI 上呈等信号核心层和高信号核外层,无边缘带,稍低信号外周水肿带,T_2WI 上早期呈低信号的核心层、更低信号的核外层及高信号外周水肿带,后期呈低信号的核心层、高信号的核外层、低信号的边缘带及高信号外周水肿带。慢性期血肿 TWI 和 T_2WI 上核心层和核外层均为高信号,低信号边缘带,无外周水肿带。

(四)诊断要点与鉴别诊断

脑内血肿有明确外伤史,常伴脑挫裂伤,MRI 表现典型,不难诊断。

六、脑挫裂伤（cerebral contusion）

（一）概述

脑挫裂伤指暴力打击头部造成的脑组织器质性损伤，是脑挫伤和脑裂伤的合称，属原发性闭合性颅脑损伤。

脑挫伤为脑组织浅或深层散在点状出血及静脉淤血、脑水肿；脑裂伤则为剪性或旋转性外力作用所致脑组织、软脑膜及血管断裂，局部出血、水肿甚至坏死。二者常同时发生，多见于额、颞和额叶眶面。

（二）临床表现

依外伤程度和部位不同，有不同程度的意识障碍，颅内压增高征象及相应的神经系统定位体征，如伴蛛网膜下腔出血可出现脑膜刺激征。

（三）MRI 表现

病灶内出血与水肿混杂，因此 T_1WI 和 T_2WI 呈高、低混杂信号，占位效应明显。形成软化灶则 T_1WI 呈低信号，T_2WI 呈中央高信号，周边低信号环，伴局部脑室扩大，脑沟增宽。

（四）诊断要点与鉴别诊断

MRI 能反映脑实质出血和水肿的特征，结合外伤史，脑挫裂伤不难诊断。有时需与出血性脑梗死鉴别。

七、弥散性轴索损伤（diffuse nerve cord contusion）

（一）概述

弥散性轴索损伤是指头部遭受加速性旋转暴力时因剪力伤造成脑实质撕裂，是一种严重的致命伤。10%～20%的重型颅脑损伤伴弥散性轴索损伤，偶有单发。

主要表现为轴索断裂、轴浆溢出，呈多灶性出血、水肿。病灶位于脑灰白质交界处、胼胝体、大脑白质和脑干等特殊部位。

（二）临床表现

伤后即刻意识障碍，生命体征紊乱，多数患者不久后死亡，少数可持续深昏迷数周或数月，甚至成为植物人。

（三）MRI 表现

弥散性轴索损伤的病灶多数为非出血性，在灰白质交界处等部位呈散在的 5～15mm 圆形或椭圆形异常信号，分布不对称，T_1WI 呈低或等信号，T_2WI 呈高信号，而灶性出血急性期 T_1WI 呈等信号，T_2WI 呈低信号，亚急性和慢性期 T_1WI 和 T_2WI 均为高信号。

（四）诊断要点与鉴别诊断

弥散性轴索损伤有剪力伤病史，特殊的发病部位，且病情与 MRI 表现不一致，多可明确诊断。有时应与脑挫裂伤和弥散性脑水肿相鉴别。

八、脑梗死

（一）概述

脑梗死是指因血管阻塞而造成的脑组织缺血性坏死软化。造成脑梗死的原因主要是：①动脉粥样硬化。②高血压。③糖尿病。④高脂血症。⑤血液黏度过高。⑥脑血管解剖的生理变异等。

脑动脉闭塞后,病理改变是一个连续过程,可将其分为三期。

1. 坏死期

脑动脉闭塞后,4～6h,脑缺血区出现灌注综合征,出现血管源性脑水肿。1～2d 后神经细胞坏死,残存者有局部缺血性改变。

2. 软化期

脑血管闭塞 2～3d 后,病变区变软,神经细胞及纤维消失,为格子细胞所代替。

3. 恢复期

坏死软化的组织被吞噬细胞所清除,大的软化灶可形成囊腔,内含液体;小的软化灶由星形细胞及其纤维填塞。

(二)临床表现

一般症状有头痛、眩晕等,神志多清醒。不同部位的血管梗死有不同的临床表现。

(三)脑梗死分期及 MRI 表现

1. 超急性期(0～6h)

梗死后 6h 内,缺水区水分增加,使病灶区在 T_1WI 上呈略低或等信号,T_2WI 成像对水分积聚异常敏感,发病 2h,可呈较高信号,4h 则呈明显高信号。部分病例甚至 30min 即可显示异常改变,而在此期,CT 检查常为阴性。

2. 急性期(6～24h)

在此期,细胞毒性脑水肿继续发展,髓鞘脱失,细胞坏死,血脑屏障破坏,水分及蛋白质大分子均进入梗死区。梗死后再灌注,使脑水肿进一步加重,致梗死范围扩大,使 T_1、T_2 值明显延长,在 T_1WI 为明显低信号,T_2WI 上信号更高。病变区脑沟变浅消失。Gd－DTPA 增强扫描,此期可见梗死区有脑回状强化。

3. 亚急性期(2～7d)

脑水肿以发病第三天最重,占位效应明显,可引起脑疝。由于血脑屏障破坏,蛋白质大分子渗入病变区,梗死范围增大。梗死区仍呈 T_1WI 低信号,T_2WI 高信号。24～72h 增强,脑回状强化明显。

4. 稳定期(8～14d)

梗死中心细胞坏死,周围血管增生,水肿消退,占位效应消失。病变区仍呈长 T_1 与长 T_2 信号。注射 Gd－DTPA,仍呈脑回状强化。此期可出现坏死、囊变。最易发生梗死后出血。

5. 慢性期(>15d)

病情轻者,逐渐恢复,T_1WI 与 T_2WI 表现逐渐接近正常。严重者因坏死、囊变、软化,呈边界清晰的圆形或卵圆形长 T_1、长 T_2 信号的改变。增强扫描,仍呈脑回状强化,可维持 2～3d。可继发出现局限性脑萎缩。

(1)脑梗死特点

1)异常信号区的范围与闭塞血管供血区一致。

2)同时累及灰质和白质。

(2)脑梗死的范围和形态与闭塞的血管有关。

1)大脑中动脉主干闭塞,病变呈三角形异常信号改变,基底朝向脑凸面,尖端指向第三脑室。

2)大脑中动脉闭塞在豆纹动脉的远端,病变多为矩形异常信号改变,出现"基底节回避现象"。

3)大脑前动脉梗死,表现为长条状的异常信号改变,位于大脑镰旁。

4)大脑后动脉梗死,表现为顶叶后部及枕叶的半圆形异常信号改变,位于大脑镰旁的后部。

5)穿动脉闭塞,表现为基底节、内囊、丘脑的圆形、椭圆形或长条状异常信号改变。

6)局灶性脑皮层梗死,表现为脑回丢失。室管膜下脑梗死,脑室边缘呈波浪状改变。

(四)不同类型的脑梗死 MRI 诊断要点

1.腔隙性脑梗死(lacunar infarction)

腔隙性脑梗死是指脑深部穿支动脉闭塞所致的脑缺血性软化,而形成豌豆或粟粒大小的腔隙。腔隙灶直径多在 5~15mm,大于 10mm 称为巨腔隙。最大直径可达 20~35mm,是由两个以上穿支动脉闭塞所致。高血压是引起腔隙性脑梗死的直接原因。其 MRI 表现为以下几点。

(1)多发生于双侧基底节区、半卵圆中心,其次为脑干。

(2)病灶直径多在 5~15mm,呈圆形、卵圆形、星形或裂缝状,在 T_1WI 上呈略低或低信号,T_2WI 上为高信号。

(3)MIR 显示腔隙性梗死,明显优于 CT。

2.出血性脑梗死(hemorrhagic infarction)

出血性脑梗死又称为梗死后出血,是指脑梗死后,缺血区血管再通,血液溢出的结果。脑梗死后出血多在脑梗死后一至数周发生,发生率占脑梗死的 3%~5%。

梗死后出血的形态分为三种:①脑深部血肿。②梗死皮层区斑片状出血。③梗死区外周围少量出血。

MRI 诊断要点:

(1)常见于大面积脑梗死患者,先显示脑梗死的长 T_1、长卫信号改变,1~2 周后出现脑出血信号特征。

(2)多为斑片状出血,T_1WI 高信号,T_2WI 原高信号影变得不均匀。

(3)慢性期可见血肿周边部有含铁血黄素低信号形成。

3.分水岭脑梗死

分水岭脑梗死是指两支主要动脉分布区供血交界区发生的脑梗死,占全部脑梗死的 10%。多由全身低血压、颈内动脉狭窄或闭塞等引起。

分水岭脑梗死与其他脑梗死一样,MRI 表现为长 T_1、长 T_2 信号改变,常呈条形或类圆形,分布在两支主要动脉分布区边缘带。主要部位有:

(1)前分水岭脑梗死,位于大脑前动脉与大脑中动脉皮质支的边缘带。

(2)后分水岭脑梗死,位于大脑中动脉与大脑后动脉皮质支的边缘带。

(3)皮质下分水岭脑梗死,位于大脑中动脉皮质支与深穿支的边缘带。

(4)小脑分水岭脑梗死。

九、颅内肿瘤

颅内肿瘤的基本 MRI 表现如下。

(一)占位征象

由于颅腔容积固定,颅内肿瘤几乎均有占位效应。产生占位效应的原因主要是:①肿瘤本身。②瘤周水肿。③瘤周胶质增生。④肿瘤继发病变,出血、脑积水等。

不同部位的肿瘤有不同征象。

1.幕上半球占位征象表现特征

(1)脑室系统(主要是双侧脑室、三脑室)变形、移位。

(2)肿瘤附近脑沟、脑池变窄或闭塞。

(3)中线结构(如大脑镰、透明中隔等)向健侧移位。

2.幕下半球占位征象

(1)四脑室变形、移位,其上位脑室扩大积水。

(2)同侧脑池变窄(如小脑肿瘤)或轻度扩大(如听神经瘤)。

(3)脑干变形、移位。

3.脑干肿瘤占位征象

(1)脑干本身体积膨大。

(2)相邻脑池受压变窄或闭塞。

(3)四脑室变形、后移。

4.其他

如脑室内肿瘤、鞍区肿瘤、松果体区肿瘤均可造成类似改变。上述占位征象在肿瘤较小时,表现不明显,随着肿瘤体积的增大,占位征象则日趋显著。

(二)信号异常

正常成人的脑灰质弛豫时间:$T_1=800ms$,$T_2=60ms$。脑白质弛豫时间为:$T_1=500ms$,$T_2=50ms$。因此,在 T_1WI 图像上,脑白质信号略高于脑灰质;在 T_2WI 图像上,脑白质低于脑灰质。

肿瘤的信号特征取决于肿瘤实质的含水量,尤其是细胞外间隙;瘤体内的其他物质:钙化、出血、囊变、脂肪等。可以归纳如下。

(1)多数肿瘤(因细胞中毒性水肿或瘤体内游离水与结合水的比率增加而)呈长 T_1、长 T_2 改变。

(2)少数肿瘤(如脑膜瘤、错构瘤及神经纤维瘤等)与正常脑组织信号接近,需结合发病部位、占位效应等综合判断。

(3)其他物质的肿瘤:如含脂肪成分多的肿瘤——因脂肪成分不同可呈短 T_1 高信号、等信号或低信号,以高信号居多。T_2WI 则特异性较低,为较高信号。瘤内出血,则因出血的不同时间而有不同信号表现,其机制及表现详见脑出血。囊变部位呈长 T_1、长 T_2 信号。钙化呈长 T_1、短 T_2 信号,而顺磁性物质则呈短 T_1、短 T_2 信号改变。

良性肿瘤的 T_1、T_2 加权像信号接近正常脑组织,而恶性肿瘤则与正常脑组织的信号差别大,有助于鉴别肿瘤的良恶性。

(三)脑水肿

瘤周水肿和脑肿胀常常同时存在。其发生机制可能为:①血脑屏障破坏、血管通透性增加。②静脉回流障碍,毛细血管内压力增高。③组织缺氧和代谢障碍,钠泵减弱,细胞内水分增多。

脑水肿分为三度:Ⅰ度,瘤周水肿≤2cm;Ⅱ度,2cm<瘤周水肿<一侧大脑半球的宽径;Ⅲ度,瘤周水肿>一侧大脑半球的宽径。

脑水肿的范围与肿瘤恶性程度有关,肿瘤恶性程度高,水肿范围大,反之亦然。

脑水肿在 MRI 上表现为:T_1WI 上呈现为肿瘤周围的低信号区,T_2WI 呈高信号改变,一般沿脑白质分布,如胼胝体、放射冠、视放射等,可随弓状纤维呈指状伸入大脑皮层的灰质之间。

(四)脑积水

颅内肿瘤可阻塞脑脊液循环通路,形成阻塞性脑积水。脑室内脉络丛乳头状瘤使脑脊液分泌增加,则可形成交通性脑积水。临床上以前者多见。

阻塞性脑积水,表现为阻塞部位以上脑室系统扩大,还可以有脑室旁白质水肿,呈现长 T_1、长 T_2 信号改变。其原因为脑室内压力升高,室管膜的细胞连接受损出现裂隙,水分子进入脑室周围组织。脑积水时间长,室管膜受损而出现胶质增生,形成室管膜瘢痕,又可阻止脑脊液漏入脑实质,使脑室周围异常信号减轻,甚至消失。

由于肿瘤造成阻塞的部位不同,可出现不同范围的脑积水。单侧室间孔受阻,可出现一侧侧脑室扩大;双侧同时受阻,表现为双侧侧脑室扩大。多见于鞍区肿瘤、第三脑室肿瘤以及透明隔肿瘤等。

中脑导水管阻塞,可出现第三脑室和双侧侧脑室扩大。常见于松果体区肿瘤、中脑胶质瘤等。

第四脑室出口阻塞,可造成四脑室以上脑室系统扩大,主要见于幕上占位病变和脑干病变。

脑室内肿瘤也可形成阻塞性脑积水,第三、第四脑室内的肿瘤易出现。侧脑室体部或三角部肿瘤,可出现侧室下角扩大或者后角扩大。

(五)脑疝

当颅内肿瘤占位效应发展到一定程度,使邻近部位的脑组织从颅腔高压区向低压区移位,从而引起一系列临床综合征,称为脑疝。常见有小脑幕裂孔下疝、枕骨大孔疝和大脑镰疝。

小脑幕裂孔下疝(颞叶钩回疝):是幕上占位病变将海马回和钩回疝入小脑幕裂孔,将脑干挤向对侧。MRI 表现为中脑受压向对侧移位、旋转或者形态异常;鞍上池、脚间池、四叠体池和环池变形、移位或者闭塞;侧脑室同侧受压,对侧扩大;还可以出现大脑后动脉闭塞等征象。

枕骨大孔疝(小脑扁桃体疝):是颅压增高时,小脑扁桃体经枕骨大孔疝出到椎管内。MRI 表现为枕大池消失;阻塞第四脑室而出现上位脑室扩大。

大脑镰疝(扣带回疝):大脑镰呈镰刀形,前部较窄,向后逐渐增宽。幕上半球病变可将同侧扣带回等和中线结构挤向对侧。MRI 表现为大脑纵裂、透明中隔和第三脑室离开中线;病侧扣带回移向对侧;严重时基底节和丘脑也可移至对侧。

较少见的还有直回疝、小脑幕裂孔上疝和切口疝等。

第二节　循环系统疾病 MRI 诊断

一、心脏检查方法

(一)心电图门控技术

由于心脏在不停地运动,在 MRI 中将产生运动伪影,为此需要应用心电图门控技术,以消除心脏运动的伪影,同时,通过控制 R 波后的延迟时间,还能获得所需要的不同时相心脏图像。

由于患者上床扫描前,在患者左前胸或左后背部置三个钮扣电极,连接心电门控系统,调节电极位置和距离,使心电图中 R 波波峰明显,利用心电图中的 R 波触发射频脉冲系统,保证信号采集与心脏运动同步。心电图门控一次扫描能获取的层面数受被检查者心率以及所选 TR 和 TE 值的限制。心率慢时,心电图 R－R 间期长,一个 R－R 间期内所能选取的 TR 长,获得的层面数就多,反之一次扫描所能获取的层面数就少。所取 TR 值受被检查者心率(心电图 R－R 间期)的限制,为获取 T_1WI,TR 值取在一个 R－R 间期内,并小于 R－R 间期的时间,留出 $200\sim300ms$ 的余地,如心率为 $72/min$,R－R 间期为 $833ms$,TR 值取 $500\sim600ms$ 为宜,所获图像属标准 T_1WI 像。比如获取 T_2WI,取两个以上 R－R 间期触发一次,即 R－R 间期的倍数,但此时扫描时间相应延长。延迟时间(time of delay,TD)选择,是指从心电图 R 波顶点始,至首次层面激发脉冲间的一段时间,延迟时间的选择受被检查者心率的限制,应根据每个人的具体心率,以及欲获取图像的时相不同,取不同的延迟时间,取值范围在 $0\sim300ms$ 为宜。在心电图 R 波顶点至 R 波降支上触发,即 R 波后延迟 $0\sim15ms$ 触发,获取舒张末期图像;在 T 波降支上触发,获取收缩末期图像。

(二)扫描序列选择

1.自旋回波序列(SE)

自旋回波序列是心脏 MRI 检查的常规序列,TR 时间由心电图 R－R 间期所决定,一般一个 R－R 间期为 $600\sim1000ms$,单回波时间通常为 $15\sim30ms$。当在一个 R－R 间期内行多层面采集时,即 TR 为一个 R－R 间期时间,两个相邻解剖层面时间相隔为 $50\sim100ms$,所以每一层面采集于心动周期不同的相位,此时为典型的 T_1WI,获得心脏大血管的解剖形态结构,心脏和大血管壁为等信号,心血管腔内血流为无信号或较低信号。在 SE 序列也可进行单层面多时相位法成像,即在同一扫描层面位置上,进行多次成像,通过调整 R 波后的延迟时间,可分别获得收缩末期,舒张末期的时相。

当 TR 时间为 2 倍或 3 倍的 R－R 间期时,即为 T_2WI,可分别进行多层面单回波,多层面多回波及单层面多回波成像。T_2WI 对显示心肌的缺血性病变较为敏感。

2.快速成像序列

快速成像序列是在 SE 序列基础之上,发展起来的新的扫描序列,能明显缩短扫描时间,并可进行心脏电影(Cine－MR)成像。

(1)小角度激发。用小于 90°的脉冲取代常规 SE 序列中的 90°脉冲,使其纵向磁矩降低并不明显,而横向 Y 轴的磁矩增加幅度较大,激发后磁矩仍大部分保持在纵向,仅需很短时间即可恢复到平衡状态。TR 可短至 20ms 以下,甚至几个毫秒,所获图像含有较强的 T_2 加权因素,称准 T_2WI,由于磁矩较 90°脉冲小,其信噪比较低,图像质量不如常规 SE 法。

(2)梯度回波(gradient echo,GRE)。利用反转梯度场来取代 180°射频脉冲产生回波信号,可使 TE 缩短至 8～12ms,甚至更短为 2～3ms。在 X 轴频率编码方向加双极梯度,首先负向梯度场通过选择层面,使自旋系统去相位,自旋逐渐散开,彼此形成相位差;继之梯度场反转,加一个与负向梯度大小相等,时间相同的正向梯度磁场,使自旋瞬间反向,原先具有较大相位的自旋转为较小,自旋以与去相位相同的速度复相位,此过程产生回波信号,称为梯度回波信号。

(3)心脏 MRI 电影(Cine－MRI)。应用快速成像技术行心脏扫描,将心电图信号记录到计算机中,控制相位编码前进,或将相位编码与心电信号进行整合,使一个心动周期内获取数十幅图像,将其以电影方式连续显示即为心脏 MRI 电影。此法进一步提高了 MRI 的时间分辨率。估价心功能的精确度提高,并能进行血流动态分析,使心腔和室壁厚度的测量更准确。

快速成像图像与 SE 法不同,心脏和大血管内正常流速和层流的血液信号呈白色高信号,而静止的心壁或血管壁呈中低信号,二者之间形成强烈对比。

快速扫描技术在心血管疾病的诊断中主要用于心室功能测定;心脏瓣膜狭窄和关闭不全的定性和半定量分析;显示先天性心脏病左右之间异常分流;主动脉夹层和假性动脉瘤的破口;判断室壁瘤壁的反向运动等,快速成像与 SE 技术结合应用,提高了 MRI 检查的准确性,能提供更多的诊断信息。

(4)MRA 在心血管中应用。磁共振血管造影(magnetic resonance angiography,MRA)是利用血流本身的特点进行成像,它不同于传统 X 线血管造影,不是血管腔本身成像。MRA 现已广泛应用于临床诊断中,其主要方法有 2 种。

1)时间飞跃法(time－of－flight,TOF)。应用快速扫描 GRE 技术,选取适宜的 TR 值和激发角,可产生血流的增强。由于脉冲间隔时间很短,扫描层面内静止组织反复被激发,纵向磁矩不能充分弛豫而处于饱和状态,信号很弱,呈灰黑色;血管内血液流动,采集 MR 信号时,如果血流速度足够快,成像容积内激发的饱和自旋质子流入扫描层面内,纵向磁矩大,发出强信号呈白色,于是血管内外信号差别很大,使血管显影。按采集的方式不同,TOF 法又分为 2D TOF MRA 和 3D TOF MRA。2D TOF MRA 对缓慢或中等流速的血流敏感,用于评价静脉和严重狭窄的动脉效果好;3D TOF MRA 对快速血流敏感,可用作病变的初步筛选。

2)相位对比法(phase contrast,PC):应用快速扫描 GRE 技术和双极流动编码梯度脉冲,对成像层面内质子加一个先负后正、大小相等方向相反的脉冲,静止组织的横向磁矩也对应出现一个先负后正,大小相等方向相反,对称性的相位改变,将正负相位叠加,总的相位差为零,故静止组织呈低或无信号;而血管内的血液由于流动,正负方向上相反的相位改变不同,叠加以后总的相位差大于零。其相位差与血流速度成正比,故血流呈亮白色高信号,使血流与静止组织间产生良好的对比。PC MRA 对极慢血流敏感,可区分血管闭塞和极慢血流,也分为 2D MRA 和 3D MRA 两种形式。

MRA 能显示出直径为 2～3m 的小动脉瘤、血管畸形、中等动脉的狭窄及闭塞或夹层,故在心血管系统 MRI 诊断中选用 MRA 技术进一步检查,以弥补 MRI 的不足。

(三)扫描层面选择

由于心脏长、短轴与人体正交轴线间不存在平行或垂直关系,加之室间隔向左前下倾斜,使心脏无法在人体三种正交切面上显示其心室长、短轴像。因此,在心脏大血管的 MRI 检查中,必须选择多种方向切层,目前常用以下几种方向切面扫描。

1.人体横切面扫描

人体横切面扫描是心脏 MRI 扫描最基本和必不可少的切层方法。由于切层方向与体轴一致,有利于判断心脏、大血管的相对位置及其解剖结构关系。

2.人体冠状面扫描

人体冠状面扫描也是心脏 MRI 扫描的基本切面,有利于整体观察心脏的位置、结构及其与内脏结构的关系(如与左、右支气管的关系,与肝脏及下腔静脉的关系)。

3.人体矢状面切层

此切层与心脏长、短轴既不平行,也不垂直,切面上所显示的室壁与心内结构不是标准的解剖断面形态,且不同类型的心脏矢状切面所显示的形态各不相同,因此,该切面只根据具体情况选用。

4.平行室间隔心室长轴像

以横断面为定位像,旋轴梯度场方向,使扫描线与室间隔相平行,相当于心血管造影的右前斜位,有利于显示左室长轴及其流出道、流入道。

5.垂直室间隔心室短轴像

以横断面为定位像,旋转梯度场方向,使扫描线与室间隔相垂直,相当于心血管造影的左前斜位,该切面能显示升主动脉、主动脉弓、降主动脉的全貌。

6.垂直室间隔左室长轴像

选取平行室间隔心室长轴像中左室最大切面一层为定位像,旋转梯度场方向,使扫描面与心尖和主动脉根部的连线相平行。该切面与超声心动图中的心尖四腔心切面类似,如加大角度,又可获得心脏五腔心切面,为显示四个心腔及心内结构的最佳切面。

7.平行房室沟平面、垂直心室长轴之心室短轴切面

以平行室间隔、左室长轴相为定位像,使扫描切面与左室长轴线相垂直,即可获得左室短轴像,该切面是测量心脏功能常用切面,在同一部位分别获取收缩末期和舒张末期时相图,计算其心室腔体积的变化、射血分数、室壁增厚率等。

二、急性心肌梗死

(一)概述

急性心肌梗死是由于冠状动脉粥样硬化伴有斑块出血、血栓形成或冠状动脉痉挛等原因,所致管腔急性闭塞,冠脉血流中断,引起持续而严重的急性缺血,最终导致局部心肌缺血、坏死。形态学上分三种类型。

(1)透壁性心肌梗死,病变累及心室壁全层,此型最常见。

(2)灶性心肌梗死,梗死灶小,可单发或多发,临床生前难以发现。

(3)心内膜下心肌梗死,病灶位于心壁内层 1/2 以内。

（二）病理改变

发生急性心肌梗死的患者的冠状动脉绝大多数具有弥散性广泛的粥样硬化病变，使管腔明显狭窄，其横切面面积减少 75% 以上，完全闭塞的管腔内半数以上有血栓形成。由冠状动脉痉挛引起管腔闭塞者，个别患者可无粥样硬化病变。冠状动脉闭塞后 $20 \sim 30 \mathrm{min}$，其供血部位的心肌即有少数坏死，$1 \sim 12 \mathrm{h}$ 绝大部分心肌呈凝固性坏死，心肌间质则充血、水肿，伴有多量炎症细胞浸润。此后，坏死的心肌纤维逐渐溶解，形成肌溶灶，随后渐有肉芽组织形成。

（三）临床表现

发生急性心肌梗死者，主要表现为胸骨后突发性压榨样闷痛或紧缩、撕裂样疼痛，可放射至左肩、左上肢前内侧直至无名指，常伴有烦躁不安，出冷汗，有窒息或濒死感。疼痛剧烈而持久，休息或舌下含硝酸甘油不能缓解。约 25% 患者并发心力衰竭。常在起病后数小时至数天内发生，表现为阵发性呼吸困难，心率加快，两肺出现干、湿啰音及广泛哮鸣，严重者出现肺及（或）右心衰竭。5%～15% 患者合并心源性休克。发病后 $24 \mathrm{h}$ 内常发生致命性室性心动过速、室性早搏或室颤等心律失常。

（四）MRI 表现

（1）梗死部心肌信号强度异常，在 $T_2 MI$ 上表现为局部异常高信号。

（2）梗死部位的心室壁变薄，判断标准为同一扫描层面梗死区室壁厚度小于或等于其他正常室壁厚度的 65%。

（3）梗死室壁出现节段性运动减弱，邻近部心室腔内血流因速度减慢而使信号强度增高，表现在 $T_1 WI$ 上呈高信号。

（4）注射 Gd－DTPA 后增强扫描，在 $T_1 WI$ 上见梗死心肌明显强化，其强化形式可有：

1）均匀增强。

2）心内膜下增强。

3）不均匀增强。

4）环状增强。

（五）诊断要点

（1）临床上有典型的急性心肌梗死发病症状、体征。

（2）MRI 平扫 $T_2 WI$ 见梗死区心肌 MRI 信号增高，$T_1 WI$ 上显示梗死心肌室壁变薄。

（3）增强扫描见梗死心肌有明显的异常强化。

（六）鉴别诊断

当患者有急性心肌梗死的临床表现及心电表现时，MRI 诊断急性心肌梗死不难。MRI 诊断急性心肌梗死的主要目的是明确梗死的部位、范围以及是否为可逆性心肌梗死。可逆性心肌损害时，Gd－DTPA 增强扫描往往不出现明显强化，而当心肌呈现明显强化时常提示为不可逆性心肌损害。

梗死区局部心肌呈高信号，而心腔内局部血流因流动缓慢亦产生高信号，两者间界限不清，此时可在同一层面采集不同时相（舒张期、收缩期）加以区别，血流信号在不同时相会有形态变化。

另外，血流缓慢造成的高信号还应与局部血栓形成相鉴别。血栓在 $T_1 WI$ 上信号强度较高,在多回波成像中,随回波数增加,血栓的信号也增加,而血流的信号随之减弱。

三、陈旧性心肌梗死

(一)概述

心肌梗死发病 6 周以后,坏死的心肌逐渐由纤维组织修复替代,形成瘢痕而逐渐愈合,称为陈旧性心肌梗死。陈旧性心肌梗死的局部室壁明显变薄,体积缩小,有时可并发钙化,局部室壁的运动幅度明显下降,导致心脏的射血分数降低。

(二)MRI 表现

(1)梗死的室壁节段性变薄,比急性期变薄更明显,以收缩期图像显示最明显。

(2)局部心室壁 MRI 信号减弱,以在 T_2WI 上显示明显。

(3)室壁运动异常,表现为局部运动减弱,采用 SE 序列时应在同一层面分别获得收缩末期、舒张末期图像进行比较,也可用 GRE 序列、Cine－MRI 上动态观察局部室壁的运动情况。

(4)陈旧性心肌梗死部位的心腔内侧常可见附壁血栓形成。在 T_1WI 呈中等信号强度,而在 T_2WI 上表现比心肌信号略高。

(三)诊断要点

(1)有急性心肌梗死的发病史。

(2)MRI 可见局部心肌变薄、MRI 信号减弱。

(3)病变部心室壁运动减弱。

四、陈旧性心肌梗死并发室壁瘤

(一)概述

在陈旧性心肌梗死的基础上,由于局部坏死的心肌被纤维瘢痕组织所替代,造成局部室壁的弹性及收缩功能明显下降。当心室收缩时,正常节段室壁向心性运动,病变部位收缩功能丧失,向外突出形成室壁瘤。室壁瘤的发生率约占心肌梗死患者的 20%,发生于广泛前壁心肌梗死最多见,占 95% 以上。偶见于左室侧壁、下壁和室间隔。室壁瘤的形成导致血流在心室腔与室壁瘤腔之间无效流动,使心排出血量下降,心功能严重受损。

(二)临床表现

由于室壁瘤的形成,导致心脏功能受损,心排血量下降使患者出现心功能不全。体检见心界向左下扩大,心前区闻及收缩期杂音,心律明显失常,心电图示 ST－T 段持续性抬高,常合并附壁血栓,栓子脱落可引起脑、肾、脾及四肢动脉的栓塞,造成严重后果。

(三)MRI 表现

(1)室壁明显变薄,MRI 信号减低,局部向心脏轮廓外膨出。

(2)变薄室壁运动异常、呈节段性反向运动或/和运动消失。在 GRE Cine－MRI 上显示明显。

(3)局部室壁收缩期增厚率消失。需在同一层面上比较收缩末期和舒张末期室壁厚度变化。

(4)在室壁瘤心腔内侧可有附壁血栓形成,表现在 T_1WI 上呈中等强度信号,在 T_2WI 上呈略高信号。

(5)并发左心扩大,以左心室扩大明显。

(四)诊断要点

(1)临床上有冠心病病史,查体发现心律不齐及心功能受损。

(2)MRI见室壁瘤区域节段性明显变薄,MRI信号减低,收缩期增厚率消失。

(3)GRE Cine－MRI上显示局部室壁运动消失和/或出现反向运动。

(五)鉴别诊断

室壁瘤的诊断主要应与假性室壁瘤相鉴别。后者少发生于心肌梗死,也可见于外伤或手术损伤。假性室壁瘤实际上是室壁破裂,局部发生粘连继发血栓形成,室壁瘤的壁由血栓构成,其特点主要表现为瘤壁较厚,瘤腔较小且不规则,瘤腔与心室交通口较小。

五、室间隔缺损

(一)概述

单纯性室间隔缺损是最常见的先心病之一,约占先心病的22％,居先心病的第2位。为胎儿期室间隔发育不全所致。男性多于女性,主要病理改变为室间隔不完整,致使左右心室的血液经缺损处相通,产生左右分流。室间隔缺损的部位、大小和数目变异较大,按其发生的部位,将其分为以下几种类型。

(1)漏斗部缺损。

(2)膜部和膜周部缺损,含隔瓣后缺损。

(3)肌部缺损。

(4)房室共道型缺损。

本病也可与法洛四联征、大血管转位,三尖瓣闭锁等复杂畸形合并存在。

(二)病理改变

正常情况下,左心室的收缩压明显高于右心室,当有室间隔缺损存在时,左心室的血液经缺口流向右心室,产生左向右的分流。较小的室缺,分流量较小,对右心室的功能影响也小,右心室负荷增加也不明显,临床上可无症状,或仅有轻微症状。当缺损较大,左向右分流量较大时,右心室容量负荷增加,肺血增多,导致肺动脉高压,产生明显的临床症状;长期的肺动脉高压,使肺血管发生广泛性器质性病变,右心室的阻力负荷进一步加大。当右心室压力明显升高,超过左心室压力时,分流方向逆转,出现右向左分流。当两心室压力持平时,分流减少或有双向分流。

(三)临床表现

轻者无症状。缺损较大者可有活动后心悸、气喘,容易并发呼吸道感染等症状。晚期重度肺动脉高压时出现发绀、心力衰竭等。查体可见心前区隆起,胸骨左缘3～4肋间闻及全收缩期杂音,多伴有震颤,肺动脉第二心音亢进。

(四)MRI表现

室间隔缺损的MRI检查,以体轴横断面和垂直室间隔心室长轴层面显示最佳,也可加做垂直室间隔心室短轴像和电影MRI。为避免假阳性,至少应做2种以上不同方向的切层扫描,并同时显示出缺损时,方可诊断。

(1)在MRI上显示心室间隔的连续性中断,局部有一缺损,缺损两端圆钝。

(2)Cine－MRI上可见缺损处的分流信号,此时,心腔内血流为高信号,而近缺口局部可见低信号区。

(3)左右心室扩大,以左心室为著,伴有心室壁增厚。

(4)当有肺动脉高压时,出现肺动脉扩张及右室壁更增厚。

(五)诊断要点

(1)临床症状,体征提示有室间隔缺损存在。

(2)MRI 上在两种以上不同的切层方向上显示出室间隔连续性中断、局部有缺损。

(3)Cine－MRI 上可见异常的血流分流信号。

(六)鉴别诊断

单纯室间隔缺损的 MRI 诊断不难,膜部缺损或小的肌部缺损容易漏掉,Cine－MRI 对诊断会有帮助。膜部室间隔在正常情况下 MRI 信号较弱,易误诊为膜部室缺。

在 MRI 确诊室间隔缺损同时,还应仔细观察心血管的其他结构,注意有无合并存在其他方面的畸形。

六、房间隔缺损

(一)概述

房间隔缺损是最常见的先天性心脏病之一,占全部先心病的 20%～26%,居先心病的首位。女性多发,男女之比约为 1∶20。房间隔缺损可单纯存在,也可与其他畸形合并存在。

(二)病理

房间隔缺损可分为原发孔型(Ⅰ孔型)和继发孔型(Ⅱ孔型)两种。原发孔型房间隔缺损为胚胎发育期原发隔发育不全,未能与心内膜垫融合所致,目前多归入心内膜垫缺损(房室隔缺损)。继发孔型房缺是由于原发房间隔吸收过多或继发房间隔发育障碍所致。根据其部位不同分为四种类型:

(1)中心型(又称卵圆孔缺损型),位于房间隔中心卵圆窝处,占总数的 75%。

(2)上腔型(又称高位型缺损),占 4%～5%,位于上腔静脉入口的下方,缺损上缘与上腔静脉入口相延续,常合并右上肺静脉异常引流。

(3)下腔型,位于房间隔的后下方,缺损下缘紧邻下腔静脉入口,占总数的 10%～12%。

(4)混合型缺损,缺损巨大,累及上述两个以上部位,约占总数的 8.5%。

由于房间隔缺损,左心房的血液经缺损口流入右心房,使右心房、右心室及肺动脉血容量增加。随着病情的发展,肺小动脉逐渐出现内膜增生,中层肥厚,导致肺动脉高压。继之右心房内压力升高加重,当超过左房时,产生右向左分流,导致右心非氧合血进入左侧的体循环,临床出现发绀,发展为艾森曼格综合征。

(三)临床表现

本病初期或缺损较小者可无临床症状。缺损较大时,可有活动后心慌、气短、乏力等,易患呼吸道感染等。晚期出现昏厥、心衰等。体检发现心界向左侧扩大,于胸骨左缘 2、3 肋间闻及 2～3 级收缩期杂音,多无细震颤,肺动脉瓣区第二心音亢进并分裂。

(四)MRI 表现

(1)房间隔不连续,可见缺口,以轴位横断和垂直室间隔心室长轴像显示最佳。为避免误诊,应在二种以上不同方向切层中同时显示有房间隔不连续时,方能诊断为房间隔缺损。

(2)右心房室增大,肺动脉干增宽,右心室壁可增厚。

在诊断房间隔缺损时,应注意区分正常的卵圆窝,由于卵圆窝处房间隔菲薄,MRI 信号很弱,产生类似房间隔缺损的假象,此时卵圆窝两边的房间隔是逐渐变薄,而当真正房间隔缺损时,缺口两边的房间隔增厚,形成所谓"火柴头"征。

在采用 SE 序列做 MRI 诊断房间隔缺损有困难时,可考虑应用 GRE 序列,做 Cine－MRI。在重点可疑 ASD 部位,行 Cine－MRI 扫描,能清楚显示左向右分流血液喷射情况,表现为在亮白信号的血池内,在缺口处,右心房侧(晚期右向左分流时,出现在左心房侧)可见黑色(低信号)的血流束。

(五)诊断要点

(1)临床检查于胸骨左缘 2、3 肋间闻及 2～3 级收缩期杂音。肺动脉瓣第二音亢进、分裂。

(2)MRI 的轴位横断、垂直室间隔心室长轴位等至少 2 种以上切面上显示房间隔不连续,缺口两边可见"火柴头"征象。

(3)GRE 序列 Cine－MRI 中见心房水平分流,在高信号(白色)的血池内出现低信号(黑色)的血流束。

(4)MRI 中同时可见右心房、室及肺动脉干增大,右室壁增厚。

(六)鉴别诊断

当检查方法正确、图像清楚时,诊断房间隔缺损并不难,主要应与卵圆孔未闭相鉴别。

MRI 诊断房间隔缺损时,容易出现假阳性和假阴性。假阳性主要是误将卵圆窝处因菲薄,MRI 信号很弱,误诊为房缺,主要区别点是此时房间隔是逐渐变薄,而非边缘增厚,形成"火柴头"征。假阴性,主要因缺口大小或扫描层面选择不当,或图像质量较差。必要时,加做 Cine－MRI,可提高对房缺的确诊率。

七、动脉导管未闭

(一)概述

动脉导管未闭是最常见的先天性心脏病之一,发病率为 15％～21％,占全部先心病的第三位,男女之比为 1∶2～1∶3。动脉导管位于主动脉峡部与左肺动脉根部,是胎儿期血液循环的正常通道,95％婴儿生后 1 年内闭塞,1 岁后仍开放者为动脉导管未闭。病理解剖上将其分为三种类型:①管型(圆柱型),约占本病的 80％。②漏斗型。③窗型。动脉导管未闭多数单独存在,也可与其他畸形合并存在。

(二)病理

动脉导管未闭造成主动脉与肺动脉间直接相通,产生心底部的左向右分流,初期分流量大小取决于未闭的动脉导管的口径。由于存在上述左向右分流使左心房室的容量负荷加大,导致左心室扩大,室壁增厚,严重可致左心衰竭;肺动脉血流量增加,形成肺动脉高压,使右心室后负荷加重,右室壁增厚,继之出现右心室腔扩大,致右心衰竭;晚期肺动脉压力达到或超过主动脉压力时,出现双向或右向左分流,临床出现发绀。

(三)临床表现

未闭动脉导管细小者可无症状,导管粗大者出现活动后心悸、乏力、咳嗽等症状,可并发感染性心内膜炎。晚期肺动脉高压合并右向左分流者可有咯血、全身发绀等,严重者出现心力衰竭。

体检于胸骨左缘第二肋间闻及双期连续性机器样杂者,杂音响亮处可触及震颤。分流量大时,有周围血管征,表现为动脉舒张压降低、脉压差加大、水冲脉等。有肺动脉高压者肺动脉瓣区第二音亢进。

(四)MRI 表现

(1)在 MRI 的轴位横断面及垂直室间隔心室短轴位上,于主动脉峡部与左肺动脉起始部之间,可见未闭的动脉导管将两者相连通。MRI 能确定导管未闭的分型。

(2)GRE Cine—MRI 中能见到异常的血流信号,并能显示分流的方向。

(3)在心室水平面可见左侧房室扩大,以左心室扩大为著,左室壁增厚。

(4)升主动脉、主肺动脉及左肺动脉扩张。

(5)晚期有肺动脉高压者,MRI 上还见右心室扩大及右室壁增厚。

(五)诊断要点

(1)临床表现具有动脉导管未闭的症状、体征,如胸骨左缘第二肋间闻及双期机器样杂音,肺动脉瓣区可触及震颤。

(2)MRI 于大血管平面见主动脉峡部与左肺动脉起始部之间有未闭的动脉导管相通。

(3)GRE Cine—MRI 中显示主动脉峡部与肺动脉干分叉部之间有异常的血流信号。

(六)鉴别诊断

检查方法正确、图像清晰、显示出未闭的动脉导管时,诊断不难,无须与其他病变相鉴别。有时未闭动脉导管很细小,或扫描方法不当,未能显示出未闭的动脉导管时,造成漏诊。此时应在不同方向的切面上扫描,同时加做不同的序列,能提高 MRI 对动脉导管未闭的诊断正确率。

八、法洛四联征

(一)概述

法洛四联征(简称法四)为最常见的发绀类复杂性先天性心脏畸形,占先心病总数的12%～14%,在小儿先心病中排在房缺、室缺和动脉导管未闭之后,位居第四位。本病由肺动脉狭窄(主要为右室漏斗部和肺动脉瓣混合型狭窄)、室间隔缺损、升主动脉骑跨于室间隔之上和右心室肥厚等四个基本病理改变构成的复杂畸形,其中以右室漏斗部的狭窄最为重要。如果只有心室间隔缺损、肺动脉口狭窄和右心室肥大,而无主动脉骑跨者,称为不典型的法四。本病可与房间隔缺损(称为法洛五联征)、右位心、大血管转位等畸形合并存在。

(二)病理变化

法四的病理生理改变主要取决于右室流出道及肺动脉狭窄。由于室间隔缺损较大,左右心室及主动脉的压力相似,右室流出道狭窄越重,排血阻力越大,右心室经室缺由右向左分流量就越大,发绀重,如肺动脉狭窄较轻,右心室排血阻力小,经室缺产生双向分流,发绀则较轻,个别人仅有左向右分流,患者可无发绀。重者右心室肥厚失代偿后,最终导致右心衰竭。

(三)临床表现

患者自幼出现进行性发绀和活动后心悸、气喘、乏力,喜取蹲踞位休息。严重发绀患者活动后由于严重缺氧而引起发作性昏厥或抽搐。体检见患儿发育差,有杵状指(趾),心界不大,听诊胸骨左缘 3～4 肋间有收缩期喷射样杂音,肺动脉第二音减弱。心电图电轴右偏、右房扩大,右心室肥厚。

(四)MRI 表现

(1)右心室壁肥厚,接近甚至超过左心室壁的厚度,而正常人右室壁的厚度仅为左室壁厚度的 1/3～1/2,以轴位横断面、心室短轴切面和垂直室间隔心室长轴位显示清楚。

(2)室间隔缺损,以嵴下型即主动脉瓣下最常见。在轴位横断、垂直室间隔心室长轴或短轴切层上均能清楚显示。

(3)肺动脉瓣和右心室流出道(漏斗部)狭窄,在两者之间常能见到第三心室形成。在轴位横断面、冠状面及平行室间隔心室长轴位上显示清楚。

(4)升主动脉扩张,顺钟向右转、前移并骑跨于缺损的室间隔之上。以轴位横断面、垂直室间隔心室短轴切面上显示清楚,尤其是后者能同时测得升主动脉扩张程度和骑跨程度。一般为 50%左右。

(5)肺动脉干、左、右肺动脉均有不同程度的缩小。

(6)在 GRE Cine－MRI 上可见因室间隔缺损和主动脉骑跨所造成的血流分流情况,同时还可见右室流出道、肺动脉瓣的狭窄程度及血流情况。

(7)同时可显示合并存在的其他畸形。

(五)诊断要点

(1)患儿临床表现有发育差,发绀、杵状指(趾)等,听诊于胸骨左缘 3、4 肋间闻及收缩期喷射样杂音。

(2)MRI 上可见右心室壁肥厚,接近甚至超过左室壁厚度;室间隔高位缺损;右室流出道及肺动脉瓣狭窄;主动脉增宽,前移并骑跨在缺损的室间隔上。

(3)Cine－MRI 中显示左右心室之间分流、右室流出道及肺动脉狭窄。

(六)鉴别诊断

MRI 对诊断法四效果良好,一般均能显示出畸形的存在,故诊断不难。如果只有室间隔缺损、肺动脉狭窄和右心室肥厚,而无主动脉骑跨和前移,则可诊断为不典型法四。

本病主要应与下列病变相鉴别。

1.法四型右室双出口

鉴别要点在于判断升主动脉的骑跨程度,法洛四联征的骑跨程度小于 75%,而法四型右室双出口主动脉骑跨于右室侧超过 75%。

2.法洛三联症

由肺动脉口狭窄、心房间隔缺损和右心室肥大构成,无室间隔缺损和主动脉的骑跨。

3.完全型大动脉错位

完全型大动脉错位是指升主动脉和主肺动脉与左右心室的连接关系异常或/和两大动脉空间相互位置关系异常。鉴别方面主要辨认解剖结构上的左、右心室以及与主动脉、肺动脉的关系。MRI 上辨认右心室为内膜面粗糙有调节束,具有肌性流出道;左心室内膜光滑、无调节束、无肌性流出道,可见乳头肌结构。

4.永存动脉干

重度法四肺动脉可完全闭锁或右室流出道完全闭塞,肺血供仅依赖侧支循环,又称为假性动脉干,而永存动脉干仅有一组半月瓣,心底部发出单一动脉干,肺动脉起源于共同动脉干的不同部位。

九、主动脉缩窄

(一)概述

主动脉缩窄是指主动脉先天性局限性狭窄,通常狭窄位于左锁骨下动脉以远的主动脉部。本病较常见,占先天性心脏病的1.1%～3.4%,男性多于女性,男女比例为4:1～5:1。

(二)病理改变

根据病变发生的部位,将主动脉缩窄又分为两种类型。

1.导管前缩窄型

本型较多见,缩窄部位位于主动脉峡部,即左锁骨下动脉开口处至动脉导管入口处之间的一段较长缩窄区,占主动脉弓的后半或后1/3,常伴有其他心血管畸形。严重的缩窄可造成主动脉弓离断。

2.导管后缩窄型

导管后缩窄型较少见,常在动脉导管交接处或其以下,仅为一小段缩窄,多不伴有其他先天性心血管畸形。

主动脉缩窄的病理改变,表现为动脉管壁局限性环形狭窄,狭窄处动脉壁中层变形,内膜增厚,可呈膜状或嵴状凸入主动脉腔内。由于主动脉缩窄,近心端管腔内血压增高,左心室后负荷加重,左心室壁继发性肥厚,晚期导致左心衰竭。另外,缩窄远段血流减少,血压降低,甚至测不出血压,下肢缺血。机体产生代偿,狭窄远段血流由锁骨下动脉的分支供应。

(三)临床表现

由于缩窄近端血压明显高于远端,产生一系列症状体征:①头部及上肢血压升高,可有头痛、头晕、耳鸣等,严重时可产生脑血管意外及心力衰竭。②下肢缺血而产生无力、肢冷,间歇跛行。③上肢血压明显高出下肢血压。④心浊音界向左下扩大,心尖区有抬举性冲动,心前区,背部肩胛区间闻及收缩中晚期吹风样杂音。

(四)MRI表现

(1)MRI上能直接显示主动脉缩窄的部位、范围和程度,以垂直室间隔心室短轴位上显示最佳,并能直接测量各段内径及缩窄的长度。

(2)多数病例在缩窄远端可见主动脉狭窄后扩张。

(3)左心室壁普遍增厚。

(4)GRE Cine-MRI上可见狭窄处血流异常改变,MRA中还能显示异常的侧支循环情况,如内乳动脉、椎动脉及肋间动脉等。

(5)合并存在的其他畸形。

(五)诊断要点

(1)年轻患者出现上肢血压明显高于下肢者为本病典型表现,伴有心脏杂音和血管杂音可提示本病。

(2)X线胸片可见左侧心影上缘主动脉结处"3"字征。

(3)在MRI中,垂直室间隔心室短轴位上直接显示主动脉缩窄的部位、程度和范围。

（六）鉴别诊断

重度的主动脉缩窄应与主动脉闭锁相鉴别，前者仍有少量血流直接通过，而后者无直接血流。在 MRI 确诊有困难时，可采用 Cine－MRI 或 MRA 进行检查，有利于发现血流信号。

第三节　呼吸系统疾病 MRI 诊断

一、检查方法

（1）取仰卧位，扫描中心对准乳头连线上方 2cm 处。

（2）横断面为主要扫描方位，纵隔病变应加扫冠状和（或）矢状面的 T_1 加权检查，如冠状面平行气管，则可显示气管全长。纵隔病变和靠近肺门病变，同时采用心电门控更好。

（3）采用体部线圈，FOV 为 40～50cm。常用 SE 序列的扫描参数与颅脑检查基本相似，层厚 8～10mm，层间距 1～2mm。

（4）Gd－DTPA 增强扫描以病灶为中心，做横、矢、冠 3 个断面的 T_1 加权像，造影剂用量同头颅检查。

（5）脂肪抑制技术有助于纵隔内含脂肪病变的定性，或通过去除纵隔内正常脂肪组织而突出显示病灶。

（6）采用快速自旋回波（Fast SE 或 Turbo SE），成像时间为 10～20s，可在一次屏气时间内完成扫描，消除呼吸运动产生的伪影。

二、正常主要胸部结构的 MRI 影像表现

（一）纵隔

1.气管与主支气管

气管和主支气管在 MRI 图像上均容易识别，气管和主支气管腔内无质子，故为无信号。管腔由周围脂肪的高信号所勾画。气管和支气管壁通常不可见，只是在气管、支气管与对着纵隔胸膜的肺相接触的区域，两者之间无脂肪膜才能观察到。气管支气管壁在 MRI T_1 加权图像上呈中等信号。这是因为组成气管壁的黏膜、平滑肌和软骨环均有较长的 T_1 时间，在 T_2 加权图像上黏膜可呈高信号，而平滑肌及软骨环组织仍呈低信号。

另外，血管腔在 MRI 上也呈无信号，与气道腔内含空气所致低信号相仿，故在 MRI 上有时较难区分支气管或血管影。

2.血管

血管腔因血流的流空效应通常为无信号，故血管腔与纵隔内脂肪的高信号形成鲜明对比。血管壁只在与胸膜面和肺相接触的区域，且这些结构间须无脂肪相隔时才能见到。血管壁为介于脂肪和血管腔之间的中等强度信号。

3.食管

在 MRI 上呈圆形中等信号，如内含气体则见中心低信号，MRI 上胸主动脉呈低信号，故食管在低信号的胸主动脉、左心房及气管衬托下形态显示较 CT 更清楚，矢状面 MRI 则可纵

行显示食管情况,对食管病变的检查非常有利,还可明确病变的上下关系和范围。食管黏膜在 MRI T_2 加权图像上呈高信号。在横轴位上能测量食管的厚度,其厚度大约为 3mm;上段食管之前后径平均为 14mm,正常范围为 11 ~ 20mm,冠状位上平均 18mm,正常范围为 11～28mm。

4.淋巴结

由于 MRI 上纵隔内大血管因血液流空效应而呈黑色,纵隔内脂肪组织则呈高信号,故在 MRI 上呈中等信号的淋巴结的显示较 CT 清楚明确。一般以 MRI T_1 加权图像上表现最为清楚,淋巴结一般表现为圆形或椭圆形中等信号影,边缘清楚完整。在 MRI 上评估正常淋巴结的大小,参考 CT 标准,除了个别例外,正常淋巴结的横径应小于 10mm。

5.胸腺

胸腺的大小、重量和成分随年龄不同而变化甚大,于新生儿期相对重量最大,随后胸腺缓慢长大;青春期达到最大,约 30g 左右;青春期后,胸腺的实质成分逐渐减少,萎缩的腺泡逐渐被脂肪代替;到 40 岁左右,胸腺主要含脂肪成分;60 岁以后,胸腺一般萎缩成小片残留物。胸腺呈现均质的信号结构,其信号强度在 T 加权上低于脂肪。在横轴位上,胸腺显示为以下几种形态:

(1)位于升主动脉和主动脉弓水平段前方,呈圆形或三角形。

(2)与主动脉弓之左前表面相接触,经常呈现为椭圆形。胸腺的较大横径测量为(27.9±14.4)mm,较小径线测量为(18.15±6.3)mm。在 MRI 上,胸腺实质呈中等信号,边缘清楚,信号均匀,位于前上纵隔内。40 岁以后的成人,由于胸腺萎缩及脂肪浸润,MRI 信号增高,与周围纵隔内脂肪软组织信号差别减小,胸腺形态可显示不清,边缘模糊。

6.心包

心包呈现为位于心外脂肪和心包外脂肪层之间低信号强度的线状影。包含在心包内的少量液体因 T_1 长呈现低信号强度。心包于收缩期比舒张期观察较好。其厚度在舒张期 0.5～1.2mm,收缩期 0.5～1.7mm。

7.纵隔间隙

纵隔间隙是由纵隔内脏器官与血管所围绕,主要包含脂肪和淋巴结。有 3 个间隙特别重要。

(1)腔静脉后与气管前间隙。

(2)主肺动脉窗。

(3)隆突下间隙。

因为胸部疾病常累及到这几个间隙的淋巴结。

(二)肺门

CT 上血管影与淋巴结影密度相似,较难区分。在 MRI 上,两侧肺门中大血管及支气管均呈低信号,而淋巴结或实质性病灶呈中等信号,极易与血管及支气管影区分,对诊断非常有利,但有时 MRI 上血管影和支气管影较难区分,需采用 CT 和 MRI 互相对照以及运用正常解剖知识进行分辨。

(三)肺实质

因肺泡内的质子密度很低,故肺实质产生的信号非常弱,仅能在肺门周围看到少数分支状影像。于肺实质的后部,胸膜下区,信号强度稍高,一般认为是仰卧时位于下部的肺组织扩张充气较差及肺循环血流和淋巴回流减慢所致。

由于肺纹理中的血管和支气管均呈低信号,故常规 MRI 上肺纹理不能显示,肺野呈均匀低信号,两肺内叶间裂及小叶间隔在 MRI 上不能显示,故 MRI 上一般较难区分肺各叶分界。

(四)胸膜

胸膜只是一个在肺实质与纵隔、胸壁以及横膈的胸膜外间隙之间的界面。正常情况下胸膜呈薄层状,由于 MRI 空间分辨率较低以及成像时受呼吸运动的影响,故一般胸肋面、膈面及纵隔面胸膜和叶间裂等在 MRI 上难以显示,因此 MRI 上肺的分叶常较困难,但胸膜发生病变而增厚、积液或占位时则在 MRI 上常可清楚显示。

(五)胸壁

在 MRI 上,胸壁的解剖形态及相互关系是一样的。胸壁脂肪组织呈高信号的白色,肌肉组织呈中等信号,T_2 加权时可呈更低信号,骨骼一般呈低信号,故在 MRI 上有时难以辨认胸壁骨骼形态,骨骼中心的骨髓由于富含脂肪成分,在 MRI T_1 加权和 T_2 加权图像上均呈高信号。由于 MRI 可以直接矢状面及冠状面成像,对观察胸壁病变的上、下关系及范围非常有利。

(六)横膈

横膈是一种拱顶状肌性组织,MRI 能直接冠状面和矢状面成像,对显示横膈解剖非常有利。在 MRI 上横膈呈略低信号,高于肺野但低于肝脏,一般在 MRI 上均能显示,特别是当横膈附近有病变时,可清楚看到横膈与病变的关系。

三、原发性支气管肺癌

(一)概述

原发性支气管肺癌(简称肺癌,下同)是临床上常见的恶性肿瘤之一,也是胸部最常见的恶性肿瘤,发病率逐年增高。目前,临床上对肺癌的检查方法很多,MRI 是临床检查的一个方面,对发现病灶、确定诊断、指导治疗方法的选择具有重要的作用。

目前,临床上普遍已采用国际上通用的 TNM 分期方法对肺癌患者进行术前评价,TNM 分别代表肺癌病灶(tumor)、淋巴结转移(node)及远处转移(metastasis),通过对患者 T、N、M 三个方面的分析判断,可以帮助临床医生选择合适的治疗方法及估计预后。

肺癌细胞起源于支气管黏膜上皮,可发生于主支气管、各级支气管至末梢细支气管。右侧多见,上叶多于下叶,以右肺上叶发生率最高,肺癌发生于主支气管和叶支气管的占 60%～70%,称为中央型。发生于段支气管开口以下者称为周围型,占 30%～40%。肺癌按生长方式不同可分为管内型、管壁浸润型、肿块型及弥散浸润型等。最常见的细胞类型为鳞癌,占 40%～50%,其次为腺癌,其他还有小细胞癌、大细胞癌、腺鳞癌及类癌等。早期肺癌生长于支气管黏膜,使黏膜增厚、粗糙和充血,进而癌组织突出支气管腔内,形成息肉样或菜花样肿块,也可向支气管壁浸润蔓延扩展破坏,并侵入周围肺组织。当癌组织环绕支气管壁生长,使支气管腔呈环形狭窄,并逐渐蔓延浸润,最终完全闭塞,可并发阻塞性肺气肿、肺不张、肺炎、支扩等一系列病理改变。肺癌向支气管壁外发展形成局限性肿块,轮廓清楚,常呈分叶状,内部缺血性坏死、液化,可形成偏心性空洞。

肺癌的扩散和转移总的来说有 4 种方式。

(1)淋巴转移，为肺癌最常见的转移方式。

(2)血行转移，癌组织侵犯肺静脉，或经纵隔转移的淋巴结(经胸导管等)引流入血液循环。

(3)直接侵犯，中央型肺癌可直接累及肺门区大血管，主要是肺动脉和肺静脉。

(4)气道转移，某些病理类型的肺癌如细支气管肺泡细胞癌可经支气管或肺泡孔播散，在肺内形成多个结节。

(二)临床表现

肺癌早期可无任何临床症状，多数是在体检时被发现。最常见的症状为咳嗽、痰中带血、胸痛、刺激性呛咳等，其中以痰中带血最有诊断价值。部分患者可出现发热和胸痛，初诊易误诊为肺炎，但经抗感染治疗后效果不佳。肺癌患者年龄一般偏大，50～60岁发病率最高。支气管肺癌的临床症状与细胞类型的生物学行为有关，并与癌灶发生的部位、邻近组织、形态大小或远处转移等有密切关系。

肺癌阻塞较大的支气管，可产生气急和胸闷，当支气管狭窄、远端分泌物滞留、发生继发性感染时可引起发热。

肿瘤侵犯胸膜或胸壁可引起胸痛，当胸膜转移时，如产生大量胸腔积液，可出现胸闷、气急。

肿瘤常转移至脑，其临床表现与原发脑肿瘤相似；转移至脊柱，可出现腰腿痛症状，侵犯膈神经则引起膈麻痹。有时患者可出现非特异性全身症状，如食欲不振、消瘦、乏力、盗汗、全身酸痛、贫血等，称为伴随肿瘤综合征，也称肺外症状。进展期肺癌的局部症状约占68%，转移性症状占13%，肺外症状占12%。

(三)MRI表现

1.中央型肺癌

根据肿瘤与支气管的关系，又可分为管内型、管壁型和管外型。中央型肺癌管内型，MRI易于显示支气管腔内肿物，冠状位扫描能清晰显示肿瘤的范围，明确肿瘤相对于支气管隆突的位置。管壁型肺癌所致支气管壁不规则增厚、管腔狭窄及梗阻，MRI也能清晰显示。中央管外型肺癌多在肺门区形成软组织肿块，MRI易于将软组织肿块与肺门区的血管区分开来。

2.周围型肺癌

周围型肺癌可表现为：①结节灶。②肿块状阴影，圆形或类圆形，可分叶，有毛刺。③癌性空洞。肺内肿块状影，MRI表现为T_1加权图像上呈中等信号，T_2加权图像呈中等偏高信号，信号多不均匀；病灶边缘可光滑，也可有分叶、毛刺及胸膜凹陷等征象；病灶内发生坏死液化时，T_1加权图像表现为低信号，低于瘤体的信号，T_2加权图像则呈高信号，其强度高于瘤体信号，液化坏死物经支气管排出形成空洞时，表现为无信号区。肿瘤内的钙化MRI不能显示，表现为信号缺失区。

3.弥散型肺泡癌

弥散型肺泡癌表现为肺内多发结节及斑片状影，边缘清楚或不清楚，T_1加权图像上往往呈中等信号，T_2加权图像上为高信号。病灶大小不一，多分布于中下肺野。

4.肺癌所致阻塞性改变

中央型肺癌常因支气管狭窄或梗阻造成远端阻塞性肺炎及肺不张。MRI检查明确诊断以及区分肿瘤与阻塞性炎症或阻塞性不张均有一定帮助。在 T_1 加权图像上,肺部炎症或肺不张部位的信号类似或低于肿瘤信号,两者不易区分。T_2 加权图像上因肺炎或肺不张的含水量往往高于肿瘤组织而使其信号高于肿瘤的信号。MRI 增强扫描能明显提高两者的分辨率。

5.纵隔肺门淋巴结转移

MRI 与 CT 一样,以淋巴结大小做力判断淋巴结有无转移的诊断标准。直径在 1.0cm 以下的淋巴结多为正常,准确率为 80%～90%;直径在 1.0～1.5cm 者,可疑异常,良、恶性难以确定;直径大于 1.5cm 者,可认为淋巴结增大,多为转移所致,准确率为 70%～80%;直径大于 2.0cm,绝大多数为转移,准确率达 90% 以上。淋巴结转移除体积增大外,MRI 影像上的信号也有所改变,在 T_1 加权图像上为中等或低信号,与正常淋巴结信号相似或稍低,T_2 加权图像上转移淋巴结信号有所增高,类似于肺内肿块的信号,但是单纯依据淋巴结的信号改变很难鉴别良、恶性淋巴结。

此外,MRI 扫描还能发现腔静脉内瘤栓形成,瘤栓附着于血管壁上,在 T_1 加权图像上为中等信号,T_2 加权图像呈高信号,信号不甚均匀,多回波扫描,其形态无变化。有助于诊断。

(四)诊断要点

绝大多数肺癌表现典型,根据临床表现,综合平片、分层、CT 及 MRI 所见,常可明确诊断。对于一些表现特殊的病例,有时诊断困难,需要进行详细的鉴别诊断,诊断不明者尚可进行纤维支气管镜及活检、CT 或电视透视导向活检、痰细胞学检查及纵隔镜检查等多种检查以获得诊断依据。

(五)鉴别诊断

1.中央型肺癌需与下列病变鉴别

(1)支气管内膜结核。

(2)转移性肿瘤。

(3)淋巴瘤。

(4)淋巴结结核。

(5)结节病。

2.周围型肺癌需与下列病变鉴别

(1)结核球。

(2)转移瘤。

(3)良性肿瘤(炎性假瘤、错构瘤)。

(4)支气管囊肿。

(5)球形肺炎。

(6)肺动静脉瘘或动静脉畸形。

四、胸腺瘤

(一)概述

胸腺瘤是前纵隔内最常见的肿瘤,约占前纵隔内肿瘤的 50%。儿童较少见,多数于成年时发现。有良、恶性之分,或为侵犯性与非侵犯性之分。

胸腺瘤主要由淋巴细胞和上皮细胞所构成。可分为上皮性(占 45%)、淋巴性(占 25%)、和淋巴上皮性(30%)。上述任何一种细胞形式为主的胸腺瘤均可以合并重症肌无力,但较常见于淋巴细胞性胸腺瘤。胸腺瘤1%～15%是恶性的,称其为侵犯性胸腺瘤。确定胸腺瘤良、恶性的通常依据是肿瘤的蔓延范围。

(二)临床表现

主要症状为胸痛、胸闷、咳嗽、气短,如果肿瘤压迫喉返神经则产生声音嘶哑,压迫食管产生吞咽困难。胸腺瘤患者中约50%出现重症肌无力,重症肌无力患者中10%～15%有胸腺瘤存在。

(三)MRI表现与诊断要点

(1)前纵隔血管前间隙内卵圆形肿块,即甲状腺下极与第四肋之间。

(2)肿块边清、光滑、囊变区呈长T与长T2信号,钙化呈无信号黑影,故信号可不均匀。

(3)恶性者在纵隔内扩散,挤压脂肪组织并包绕血管,甚至侵入肺内,外形不规则。

(4)注射Gd-DTPA后胸腺瘤明显强化。

(5)胸腺瘤90%位于前纵隔,10%位于后纵隔,5%～10%瘤内有囊变区。

(四)鉴别诊断

表现典型的前中纵隔实质性胸腺瘤,较易与畸胎瘤、胸骨后甲状腺及胸腺脂肪瘤等区别。

(1)畸胎瘤含有三个胚层的组织,脂质成分在MRI上较有特征性。

(2)胸骨后甲状腺位于前上纵隔,与甲状腺关系密切。

(3)胸腺脂肪瘤主要有脂质成分组成,MRI上呈高信号。

(4)胸腺瘤尚需与增生的胸腺组织相鉴别,胸腺增生保持胸腺组织形态。

五、畸胎类肿瘤

(一)概述

畸胎类肿瘤为常见的纵隔肿瘤,在原发性纵隔肿瘤中,其发病率仅次于神经源性肿瘤和胸腺瘤,居第3位。畸胎类肿瘤好发生于前纵隔,多位于前纵隔中部心脏与升主动脉交界处,偶见于后纵隔。

病理上畸胎类肿瘤可分成两类,即皮样囊肿和畸胎瘤。皮样囊肿也称囊性畸胎瘤,由外胚层和中胚层组织组成。实质性畸胎瘤即一般所称的畸胎瘤,组织学上包括了三个胚层的各种组织,可出现人体内各种不同脏器的组织成分。畸胎瘤可恶变成恶性畸胎瘤,实质性畸胎瘤较囊性畸胎瘤更易发生恶变。

(二)临床表现

较小的畸胎类肿瘤可没有症状。当肿瘤逐渐长大或继发感染或恶变,以及穿破周围组织器官时就产生相应的表现,如胸痛、胸闷、咳嗽、气促、发热、穿破心包,引起心包炎、心包积液及相应症状;穿破支气管和肺,可咳出皮脂和毛发;穿破胸膜腔,则产生胸腔积液或感染。

(三)MRI表现

畸胎类肿瘤包括囊性畸胎瘤和实质性畸胎瘤。

1.囊性畸胎瘤

囊性畸胎瘤即皮样囊肿,为囊性肿块,由外胚层和中胚层组织组成,内含皮脂样液体,囊肿壁为纤维组织。通常是单房,也可为双房或多房。在T_1和T_2加权图像上均可表现为高信号影。双房或多房囊肿,其内可见低信号影分隔。

2. 实质性畸胎瘤

实质性畸胎瘤由内、中、外三胚层成分组成,表现复杂。在 T_1 加权上表现为信号极不均匀肿块,其中的脂肪成分呈高信号,软组织成分呈中等信号,水样液体呈低信号,钙化则表现为信号缺失区。T_2 加权图像呈不均匀高信号。肿块边缘一般比较清楚,形态规则或不规则。90％的畸胎瘤为良性,根据 MRI 信号特点,较难区分良、恶性畸胎瘤。

(四)诊断要点

(1)大多数畸胎类肿瘤位于前中纵隔;偶见畸胎类肿瘤位于中纵隔或后纵隔,诊断较困难。

(2)主要根据畸胎类肿瘤多种组织成分的信号特点来确定诊断。

(五)鉴别诊断

(1)胸腺脂肪瘤。

(2)胸腺瘤。

(3)胸腺淋巴血管瘤。

六、淋巴瘤

(一)概述

淋巴瘤是指原发于淋巴结或结外淋巴组织的全身性恶性肿瘤;几乎可侵犯全身所有脏器。

可发生于任何年龄,男女无显著差异。纵隔淋巴瘤通常累及两侧气管旁及肺门的多数淋巴结,生长迅速,融合成块,也可侵犯肺、胸膜及心脏,甚至转移到骨髓。

淋巴瘤分为 Hodgkin 病(Hodgkin′ disease,HD)和非 Hodgkin 淋巴瘤(Non Hodgkin′ Lymphoma,NHL)两大类,在临床、病理和预后方面有所不同。在病理上的最特征性区别为 Reed－Stemberg 细胞(R－S 细胞),一种含大的深染色核的巨网状细胞在 HD 中可找到,而在 NHL 中却不存在。

(二)临床表现

胸内淋巴瘤以 HD 多见,占 2/3,NHL 约占 1/3。增大淋巴结质硬,一般无压痛,相互融合成块,或相互分开。

早期常无症状,仅触及周围淋巴结,中晚期常出现发热、疼痛、疲劳、消瘦等全身症状。在胸部可压迫气管、食管、上腔静脉等,出现相应症状,如咳嗽、吞咽困难和上腔静脉阻塞综合征等。

(三)MRI 表现

(1)常侵犯两侧纵隔或肺门淋巴结,且呈对称性,很少单独侵犯肺门淋巴结。

(2)在 MRI 上受累淋巴结可融合成较大的肿块,增大的淋巴结常位于血管前或气管旁。

(3)淋巴瘤在 T 加权图像上为中等或中等偏低信号,在 T2 加权图像上为中等偏高信号,信号质地一般较均匀,但增大淋巴结内有时可出现坏死,则信号表现不均匀。

(4)MRI 有助于明确上腔静脉有无受累、受压、移位及狭窄的程度。

(5)淋巴瘤累及胸膜、心包时,MRI 可显示胸膜或心包积液。

(6)MRI 扫描在淋巴瘤放疗后的随访中有重要意义。放疗所致的纤维性肿块在 T_1、T_2 加权图像上都表现为低信号,而复发的肿瘤在 T_2 加权图像上表现为高信号。

(四)诊断要点

(1)淋巴瘤的诊断要结合 MRI 上纵隔淋巴结肿大表现及临床上多器官、全身受侵犯的特点进行诊断。

(2)纵隔淋巴结肿大无特异性。

(五)鉴别诊断

(1)结节病。

(2)淋巴结结核。多以单侧肺门或纵隔分布。

(3)转移性肿瘤。绝大多数有原发恶性肿瘤病史。

七、神经源性肿瘤

(一)概述

神经源性肿瘤为后纵隔最常见的肿瘤;在全部纵隔肿瘤中占 $14\%\sim25\%$,90% 位于椎旁间隙,10% 左右偏前些。

在病理上可分为:

(1)起源于周围神经的神经纤维瘤和神经鞘瘤(42%)。

(2)起源于交感神经节的交感神经节瘤(良性)、成神经细胞瘤和成交感神经细胞瘤(恶性,39%)。

(3)起源于副神经节的副神经节瘤和化学感受器瘤(4%),可为良性或恶性。

(二)临床表现

大多数患者无临床症状而由胸片偶然发现;少数患者有胸痛、胸闷或咳嗽、咯血或霍纳综合征。

(三)MRI 表现

(1)后纵隔脊柱旁肿块,呈长 T_1 与长 T_2 信号,边界清楚,信号强度同其他实性肿瘤。

(2)轴面上呈圆形或卵圆形,可见椎骨侵蚀;矢状面可见椎间孔扩大;冠状面可见瘤体呈哑铃状,位居椎管内外。

(3)瘤体可见囊变区,呈更长 T_1 与 T_2 信号。

(4)注射 Gd—DTPA 后明显强化。

(5)邻近的肺组织一般呈推压改变,与肿瘤分界非常清楚。

(四)诊断要点

后纵隔脊柱旁的实质性肿瘤绝大多数为神经源性肿瘤。

(五)鉴别诊断

(1)食管病变。

(2)血管性病变。

(3)脊柱病变。

第四节　消化系统疾病 MRI 诊断

一、检查方法

患者取仰卧位,做肝胆胰扫描中心对剑突,检查前勿进食,以防掩盖病变。腹部的 MRI 检查一般选用体部线圈,必要时对病变区使用表面线圈,以获得清晰的图像。横轴位扫描为腹部各脏器检查的基本方法,根据病情诊断需要选用矢状、冠状及斜位扫描。扫描序列及参数依所选用的机型和软件而异,但无论何种机型和软件,均必须做相同层面的 T_1 和 T_2 加权像。腹部参与呼吸运动,为了减少腹部运动产生伪影,常用压迫法限制腹部运动,也可选用预饱和技术和屏气扫描方法。腹主动脉内流速很快的血流也会产生伪影,应使用流动补偿,使流动的血流不产生 MR 信号,消除其伪影。在可能的情况下,通过改变相位编码方向,使伪影不致重叠到病变区影像上,胃肠蠕动伪影尚无理想解决办法。Gd-DTPA 增强 MRI 扫描视诊断需要而定,通常应在注射造影剂后 $10\sim12min$ 之内完成扫描,而且只做 T_1 加权多方位扫描。肝脏动态增强扫描可在注药后 $2min$、$5min$、$8min$、$10min$、$12min$ 屏气状态扫描,几次扫描参数相同,高档 MR 机可选用动态扫描序列。胰腺需做 $5mm$ 薄层扫描,无间距。胆道 MRI 检查方法与肝、胰基本相似。磁共振胆胰管成像(magnetic resonance cholangiopancreatography,MRCP)为胆胰系疾病的影像学诊断开辟了一条新的途径,其基本原理是利用体内的液体作为天然对比剂,在重度 T_2 加权序列的 MR 图像上,静态或缓慢流动的液体(胆胰液)呈高信号,而实质脏器或快速流动的血液呈低或无信号,白色的高信号的液体在黑色低信号背景的衬托下显示清晰。MRCP 检查以常规横断面图像定位,做冠状面 TSE 序列的连续多层面重 T_2 加权扫描,原始图像以冠状面最大强度投影法(MP)进行三维重建,MRCP 具有无创性,检查安全简便,不需对比剂和 X 线照射、图像类似于直接胆胰管造影片,并可多方位旋转多角度观察等诸多优势。

二、正常 MRI 影像表现

大部分腹部组织器官的磁共振信号强度呈中等强度,在周围脂肪组织的高信号强度对比下,易于观察。肝脏的信号强度在 T_1WI 上较脾高,而在 T_2WI 上低于脾脏,肝叶和肝段由肝静脉和含有脂肪组织的叶间裂分开,门静脉大部分检查为信号流空影像。胰腺主要在横切位上,其信号强度呈黑白相间的稍高于肝脏的中等信号强度。胆囊显示为肝右下窝中的囊性结构,在 T_1WI 上呈低信号,T_2WI 上信号强度明显增高。部分胆汁内含有高浓度胆固醇物质,在 T_1WI 上呈较高信号强度。肝内胆管在 MRI 检查时不显影,肝外胆管及胆囊管仅见于小部分患者。胆总管见于门静脉前,呈环状影。

三、肝硬化

(一)概述

肝硬化是以广泛结缔组织增生为特征的一类慢性肝病,病因复杂,如肝炎、酒精和药物中毒、淤胆淤血等,国内以乙肝为主要病因。

肝细胞大量坏死,正常肝组织代偿性增生形成许多再生结节,同时伴肝内广泛纤维化致小叶结构紊乱,肝脏收缩,体积缩小。组织学上常见到直径 0.2～2cm 的再生结节。肝硬化进而引起门脉高压、脾大、门体侧支循环建立以及出现腹腔积液等。

(二)临床表现

早期肝功能代偿良好,可无症状,以后逐渐出现一些非特异性症状,如恶心、呕吐、消化不良、乏力、体重下降等;中晚期可出现不同程度肝功能不全表现,如低蛋白血症、黄疸和门静脉高压等。

(三)MRI 表现

MRI 检查可以充分反映肝硬化的大体病理形态变化,如肝脏体积缩小或增大,左叶、尾叶增大,各叶之间比例失调,肝裂增宽,肝表面呈结节状、波浪状甚至驼峰样改变。单纯的肝硬化较少发现信号强度的异常,但并发的脂肪变性和肝炎等可形成不均匀的信号,有时硬化结节由于脂变区的甘油三酯增多,在 T_1WI 上出现信号强度升高。无脂肪变性的单纯再生结节,在 T_2WI 表现为低信号,其机制与再生结节中含铁血黄素沉着或纤维间隔有关。肝外改变可见腹腔积液、肝外门静脉系统扩张增粗、脾大等提示门静脉高压征象,门脉与体循环之间的侧支循环 MRI 也能很好地显示。

(四)诊断要点

(1)有引起肝硬化的临床史,不同程度肝功能异常。

(2)MRI 示肝脏体积缩小,肝各叶比例失调,肝裂增宽,外缘波浪状,有或无信号异常。

(3)脾大、腹腔积液、门静脉系统扩张等。

(五)鉴别诊断

需与肝炎、脂肪肝和结节性或弥散性肝癌鉴别。

四、原发性肝癌

(一)概述

原发性肝癌为我国常见的恶性肿瘤之一,我国恶性肿瘤的发病率,肝癌在男性居第三位,在女性居第四位。近年来,世界肝癌发病率有上升趋势,每年死于肝癌者全球约 25 万人,我国约 10 万人,为此肝癌研究受到广泛重视。

国内肝癌病理协作组在 Eggel 于 1901 年提出的巨块型、结节型和弥散型三型分类的基础上,结合国内诊治现状,提出下列分类。

1.块状型

单块状、融合块状或多块状,直径≥5cm。

2.结节型

单结节、融合结节或多结节,直径<5cm。

3.弥散型

指小的瘤结节弥散分布于全肝,标本外观难与单纯的肝硬化相区别。

4.小癌型

目前国际上尚无统一诊断标准,中国肝癌病理协作组的标准是:单个癌结节最大直径≤3cm,多个癌结节数目不超过 2 个,且最大直径总和应≤3cm。以上分型均可有多发病灶,可能为多中心或主病灶在肝内的转移子灶,在诊断时应予注意。肝癌的细胞类型有肝细胞型、胆管细胞型与混合型,纤维板层样肝癌为肝细胞癌的一种特殊类型。肝癌转移以血行性最常见,淋巴途径其次,主要是肝门区和胰头周围淋巴结,种植性转移少见。我国的肝细胞癌病例50%～90%合并肝硬化,而30%～50%肝硬化并发肝癌。

(二)临床表现

亚临床期肝癌(Ⅰ期)常无症状和体征,常在定期体检时被发现。中、晚期肝癌(Ⅱ～Ⅲ期)以肝区痛、腹胀、腹块、食欲缺乏、消瘦乏力等最常见,其次可有发热、腹泻、黄疸、腹水和出血等表现。可并发肝癌结节破裂出血、消化道出血和肝性脑病等。70%～90%的肝癌 AFP 为阳性。

(三)MRI 表现

磁共振检查见肝内肿瘤,于 T_1WI 表现为低信号,T_1WI 为高信号,肝癌的瘤块内可有囊变、坏死、出血、脂肪变性和纤维间隔等改变而致肝癌信号强度不均匀,表现为 T_1WI 的低信号中可混杂有不同强度的高信号,而 T_2WI 的高信号中可混杂有不同强度的低信号。有时肿瘤有包膜存在,表现为低于肿瘤及正常肝组织的低信号影,在 T_1WI 上显示清楚。肿瘤周围于 T_2WI 上可见高信号水肿区。肿瘤还可压迫、推移邻近的血管,肝癌累及血管者约30%,表现为门静脉、肝静脉和下腔静脉瘤栓形成而致正常流动效应消失,瘤栓在 T_1WI 上呈较高信号,而在 T_2WI 上信号较低。静脉瘤栓、假包膜和瘤周水肿为肝癌的 MRI 特征性表现,如出现应高度怀疑为肝癌。注射 Gd－DTPA 后肝癌实质部分略有异常对比增强。小肝癌 T_1WI 信号略低但均匀,T_2WI 呈中等信号强度,注射 Gd－DTPA 后可见一强化晕。肝癌碘油栓塞化疗术后,由于脂质聚积于肿瘤内,T_1WI 和 T_2WI 均表现为高信号;但栓塞引起的肿瘤坏死、液化,则 T_1WI 为低信号、T_2WI 为高信号。

(四)诊断要点

(1)有肝炎或肝硬化病史,AFP 阳性。

(2)MRI 检查见肝内肿瘤,T_1WI 呈低信号,T_2WI 信号不规则增高,可呈高低混杂信号。

(3)可见静脉瘤栓、假包膜和瘤周水肿。

(4)Gd－DTPA 增强扫描肿瘤有轻度异常对比增强。

(5)可见肝硬化门脉高压征象。

(五)鉴别诊断

肝细胞癌需与胆管细胞癌、海绵状血管瘤、肝脓肿、肝硬化结节、肝腺瘤等鉴别。

五、胆管癌

(一)概述

原发性胆管癌约占恶性肿瘤的 1%,多发生于 60 岁以上的老年人,男性略多于女性,约1/3 的患者合并胆管结石。

病理上多为腺癌。从形态上分为三型:①浸润狭窄型。②巨块型。③壁内息肉样型,少见。据统计 8%～31%发生在肝内胆管,37%～50%发生在肝外胆管近段,4%～36%发生在肝外胆管远段。临床上一般将肝内胆管癌归类于肝癌。肝外胆管近段胆管癌即肝门—门部胆管癌是指发生在左、右主肝管及汇合成肝总管 2cm 内的胆管癌。肝外胆管远段胆管癌即中、下段胆管癌是指发生在肝总管 2cm 远的胆管癌,包括肝总管和胆总管。

(二)临床表现

上腹痛,进行性黄疸,消瘦,可触及肿大的肝和胆囊,肝内胆管癌常并存胆石和胆道感染,所以患者常有胆管结石和胆管炎症状。

(三)MRI 表现

胆管癌的 MRI 表现取决于癌的生长部位和方式,但都有不同程度和不同范围的胆管扩张。根据胆管扩张的部位和范围可以推测癌的生长部位是在左肝管、右肝管或肝总管。MRCP 能很好显示肝内外胆管扩张,确定阻塞存在的部位和原因,甚至能显示扩张胆管内的软组织块影,是明确诊断的可靠方法。较大的菜花样癌块 MRI 表现为肝门—门附近外形不规则、境界不清病变,T_1WI 呈稍低于肝组织信号强度,T_2WI 呈不均匀性高信号,扩张的肝内胆管呈软藤样高信号,门静脉受压移位,可见肝门区淋巴结肿大。肝外围区的肝内小胆管癌的 MRI 表现与肝癌相似。

(四)诊断要点

(1)进行性黄疸、消瘦。

(2)MRI 显示肝内胆管扩张,MRCP 显示梗阻部位和原因,即扩张胆管内的软组织肿块。

(3)肿块 TWI 呈低于肝组织信号,T_2WI 呈不均匀性高信号,胆总管狭窄或管壁增厚。

(五)鉴别诊断

需与胆管系统炎症和结石、原发性肝癌及肝门区转移瘤鉴别。

六、胰腺癌

(一)概述

胰腺癌是最常见的一种胰腺肿瘤,近年来,其发病率有明显增长趋势,男性多于女性,以 50~70 岁发病率高,早期诊断困难,预后极差。

胰腺癌起源于腺管或腺泡,大多数发生在胰头部,约占 2/3,体尾部约占 1/3。大多数癌周边有不同程度的慢性胰腺炎,使胰腺癌的边界不清,只有极少数边界较清楚。部分肿瘤呈多灶分布。胰头癌常累及胆总管下端及十二指肠乳头部引起阻塞性黄疸,胆管及胆囊扩大;胰体可侵及肠系膜根部和肠系膜上动、静脉;胰尾癌可侵及脾门、结肠。胰腺癌可经淋巴转移或经血行转移到肝脏及远处器官;还可沿神经鞘转移,侵犯邻近神经如十二指肠胰腺神经、胆管壁神经和腹腔神经丛。

(二)临床表现

胰腺癌早期症状不明显,临床确诊较晚。癌发生于胰头者,患者主要以阻塞性黄疸而就诊;发生于胰体、胰尾者,则常以腹痛和腹块来就诊。如果患者有下列症状应引起注意。

(1)上腹疼痛。

(2)体重减轻。

(3)消化不良和脂肪泻。

(4)黄疸。

(5)糖尿病。

(6)门静脉高压。

(三)MRI 表现

MRI 诊断胰腺癌主要依靠它所显示的肿瘤占位效应引起的胰腺形态学改变,与邻近部位相比,局部有不相称性肿大。肿块形状不规则,边缘清楚或模糊。胰腺癌的 T_1 和 T_2 弛豫时间一般长于正常胰腺和正常肝组织,但这种弛豫时间上的差别不是每例都造成信号强度上的差别。在 T_1WI 约 60% 表现为低信号,其余表现为等信号;在 T_2WI 约 40% 表现为高信号,其余表现为等或低信号。肿瘤可压迫侵犯周围组织如肝、肾以及压迫或包绕胰后的血管组织。肿瘤侵犯胰导管使之阻塞,发生胰导管扩张,扩张胰管内的胰汁在 T_2WI 为高信号。胰头癌阻塞胆总管,引起胆总管扩张。如果出现腹膜后淋巴结转移,则可见淋巴结肿大。癌向胰周脂肪组织浸润,显示为中等信号的结节状或条索状结构伸向高信号的脂肪组织,边界可清楚锐利,也可模糊不清。胰周血管受侵犯表现为血管狭窄、移位或闭塞。脾静脉或门静脉闭塞常伴有侧支循环形成,在脾门和胃底附近可见增粗扭曲的条状或团状无信号血管影。肿瘤内部可出现坏死、液化和出血等改变,在 T_2WI 表现为混杂不均的信号,肿瘤性囊腔表现为不规则形的高信号,有时难与囊肿鉴别。

(四)诊断要点

(1)有上腹痛、消瘦、黄疸等临床症状。

(2)MRI 检查见胰腺肿块和轮廓改变,肿块 T_1WI 呈低或等信号,T_2WI 呈高信号或低等信号。

(3)胰周血管和脂肪受侵,淋巴结肿大,胰管和肝内胆管扩张。

(五)鉴别诊断

胰腺癌需与伴胰腺肿大的慢性胰腺炎、胰腺假性囊肿、胰腺囊腺瘤等鉴别。

第五节　泌尿系统疾病 MRI 诊断

一、检查方法

泌尿系统各个器官位置相差较远,不同器官的结构特点不同,周围的影响因素也不同,因此它们的 MRI 检查方法相差很大。

(一)肾脏检查方法

选用体部线圈,FOV 大小因人而异,一般为 32~40cm。矩阵 256×128~196(频率编码×相位编码)。512×256 矩阵因其对运动伪影敏感,不做常规应用。

呼吸运动引起肾脏的上下移动,造成肾脏 MR 图像中的运动伪影。可以利用呼吸补偿软件、呼吸带限制膈肌运动等减轻肾脏运动伪影。脂肪饱和抑制技术能减小脂肪的高信号强度,更好地显示肾脏的解剖结构。检查前肌肉注射胰高血糖素以减轻胃肠道伪影对肾脏的影响。大多数情况下,肾脏横轴位扫描即可完全达到诊断目的。冠状位和矢状位扫描对肾血管、下腔静脉、肿瘤轮廓及肿瘤周围的浸润等有帮助。T_1WI 扫描常用 SE 序列,T_2WI 扫描常用梯度回波技术。

（二）膀胱检查方法

线圈选择、FOV 大小和矩阵大小的选择与肾脏检查类似。运动伪影抑制技术同肾脏检查。盆腔带缚于盆腔部，限制盆腔内脏器的运动，以减少运动伪影。检查前憋尿约 2h，以膀胱充盈满意为度。膀胱过度充盈易引起患者不适而运动，膀胱壁过度伸展影响小病变的显示。采用常规横轴位 T_1 加权扫描、横轴位及矢状位 T_2 加权扫描序列。评价膀胱颈部时加做冠状位扫描。增强扫描不作为常规，主要用于肿物与膀胱内血块或残余物的鉴别。选择合适的扫描平面，应用梯度回波扫描技术动态增强扫描是目前检查膀胱癌的理想方案。

（三）泌尿系统水造影成像技术

磁共振泌尿系统水造影成像即磁共振尿路成像（magnetic resonance urography，MRU）。MRU 以重度 T_2 加权脉冲序列为成像基础。在重度 T_2 加权像上，长 T_2 的肾盂、输尿管和膀胱中静态或缓慢流动的尿液呈高信号，而相对短 T_2 的实质脏器和快速流动的血液呈低或无信号。在黑色低信号背景衬托下，白色高信号的尿路收集系统显示清晰。

MRU 采用半傅立叶采集一次激发快速自旋回波（half－Fourier acquisition single－shot turbo spinecho，HASTE）序列和快速自旋回波（fast spin echo，FSE）序列成像。HASTE－MRU 成像时间短，每层扫描仅需 2s，图像运动伪影大为减少。FSE－MRU 采用呼吸门控技术，检查时不用屏气，但检查时间稍长。MRU 检查常采用脂肪抑制技术，以抑制腹膜后和腹壁的脂肪高信号，改善图像质量。一般采用冠状面成像，其图像类似于排泄性尿路造影片；也可根据各段尿路的特点，采用斜冠状面或矢状面成像，更好地显示病变。检查前口服利尿剂、钆喷酸葡胺稀释液和输尿管加压，可提高图像质量。多层面 HASTE－MRU 和 FSE－MRU 的原始图像经最大强度投影（MIP）三维重建，可对感兴趣区域进行三维旋转观察。

MRU 检查主要适用于各种原因引起的尿路梗阻患者。其适应证是：①排泄性尿路造影的禁忌证，如对碘过敏和严重肾衰竭者。②肾排泄功能损害，排泄性尿路造影对尿路显示不太清楚者。③不宜行排泄性尿路造影检查的孕妇和检查不合作的儿童。

MRU 与其他检查方法相比，主要优点有无创伤性；不需造影剂和无 X 线照射；不受肾功能异常的影响；可多方位成像，多角度观察。其主要缺点有空间分辨率相对较低；尚不能反映肾功能变化的情况。

二、正常 MRI 影像表现

（一）正常肾脏 MRI 表现

在 T_1WI 上，肾实质分为两区：①外围皮质，呈较高信号。②中心髓质，呈较低信号。在所有平面上，皮质向髓质的延伸及髓质的锥体均能清晰区分。采用脂肪抑制技术，两者对比更明显。在 T_2WI 上，皮髓质均呈高信号，相互差别不大。所以，T_1WI 用于显示肾内解剖结构，但肾内集合系统显示不佳。肾盂、肾盏呈尿液特征信号，即 T_1WI 呈均一低信号，T_2WI 呈均一高信号。

肾动脉、肾静脉、主动脉及下腔静脉呈流空的低信号管状结构。在 SE 序列下常可见流动相关伪影。肾周脂肪和肾脂肪囊均呈高信号，两者之间的肾筋膜有时可见，呈线样低信号。肾实质边缘在频率编码方向形成化学位移伪影，表现为肾的一侧边缘的低信号带，另一侧的高信号带。如果伪影影响病变的显示，可以改变频率编码方向，减少伪影。

Gd—DTPA 增强扫描时,不同时相下肾脏表现不同。多平面梯度回波快速成像可以显示肾脏增强的动态变化:①动脉期:注射 Gd—DTPA 30s 之内,肾皮质增强为主,皮髓质信号差异增大。②肾小管早期:注射 Gd—DTPA 1min 后,皮质增强同前,髓质增强增加,皮髓质差异减小。③集合管期:注射 Gd—DTPA 1.5min 后,皮质信号稍有下降,而由于 Gd—DTPA 在集合管内的浓集,髓质信号明显降低,结果皮髓质差异再次明显。④外分泌期:注射 Gd—DTPA 2min 后,皮髓质差异不存在,仅在乳头部呈低信号。肾盂、肾盏因 Gd—DTPA 的浓集呈低信号。

肾脏增强的动态变化受注射方式、扫描方法及患者是否脱水等多因素影响。常规 SE 序列扫描成像速度慢,皮髓质同样增强,其差异不能显示。

(二)正常膀胱 MRI 表现

MRI 多平面成像能显示出膀胱的复杂解剖结构。T_1WI 膀胱呈低信号的囊状结构,膀胱壁和尿液对比良好,边缘锐利。T_2WI 尿液呈高信号,膀胱壁呈环绕尿液的线样暗带。膀胱壁厚度因膀胱充盈状态不同而不同。正常膨胀状态下其厚度不超过 5mn。膀胱侧壁在横轴位和冠状位图像上显示较好,顶部和颈部在矢状位和冠状位图像上显示最好。正常膀胱壁在频率编码梯度方向出现化学位移伪影,表现为膀胱壁一侧的高信号带,另一侧的低信号带。当病变受伪影影响时,可旋转频率编码的方向,改变伪影的位置。脂肪抑制技术能降低化学位移伪影。周围脂肪 T_1Wl 上为高信号,T_2WI 上为中等信号。周围血管和输精管呈低信号的管状结构,围绕膀胱底部。

顺磁性造影剂经肾脏浓集后在膀胱内呈分层效应。在 T_1WI 上,浓集造影剂比重比尿液大,位于底层,显示低信号;稀释的尿液位于中层,呈高信号;上层为未磁化尿液,呈低信号。正常膀胱壁在增强 SE 序列扫描 T_1WI 上轻度强化,不易看到,在脂肪抑制技术扫描 T_1WI 上增强明显。

(三)泌尿系统 MR 水造影成像正常表现

泌尿系统 MR 水造影成像即磁共振尿路造影(MRU),其图像和常规平片排泄性尿路造影相似,但能三维旋转观察,多角度照相。

MRU 图像上,两侧肾盂肾盏对称,壁光滑,内部为均匀信号。肾小盏末端呈内凹的杯口状。输尿管呈线样高信号,走行自然,边缘光滑,管径最大不超过 5mm。膀胱呈球样均匀高信号,外缘光滑,其颈部有时可见前列腺所致的光滑浅压迹。三维旋转可清晰显示输尿管进入膀胱的情况。

三、肾癌

(一)概述

肾癌即肾细胞癌,又称肾腺癌、肾透明细胞癌,起源于近端肾小管上皮细胞。其发生率占肾脏肿瘤的 85%,多见于 40 岁以上成人,很少见于儿童,男女比例为 2∶1。

大多数病例为单侧和单发病变。肿瘤多位于肾上极或肾下极的实质内,边界较清楚,呈圆形或椭圆形,其内可发生坏死、囊变、出血和钙化。组织学分三型:透明细胞型、颗粒细胞型和未分化型,预后依次变差。血道是主要的转移途径,肿瘤经肾静脉播散到全身其他器官。经淋巴道先转移到肾门、腹主动脉和下腔静脉周围淋巴结,进而向腹膜后他处转移。肾癌也可侵犯周围器官。

(二)临床表现

肾癌早期多无明显症状。典型的临床症状为血尿、腹部肿块和腰部疼痛"三联征"。具有典型三联征的病例不足 1/3,大部分病例仅具有其中一项或两项症状。部分病例伴有非泌尿系统症状,如高血压、红细胞增多症、高钙血症及性功能紊乱等,由肿瘤的内分泌活动所致。

(三)MRI 表现

(1)肾实质内肿物,圆形或椭圆形。肿物较大时突出肾表面,压迫肾盂输尿管时出现肾积水表现。

(2)T_1WI 呈低信号,T_2WI 呈高信号,且混杂不均,皮髓质信号差异消失。肿物发生坏死、囊变及出血,呈相应的特征性信号改变。

(3)肿物周围低信号环,为肿瘤的假包膜,具有一定的特异性。假包膜在 T_2WI 较 T_1WI 清楚。其病理基础是受压迫的肾实质、血管和纤维组织。

(4)增强扫描,肾癌有不同程度的增强,但强度低于正常肾实质。囊变坏死部分无强化。

(5)可以转移至同侧肾脏内,也可突破肾包膜进入肾周脂肪,进而侵犯肾筋膜及邻近器官。淋巴结转移时可见肾门、主动脉及下腔静脉旁淋巴结增大,信号不均,甚至相互融合。肾静脉和下腔静脉瘤栓形成时,可见血管腔内异常信号缺损。

肾癌的 MRI 分期如下。

Ⅰ期:肿瘤局限于肾包膜内。

Ⅱ期:肿瘤突破肾包膜,但仍局限于肾筋膜囊内。

Ⅲ期:肿瘤侵犯同侧肾静脉、淋巴结及下腔静脉。

Ⅳ期:远处转移或累及除同侧肾上腺外的其他器官。

MRI 在判断肿瘤是否突破肾包膜仍有困难,不易区分Ⅰ期或Ⅱ期。

(四)诊断要点

(1)血尿、腹部肿块和腰部疼痛临床"三联征"。

(2)肾实质内异常信号区;肿块周围假包膜征;增强扫描呈不规则不同程度强化;肾盂肾盏变形。

(五)鉴别诊断

(1)肾囊肿出血。

(2)肾盂癌。

(3)肾淋巴瘤。

(4)肾血管肌肉脂肪瘤。

(5)肾转移瘤。

四、膀胱癌

(一)概述

膀胱癌人群发病率为 3.6/10 万,男女之比为 3.7∶1,40 岁以上患者占大多数。约 90%病例是移行上皮癌,其次是腺癌和鳞癌。

膀胱癌好发于膀胱三角区,其次是膀胱侧壁。大多数为单发,也可多发,多发者占膀胱癌16%～25%。早期病变呈单纯的乳头状,进而呈息肉状或菜花状,外生性生长,突入膀胱内。

后期可向膀胱壁浸润性生长,使膀胱壁增厚或呈结节状。肿瘤表面可坏死形成溃疡。常见的转移淋巴结依次是:闭孔组淋巴结、髂外中组淋巴结、髂内及髂总淋巴结。

(二)临床表现

常见无痛性间歇性肉眼血尿。肿瘤位于膀胱底部颈部时,或肿瘤浸润膀胱壁深层时可出现尿频、尿急、尿痛等膀胱刺激征状。晚期出现排尿困难、尿潴留及膀胱区疼痛等。

(三)MRI 表现

(1)肿瘤小于 1cm 时,仅表现为膀胱壁的局部增厚,信号改变不明显。

(2)较大肿瘤表现为突入腔内肿块,可有蒂或呈斑块状、分叶状。

(3)T_1WI 肿瘤信号强度介于尿液和脂肪之间;T_2WI 肿瘤信号与尿液信号相似或稍低。

(4)浸润程度的判断,膀胱壁受侵表现为 T_2WI 低信号环中断、破坏;膀胱周围受侵表现为膀胱壁与周围高信号脂肪界面模糊或高信号脂肪内出现灰色信号团块。前列腺及精囊的浸润表现为与肿瘤相邻部分出现与肿瘤相似的异常信号。

(四)诊断要点

(1)临床表现为间歇性、无痛性肉眼血尿,甚至有尿频、尿急、尿痛等膀胱刺激征。

(2)膀胱壁肿块向腔内突出,向膀胱壁外浸润。

(五)鉴别诊断

(1)膀胱充盈不佳致膀胱壁增厚。

(2)慢性膀胱炎。

(3)盆腔放疗致膀胱壁增厚。

(4)膀胱乳头状瘤。

(5)前列腺增生或前列腺癌。

第六节　运动系统疾病 MRI 诊断

一、检查方法

T_1 加权像上可获得脂肪与肌肉、脂肪与病灶的良好对比,但肌肉与病灶的对比多不明显。T_2 加权像上病灶、肌肉、脂肪及血管的对比良好,显示病变敏感。中度 T_2 加权像上病灶与水肿不易区别的问题,在重度 T_2 加权像上可以得到解决,但增加了检查时间。在关节成像时,质子密度加权和小视野(FOV),可改善关节软骨的显示,提供精细的关节内解剖。

矢状面和冠状面成像显示病灶的轮廓、侵犯范围及与上下关节的关系,给人以整体印象。其中,冠状面更因能提供两侧的直接对比而应用较多。T_2 加权的横断面成像提供了病灶与周围组织的关系、对骨髓的侵犯等情况。为了方便对比,一般至少应在一个方向上进行 T_1 和 T_2 加权成像,但不必在每一个成像方向上都这样做。

四肢和关节 MRI 检查需要特殊的线圈与之相适应。检查时的体位没有特别要求,保持舒适和静止即可。

二、正常 MRI 表现

骨分为长骨、短骨、扁骨和不规则骨,它们的组织构成相同,均由骨皮质、骨松质和骨髓等构成。骨皮质由致密的钙质构成,缺乏氢质子,在任何序列上都呈无信号区,与骨膜(包括骨外膜和骨内膜)形成的低信号区不易分辨,共同组成勾画骨骼轮廓的黑影。骨松质由钙质含量较骨皮质少的骨小梁和骨髓组成,在 T_1 和 T_2 加权像上为高低混合信号,在应力集中的方向上骨小梁增粗、钙质含量增加且排列密集,则成低信号,如股骨颈的股骨矩呈低信号带。骨骺的组成及信号同骨松质。骺板为条状低信号带。骨髓含造血细胞和脂肪组织,水分含量也较多,T_1 和 T_2 加权像上呈高信号。

关节由关节面、关节腔和关节囊构成。关节面为关节软骨覆盖,组织学成分是透明软骨,基质含水分较多,T_1 和 T_2 加权像上呈中等信号。关节腔内少量滑液呈长 T_1 和长 T_2 信号。关节盘由纤维软骨组成,T_1 和 T_2 加权像上呈低信号。关节面皮质、肌腱和韧带为无信号区,与背景中高信号的脂肪形成鲜明对比。关节囊内衬的滑膜呈中等信号。

三、半月板损伤

(一)正常膝关节 MRI 解剖

MRI 可以显示膝关节的半月板、韧带、透明软骨、关节面、滑膜和关节囊外的组织。熟悉正常的膝关节解剖及不同组织的各种信号特征是正确诊断的基础。

半月板、韧带和肌腱等在所有扫描序列上均无信号。半月板在矢状和冠状面上为三角形无信号区。内侧半月板前后角在周围脂肪组织的高信号衬托下清晰可见。外侧半月板的上、下关节囊附着在肌腱周围。在冠状面上,内侧半月板与内侧副韧带相邻,而外侧半月板由肌腱相隔。在矢状面上,可清楚显示十字韧带。前十字韧带附着于股骨外髁内侧面和胫骨髁间隆起的前方。后十字韧带起于股骨内侧,止于胫骨髁间棘后方。

在正常膝关节 MRI 上有几处易与半月板损伤相混淆的结构:

(1)在矢状面和冠状面上,外侧半月板前角与半月板横韧带重叠,形成斜行高信号影。

(2)在冠状面上窝的囊液与半月板后角重叠形成高信号影。

(二)损伤机制与病理

半月板的损伤机制在于膝关节运动中所引起的半月板矛盾性运动,以及膝关节运动中的突然性变化。临床多依据解剖特点而分型,即横裂、纵裂、水平裂、边缘裂、混合裂和前后角撕脱等。

半月板内出现黏液变性表现为黏液多糖类物质沉积,严重的损伤半月板基质内有游离的纤维软骨样间隔。

(三)临床表现

有膝关节外伤史或职业病史。畸形和功能障碍,少数患者出现关节交锁。体征常可见股四头肌萎缩,局限而固定的压痛。膝关节检查试验阳性等。

(四)MRI 表现

MRI 诊断半月板损伤的主要依据是在低信号的半月板内发现高信号缺损。根据 MRI 和组织学上的表现,将半月板损伤分为三度:即Ⅰ度半月板损伤为非关节面损伤,病变局限于半月板实质内,在 MRI 上呈局灶性高信号,相当于组织学上Ⅰ度退行性变,为局灶性早期黏液变性；Ⅱ度半月板损伤在 MRI 上可见异常信号从周围向内延伸，但未达到半月板尖端，相当于组织学上Ⅱ度退行性变，沿水平方向呈广泛的黏液变性。其虽无纤维软骨撕裂，无论患者有无症状，这种病变终将导致半月板后角撕裂；Ⅲ度半月板损伤 MRI 上异常信号至少延伸到一端的关节面，相当于组织学上Ⅲ度退形性性变，半月板基质内有游离的纤维软骨样间隔。

(五)诊断要点

(1)有外伤史或职业病史。

(2)有畸形和功能障碍等症状，局限固定的压痛，膝关节检查试验阳性等。

(3)MRI 主要观察半月板的外形、大小及信号强度的改变。较大的损伤表现为半月板正常的三角形形态改交或消失。较小的损伤表现为半月板内高信号并可累及半月板表面。这种高信号改变在 T_1 和质子密度加权上显示最为清楚。

(六)鉴别诊断

应与膝关节 MRI 解剖中的结构相鉴别。

四、化脓性骨髓炎

(一)概述

化脓性细菌感染骨髓、骨质和骨膜而引起的炎症称化脓性骨髓炎，是一种常见病，常反复发作，经年不愈。本病的感染途径有 3 个：

(1)细菌从身体其他部位的化脓性病灶经血流传播至骨骼，称为血源性骨髓炎。

(2)由开放性骨折直接感染而引起。

(3)邻近软组织感染直接蔓延到骨髓所致。按病程分为急性和慢性。其中，血源性骨髓炎具有典型的病理变化和临床症状，最为常见，危害也最大，本节着重讲述。

本病可见于任何年龄，10 岁以下好发，男性多见。生长期管状长骨的干骺端是其好发部位，尤易累及胫骨上、下端，股骨下端和肱骨上端等部位。管状长骨的男女发病率为 3.8∶10，也可见于骨干、骨膜甚至于骨骺。

最常见的致病菌是金黄色葡萄球菌，其次是溶血性链球菌，绿脓杆菌、肺炎双球菌等都可引起骨髓炎。

生长期管状长骨的干骺端血运丰富，毛细血管弯曲，细菌易于停留而发生血源性感染。感染常常是由骨髓组织开始。早期出现充血、毛细血管通透性增加及水肿，局部很快有白细胞浸润及渗出液。不久，白细胞被细菌及其产物所破坏并被蛋白溶酶溶解，与坏死组织一起形成化脓性病灶。沿骨松质血管和淋巴管或直接向骨干迅速扩展，脓液充满骨髓间隙。周围软组织同样出现充血及水肿。脓液可突破较薄的骨皮质波及骨膜下，沿骨皮质外扩展，使骨膜与骨干分离。骨膜内层受到刺激开始出现成骨反应。血源性骨髓炎的病理特点是骨质破坏、坏死和新骨形成相互并行。早期以破坏、坏死为主，后期以新骨形成为主。

因儿童骺软骨未闭合，对化脓性感染有相当的抵抗力，故化脓性病灶很少能穿破骺板而累及骨骺，但成人骺板已闭合，则失去这种屏障。

(二)临床表现

起病急，有明显中毒症状：全身不适，寒战、高热，体温在 39℃ 以上。局部剧痛，皮温升高，有深压痛；当皮肤出现水肿、发红，多表示已形成骨膜下脓肿。脓肿穿破骨膜进入软组织后，压力减轻,疼痛缓解。

化验检查:白细胞计数升高,中性粒细胞升高;血培养可为阳性。

(三)MRI 表现

早期骨髓的充血、水肿在 T_2 加权像上表现敏感,为高信号,边界不清;T_1 加权像上为低信号。骨膜下的脓肿表现为液性信号。新生的及硬化的骨质 T_1、T_2 加权均为低信号。皮质性的死骨除硬化骨外,T_1 加权呈低到高信号;T_2 加权为高信号。Gd−DTPA 增强,呈对比性强化。

急性骨髓炎的早期诊断对治疗和预后有决定性的意义。起病 $10 \sim 14d$ X 线片常无明显异常。CT 较之可提早发现病灶。核素扫描过去认为较为敏感,起病后 48h 即可显示。MRI 的敏感性更高于核素扫描,虽其信号不具有特异性,但结合临床资料,做到早期诊断是完全有可能的。

(四)诊断要点

(1)儿童,急性起病,有寒战、高热等全身中毒症状。

(2)局部持续剧痛,深压痛。

(3)白细胞计数升高。

(4)MRI 表现为干骺端及骨髓中 T_2 加权边界不清的高信号,T_1 加权低信号。周围软组织呈水肿信号。Gd−DTPA 增强为对比性强化。

(五)鉴别诊断

(1)软组织感染。临床症状相似,但 MRI 上不累及干骺端和骨髓。

(2)骨恶性肿瘤特别是尤文肉瘤,临床可有发热、白细胞计数升高,但尤文肉瘤放射治疗颇为敏感,而且主要累及骨干,MRI 上 T_1 加权呈大片均匀低信号,边界较清,看不见脓液,但有软组织肿块。

第四章　超声诊断学

第一节　神经系统疾病超声诊断

一、检查方法

经颅多普勒超声仪有三种:一种是单纯血流频谱分析系统,即国内外普遍应用的经颅多普勒超声(transcranial doppler,TCD)仪;另一种是经颅实时二维彩色多普超声(transcranial color code doppler,TCCD),可以显示颅内动脉环结构及血流影像;再有一种为三维 TCD 仪,是早期应用于临床的"假"三维 TCD 仪,即用头部固定架,从冠状断面、矢状断面及水平断面三个方向,对脑血管的血流走行方向定位,可以模拟显示出脑动脉血流走行的数控模拟标识平面图。第三种 TCD 在国外已停止生产多年。本章主要针对常规 TCD 仪的检查方法进行介绍。

(一)仪器调节

1.探头

(1)脉冲波多普勒探头。采用 2.0MHz 发射频率,发射脉冲波多普勒。随着机器功能的完善及国人颅骨穿透性的影响需要,现在很多 TCD 仪配置 1.6MHz 脉冲波多普勒探头,提高了脑颅内动脉的检出率。对于颈部血管如颈总动脉及颈内外动脉的检测,可以选择 4.0MHz 或 8.0MHz 连续波多普勒探头。近年来,TCD 检测技术有了快速的发展,为了检测颈内动脉颅外段全程的血流动力学变化,通常可以选择 2.0MHz 脉冲波多普勒探头,降低发射功率强度至 10%,从最浅的深度(10～15cm)开始向颈内动脉中远段(6～10cm)连续扫查。

(2)连续波多普勒探头。通常采用 4.0MHz 或 8.0MHz 连续波多普勒探头,沿颈动脉走形自下而上连续扫查。

2.超声发射强度

检查颅内动脉时选择探头发射的强度取决于不同的 TCD 机型,多数机型最高可调至 100%声强输出,发射声强可随检测深度而自动调节,通常随着检测深度的增加,发射声强也应增加。但是,有些机型受最高血流速度检测范围、检测深度、重复脉冲等条件的限制,发射声强(功率)随检测深度的增加而自动减低。

3.检测深度

不同的机型可检测的深度范围不同,通常可检测的深度在 10～125mm,每 2～5mm 为一个进阶深度,检测中动态追踪观察被测动脉的全程,逐步加大检测深度。

4.增益

增益与声强发射须调节适当,以使其相匹配,避免噪声信号太大或多普勒频谱显示不清。一般开始时用较大增益及声强输出,检测到血流后再降低增益或声强以减低或消除噪声信号。

5.血流速度测量标尺

一般以±(100～150)cm/s刻度为起点,对高速血流信号应提高速标尺以防止信号混叠。

6.扫描时间

扫描时间短,血流频谱信号易观察清楚;扫描时间过长,因频谱图形变窄,对信号的时间分辨力降低,容易失真。根据不同机型所配置的显示器大小,选择4～8s的扫描时间间隔较为合适。

7.音频信号

使用音频信号输出,可帮助判断是否检测到动脉血流信号及判断血流的性质。

(二)患者体位

检查颅内动脉及颈内动脉颅外段时,患者取仰卧位;检查椎动脉及基底动脉时,患者可俯卧位、侧卧位或坐位。

(三)检查部位

1.颅外动脉

一种方法可采用连续波多普勒探头沿颈动脉走行自锁骨上窝向上,在胸锁乳突肌内缘移动式连续扫查,分别扫查颈总动脉、颈内动脉和颈外动脉。另一种方法是选择2.0MHz的脉冲波多普勒探头,将发射功率调节至5%～10%,探头置于甲状软骨的下方,超声束斜向外上方,深度10～20mm,首先检测到颈总动脉,随后逐渐增加检测深度(每2mm为一个进阶),探头位置不变,仅调整探头声束的方向,向前内侧和后外侧倾斜扫查,分别获得颈外动脉和颈内动脉分叉处血流频谱。检测到颈内动脉起始段后,逐步增加检测深度及适当调节探头方向,保证血流信号的连续性,可比较完整地检测到颈内动脉起始段至岩骨段的颅外段全程血流信号。

颈内动脉与颈外动脉鉴别是非常重要的,正常情况下两者的多普勒血流频谱信号截然不同:颈内动脉血流为低阻力型频谱,即收缩期的S_1、S_2峰差别小,舒张期D峰较高;颈外动脉血流为高阻力型频谱,收缩期S_1峰尖锐高脉冲波形,S_2峰低,舒张期速度明显降低。当颈内动脉重度狭窄或闭塞时,颈外动脉扩张代偿可以出现相对阻力下降的特征,此时二者的鉴别可采用颞浅动脉震颤试验加以区别。当规律性压迫颞浅动脉时,颈外动脉的血流频谱可出现随震颤压迫试验出现的频谱改变。

2.颅内脑动脉

常用的有颞部、枕骨大孔、眼部等透声窗。

(1)颞窗。指颧弓上方眼眶外侧缘与耳郭前缘之间颅骨相对薄的区域。根据检测的部位可分为前颞窗:指颧弓上方额突后方处;后颞窗:位于耳郭前也包括耳郭上;中颞窗:在前与后颞窗之间。中颞窗位于颞骨鳞部的前部,骨质较薄,厚度为(15.7±2.6)mm,检测成功率可达70%以上。后颞窗位于颞骨鳞部中央,骨质最薄(14.04±2.2)mm,检测成功率也高,但从耳郭上检测时,超声束投射角度较大,因此颞中窗部位是最少用的检测部位。在颞窗可检测大脑中动脉、大脑前动脉交通前段、大脑后动脉及颈内动脉终末段。

(2)枕窗(枕骨大孔)。位于枕骨粗隆下,发际上,正中线处,超声束向上经枕骨大孔入颅,通常声束需向一侧倾斜。检查椎、基底动脉及小脑后下动脉。因超声束不需穿透骨壁,检测成功率在95%以上。

（3）眼窗。检测时探头置于闭合的眼睑上，超声束方向稍向内并指向眶上裂，可检查眼动脉、颈内动脉虹吸弯各段及交叉检测大脑前动脉。

（四）检测技术

颅内脑动脉的 TCD 检测是否准确，主要根据：①取样深度。②血流方向。③血流速度。④血管解剖结构所决定的血流频谱特征（如颈内动脉终末段 MCA 与 ACA 分支水平血流频谱）。⑤颈动脉压迫试验等进行判断。要求检测到每支脑动脉的最高血流速，并追踪其主干全长。正常脑动脉血流频谱呈三峰形态，收缩期最高速度为 S_1 峰，第二峰略低为 S_2 峰，舒张期为 D 峰。

频谱图中所有的参数包括：Power 探头发射的功率强度；Depth 取样位置（或深度）；Mean 平均血流速度（可用 V_m 表示）；Sys 收缩峰最高血流速度（可用 V_p 表示）；Dia 舒张期末血流速度（可用 V_d 表示）；SV 取样容积大小；PI 血管搏动指数。

1. 大脑中动脉

从颞窗检测，探头稍向前上方倾斜，超声与血流的夹角约为 10°，取样深度 30～50mm，主干 40～60mm，通常在 50mm 处，约 30mm 深度处所检测的是其分支。血流呈正向频谱，静态压迫（压迫时间持续 2～3s）同侧颈总动脉时血流速度明显下降，动态压迫（震颤式）MCA 流速下降明显，出现与压迫动作一致的震颤血流信号。压迫对侧颈总动脉时 MCA 血流速度无变化或相对升高（取决于前交通动脉的发育）。MCA 检出率接近 100%。

2. 颈内动脉末段

检测到 MCA 后，当取样深度达 60～70mm，可出现双向血流频谱，即查到 ICA 终末段（ICA_1）分叉处，正向的是 MCA，负向的是 ACA 血流信号。在分叉的基础上适当调整检测深度及探测角度，出现单纯的正向血流频谱即 ICA 末段，压迫同侧颈总动脉，可使血流信号消失，并出现短暂的低速单峰型逆转血流信号特征。

3. 大脑前动脉（ACA）

从颞窗只能检测到 ACA 的交通前段，探头位置与 MCA 相同。在获得 MCA 的基础上，取样深度继续加深在 65～75mm 时，在获得双向血流频谱 ICA 后，调整探头方向或深度，使负向的血流信号显示清晰，即可获得满意的 ACA 血流频谱。当取样深度进一步增加时，可获得对侧 ACA 的正向血流信号。压迫同侧 CCA 时，ACA 血流频谱方向瞬间逆转，压迫对侧 CCA 时，ACA 血流速度明显增快。ACA 血管较细，而且发育不全也较多见，所以检测 ACA 比 MCA 困难，检测不成功者占 10%～30%。当颞窗检测不成功时，可从眼窗扫查，探头稍倾向眼眶内侧，探测角度为 15°～20°，取样深度为 60～70mm，可查及对侧 ACA，经眼窗获得的 ACA 为正向血流频谱。

4. 大脑后动脉（PCA）

从颞窗位置，超声束朝向枕部后下方，在 MCA 血流信号消失的基础上，深度为 55～70mm，可出现 PCA 血流信号。PCA 可分为交通前段（P_1）较表浅和交通后段（P_2）较深。PCA 血供主要来自基底动脉（BA），P_1 段血流频谱为正向，P_1 段血流频谱为负向。压迫同侧 CCA 可使 PCA 流速相对增快或无变化。如果 PCA 血供来自 ICA 时，仅可以探及 P_2 段负向血流频谱，压迫同侧 CCA 时，使 PCA 血流速度降低。CCA 压迫试验对 PCA 的影响明显小于对

MCA、ACA 的影响,因此要注意结合取样深度、探测角度、血流速度和频谱方向来识别 PCA。

5.眼动脉(OA)

从眼窗检测,超声束稍斜向内侧,取样深度为 40～50mm,正常 OA 为正向高阻力型血流频谱,检出率很高,接近 100%。检查时必须注意超声发射强度调节至 10% 以下。压迫同侧的 CCA 时,血流信号明显减弱或消失,压对侧 CCA 血流信号增强。

6.颈内动脉虹吸段(CS)

ICA 进入颅内后,在海绵窦内上升走行,经后床突再向前,然后又弯曲向上至前床突内侧,其海绵窦段及床突上段合称虹吸段。检测到 OA 血流后,取样深度增大至 55～75mm,可检测到 CS 血流信号,超声束方向稍向上可查及床突上段血流,呈负向频谱,超声束稍向下可查及海绵窦段血流,为正向频谱。这两部分血管的移行部分呈"C"形弯曲称膝段,为双向血流频谱。压迫同侧 CCA 使海绵窦段及膝段血流消失,而压迫对侧 CCA 使床突上段血流增强(代偿作用)。CS 段检测较困难,有 10%～20% 检测失败。从眼窗用交叉检测的方法可检测到对侧 ACA,深度为 65～75mm。

7.椎动脉(VA)及基底动脉(BA)

从枕窗检查,超声束向上经枕大孔入颅,取样深度 55～80mm,双侧 VA 呈负向血流频谱。当超声束明显偏向一侧时,可在 35～50mm 深度处检测到硬脑膜外的 VA 血流,即经过寰椎后弓部分的 VA 血管。

当检测到 VA 血流频谱后,沿 VA 血流信号逐渐增加取样深度,在 80～100mm 深度范围,可检测到 BA 的负向血流频谱;继续增加取样深度至 125mm 左右,可查及 BA 远端分叉处。在检测 VA 的深度范围内可检测到正向血流频谱,为小脑下后动脉(PICA)血流信号。VA、BA 检测成功率在 95% 以上,PICA 约为 80%。

三维 TCD 脑动脉血流检测,除显示多普勒血流频谱信号外,还可显示经计算机数据采集处理系统所获得的血流走行的伪二维平面图(为彩色显示);这并非彩色多普勒血流显像,仍是频谱多普勒,但从三维方向进行空间定位。但是近年来此种 TCD 仪器生产厂家已不在研发,其功能与常规 TCD 仪比较在临床应用方面无明显的优势。

二、正常脑血流多普勒频谱图

(一)正常脑血流多普勒频谱图

脑动脉多普勒血流频谱图形与外周动脉的频谱图形相似,收缩期有一最高幅的尖峰,即收缩峰值速度(V_s),也称 S_1 峰,随后有一稍低的第二个收缩期峰即 S_2,舒张末期也有峰值(V_d)。

(二)正常血流数据

测量数据包括 V_s、V_d,以及平均峰值速度(V_m),V_m 由仪器自动计算。此外,还需测量计算血管搏动指数 PI(PI=$(V_s \sim V_d)/\dot{V}_m$)及血管阻力指数 RI(RI=$(V_s \sim V_d)/V_s$)。正常 PI、RI 值范围大致为 0.65～1.10 及 0.55～0.85。

目前脑动脉血流速度测量尚未有统一的正常值。

年龄的影响:随着年龄的增长,脑动脉血流速度逐渐下降,从青年期(20～30 岁组)到老年期(≥60 岁组),下降幅度为 15%～30%,按下降幅度大小排列为 VA＞BA＞PCA＞ACA＞ICA＞MCA。

性别的影响:女性的脑动脉血流速度略高于男性,但女性的检测难度大于男性。

脑动脉血流速度的差异:正常脑动脉血管解剖内径为 3~5mm,不同的动脉对脑组织的血供不同,其流速高低存在差异,通常为 MCA＞ICA＞ACA＞CS＞PCA≥BA＞VA＞OA。

双侧:半球血流速度的差异:正常状态下双侧半球血流速度应该是对称的,不存在具有统计学意义的差异。若双侧半球同名动脉的最高流速相差 30% 以上或 20~30cm/s,应考虑生理性变异(最常见的是 ACA 发育不对称型)或病理性脑血流速度改变。

PI、RI 与年龄的关系:PI、RI 主要反映血管的弹性或顺应性,因此成年人的 PI、RI 可随年龄增长而增加。

技术熟练程度的影响:TCD 检测技术结果的准确性与操作者技术的熟练程度密切相关。因为 TCD 单纯通过多普勒血流频谱的显示,非实时彩色血流显像,因此,检测结果的判定一定要遵循颅内与颅外动脉、双侧半球同名动脉、前后循环相关动脉血流动力学变化的综合分析。

(三)几种新指标

1.容积平均血流速度曲线(MEAN)

用加权平均法计算血流速度,可反映取样容积内全部红细胞流速,被认为是颅内血管速度真正可信的指标。

2.相对血流容量(FLOW)

多普勒信号是采集红细胞散射的能量,多普勒信号的强弱取决于取样红细胞的多少,因此有人提出相对血流量的计算方法:$FLOW=V_m \times P$;式中 V_m 为平均流速,P 为输出功率强度,相对血流量可反映供血情况及脑血管调节功能。

3.相对血管横断面积曲线(AREA)

计算出相对血流量和容积平均血流速度后,流量除以血流速度,就容易计算出相对管径横断面积及曲线。

4.临床意义

上述三种指标,由于只用多普勒技术测量,关于流量及血管横断面积的指标只具有相对定量的意义,即作为同一患者在不同时期的自身对比;不适用于患者间的比较,更不是绝对定量指标值。

三、颅内动脉硬化

脑动脉硬化是全身性动脉硬化的一部分,主要病理所见是动脉粥样硬化。

(一)TCD 表现

1.早期脑动脉硬化

尚未引起脑动脉内径明显狭窄时,血流速度可无明显变化,主要是脑血流多普勒频谱表现波峰圆钝,PI、RI 可以在正常范围或略升高。对未造成动脉狭窄或闭塞的脑动脉硬化早期血流改变,TCD 检测无明显特征。高血压病患者的脑动脉硬化,可出现高阻力型多普勒血流频谱,PI、RI 升高,收缩期 S_1 峰高尖型,或 S_1 峰与 S_2 峰融合,但 S_1 峰仍高于 S_2 峰,舒张期 D 峰低或消失。但是,对于年青患者出现血流频谱形态变化时应充分结合临床特征综合分析。

2.颅内动脉狭窄

对于颅内动脉狭窄 TCD 检测结果要通过血流速度、多普勒频谱、血流声频、血流信号的动态变化等特征综合分析。

（1）轻度血管狭窄

1）血流速度变化：当血管造影显示血管内径减小20％～30％时，TCD检测特征表现为血流速度相对升高，平均流速（V_m）90～120cm/s，或双侧流速不对称大于30％，对于较长血管（MCA、BA、VA及颅外段ICA）随深度增加仔细扫查可发现节段性血流速度变化。对于高阻型动脉硬化血流仅表现为收缩峰值流速升高，舒张末流速的相对降低，影响V_m的升高，因而，60岁以上患者，V_p120～150cm/s；60岁以下140～170cm/s为轻度血管狭窄。

2）频谱和声频变化：多普勒频谱和声频无明显改变，或峰形略有改变，峰时延长，血流频谱分布仍为层流状态，无明显涡流频谱，频窗减小但仍可分辨。此类病变多见于动脉粥样硬化早期改变。

（2）中、重度血管狭窄。在轻度狭窄的基础上，血管内径进一步减小达50％～69％，为中度狭窄；当管径减小大于70％时，为重度狭窄。

1）血流速度变化：当动脉狭窄达到中、重度时，病变血管的血流速度明显升高；中度狭窄时V_p170～200cm/s，V_m达120～150cm/s；重度狭窄时V_p＞200cm/s，V_m＞150cm/s。出现节段性血流速度改变，即狭窄段流速明显升高，狭窄近、远端流速减低，特别是狭窄远端血流减低伴相对低搏动性特征（PI减低）。

2）频谱和声频变化：由于流速异常升高，血流层流状态被破坏后，出现紊乱血流，病理性涡流和湍流。涡流信号通常为低频率（低振幅）高强度血流信号，湍流信号为相对涡流振幅高的紊乱血流信号。无论涡流或湍流信号均位于频谱的收缩期，基线上下呈对称性分布，频窗消失。血流加速度时间延长，表现为收缩峰融合，舒张期D峰消失。血流声频高尖而粗糙，其内混杂有低钝的紊乱声频或高调的血管杂音。血管杂音特征是位于频谱基线上下方对称分布的索条状高强度信号，与涡流或湍流相混叠。

3．颅内动脉闭塞

TCD对于颅内动脉闭塞具有一定的诊断特异性。特别是对MCA血管闭塞可靠性较高。不同脑动脉闭塞有其不同的血流动力学改变。

（1）大脑中动脉闭塞。MCA是颅内动脉硬化血栓形成或栓子脱落栓塞的好发部位。当MCA主干闭塞时，在颞部声窗穿透良好的前提下，TCD检测到的血流动力学改变包括：

1）沿MCA主干深度45～60mm，个别双顶径较大的患者，深度达65mm均未检测到血流信号。同时要通过对侧颞窗检测深度达80～100mm也未获得MCA主干血流信号，可检测到低速（＜50cm/s）低搏动性多支不连续性的血流信号。

2）病变同侧ACA、PCA血流信号良好，流速较健侧相对升高（20％～30％），这是典型侧支循环代偿的表现（ACA与PCA远端经软脑膜动脉向MCA远端脑实质供血的特征）。

3）MCA（M2）水平闭塞，在MCA近端（ACA/MCA分叉）可测得微弱信号，呈高阻力低速血流频谱特征。这是由于远端血管闭塞，近端阻力升高所致。另外，仔细扫查MCA主干水平，可能检测到低搏动性低流速血流信号（颅底侧支血管）。此类患者通常是在MCA重度狭窄的基础上逐渐闭塞所形成的特征性血流动力学改变。

（2）大脑前动脉闭塞。TCD对ACA闭塞的诊断有一定的局限性，特别是ACA_1闭塞时

（ACoA 功能完善），一侧 ACA$_1$ 血流信号消失，对侧 ACA$_1$ 较 MCA、PCA 流速相对升高；此种情况下，无法与一侧 ACA$_1$ 发育不全一生理变异相鉴别。只有在 ACA 整支动脉闭塞，血流信号消失，健侧 ACA 血流速度高于 MCA≥30％，同时经眼窗交叉检测深度达 80～90mm 仅获得负向 MCA 血流，无 ACA/MCA 分支血流特征，结合患者临床出现的 ACA 闭塞综合征的特征，可以考虑 ACA 闭塞的可能。

（3）颈内动脉终末段闭塞。当 ICA$_1$ 闭塞，可影响同侧的 ACA、MCA 供血。通常 ICA$_1$ 闭塞往往由 ICA 颅外段闭塞血栓形成并向上蔓延所致，某些心脏病患者如心房纤颤血栓的脱落可造成 ICA$_1$、MCA、ACA 的 T 型闭塞。ACA 和 MCA 血流信号均消失（颞窗穿透良好时容易判断），同时经健侧颞窗向患侧交叉检测，均未检测到病变侧 MCA、ACA 血流信号；并且，病变侧 PCA 流速明显升高。

（4）椎动脉闭塞。一侧椎动脉血流信号消失，反复扫查均不能获得满意的血流信号；同时，另一侧椎动脉血流速度相对升高（代偿），TCD 对于椎动脉的闭塞需要检测人员熟练的技术和有一定的脑血管病变判断的临床理论基础。

（5）基底动脉闭塞。通常基底动脉闭塞临床上是非常严重的，需要紧急救治，很难进行日常 TCD 检测。一般多在床边检查。可作为溶栓治疗后血流监测手段。对于重度狭窄后闭塞的患者，由于侧支循环的建立，可以发现 BA 血流的异常、流速及血流方向的改变。

4.颅外段颈内动脉严重狭窄或闭塞

一侧 ICA 狭窄≥70％时，TCD 对颅内侧支循环（Willis 环）的检测可以发现典型侧支循环开放（ACoA、PCoA、颈内、外侧支均开放型）的血流动力学特征：

（1）血流速度和血流方向的变化。双侧半球血流速度不对称。患侧 MCA、ACA、ICA 血流速度明显减低，患侧 ACA、OA 血流方向逆转；健侧 MCA、ACA、ICA1 和患侧 PCA、OA、ECA 及椎—基底动脉血流速度增加。特别是 ACoA、PCoA 及颈内外侧支均开放时，健侧 ACA、患侧 PCA 流速升高相对明显。

（2）PI 指数的变化。双侧半球动脉的 PI 值不对称。患侧 MCA、ACA、ICA$_1$、OA 为低搏动性血流，PI 值较健侧明显减低。健侧 ACA 较同侧 MCA、ICA$_1$ 的 PI 值相对减低（扩张代偿）。

（3）频谱形态的变化。患侧频谱形态的改变主要是频峰明显变钝，血流加速度时间明显延长，舒张期频带增宽。健侧血流频谱无明显改变，峰形稍钝。收缩与舒张期频谱分布比例正常（2：1～2.4：1）。因代偿性高流速的血流冲击，健侧半球 MCA、ACA、ICA$_1$ 出现血管狭窄的特征，基线水平上下出现涡流或湍流频谱。此时容易将健侧的高流速判断为血管狭窄，而低流速一侧误认为正常；必须经 CCA 压迫试验进行鉴别。

（4）CCA 压迫试验的血流变化。当患侧为重度狭窄未闭塞时，压迫患侧 CCA，颅内 MCA 血流稍减低或无明显变化，放松后血流恢复。压迫健侧 CCA，患侧 MCA、ACA 流速明显下降，说明健侧 ICA 经开放的 ACoA 向患侧半球供血。当 ICA 为完全闭塞时，患侧 CCA 压迫试验前后，MCA 血流无任何变化，压迫健侧 CCA 的血流明显减低，说明患侧血流完全由健侧供应。

当 ACoA、PCoA 代偿充分时，患侧 MCA 流速减低不明显，与升高的同侧 PCA 血流信号的区别在于,MCA 频谱形态与 PCA 不同,MCA 为相对低搏动性改变,PCA 为正常或与 VA、BA 的血流频谱一致。另外,对于鉴别同为正向血流,侧支循环建立后的 MCA 与 PCA 的最重要的一点,可通过健侧 CCA 压迫试验来鉴别。压迫健侧 CCA,MCA 血流信号减低,PCA,血流信号则明显增强。这是由于健侧 CCA 压迫后,阻断了 ICA 经 ACoA 向患侧的供血途径,VA、BA 将进一步增加血流,表现为 PCA 流速的进一步升高。

(二)临床意义

TCD 对诊断脑动脉狭窄有较高的准确性,对动脉闭塞的诊断只能限于 MCA,对于 ACA、PCA 的检出率都低于 MCA,MCA 的解剖变异少见,发生率约为 0.3%。对于 MCA 的急性闭塞的判断要注意,经颞窗 MCA 血流信号未探及,但相邻的 ACA、PCA 血流信号存在[流速可升高,但代偿不明显(与慢性 MCA 闭塞性病变不同)],同时经对侧颞窗交叉检测也未能获得 MCA 的血流信号,才可以考虑 MCA 急性闭塞。对于 MCA 慢性闭塞性病变的诊断相对容易。

对脑梗死的诊断,必须以 CT 为准,TCD 可作为辅助诊断。TCD 可用以观察有无侧支循环形成及动脉粥样硬化导致动脉狭窄及血管闭塞的特征血流改变,不可能直接诊断脑梗死。

四、椎—基底动脉缺血性病变

椎—基底动脉缺血性病变的原因可以是多方面的。根据血流动力学的异常分类常见的病因为:①椎—基底动脉狭窄、闭塞性病变。②颈椎病变的压迫。③锁骨下动脉病变引起的盗血综合征。

(一)TCD 表现

1.椎动脉狭窄

根据病变的部位不同,椎动脉狭窄可以分为颅外段开口处与颅内段。

(1)开口处椎动脉狭窄。狭窄性病变小于 50% 时,颅内椎动脉血流速度可以无明显变化。当颅外段狭窄大于 50% 时就可以影响颅内椎动脉的血流供应,表现为患侧椎动脉血流速度相对减低,随着狭窄程度的增加,伴随流速下降的同时,出现明显的低搏动性(PI 减低)、血流频谱峰形圆钝的特征。当存在双侧椎动脉开口处严重狭窄时,双侧椎动脉颅内段及基底动脉、大脑后动脉均可能出现低流速低搏动性血流动力学改变。

(2)颅内段狭窄。沿椎动脉全程由浅到深,连续检测可以发现阶段性血流速度升高,$V_m \geqslant$ 50cm/s 考虑轻度狭窄,$V_m \geqslant$80cm/s 中度狭窄,$V_m \geqslant$100cm/s 重度狭窄。双侧椎动脉在汇于基底动脉前均出现严重狭窄时,除扫查到阶段血流异常升高的特征外,其远端基底动脉流速明显减低。

2.椎动脉闭塞

一侧椎动脉开口处闭塞,反复水平移动(从左向右侧,反之一样)扫查未探及血流信号;另一侧椎动脉流速相对升高(代偿表现)。由于正常人群中有 40% 左右为双侧椎动脉发育不对称性,且右侧 VA 直径小于左侧者多见,右侧椎动脉闭塞血流信号消失较左侧多见。

3.颈椎病变

由于颈椎病变导致椎动脉的压迫出现血流速度的减低。此类患者通常有明确的颈椎病史,TCD 检测提示双侧椎动脉流速低于正常,但频谱形态多数患者正常,当合并动脉硬化改变时,鉴别诊断有一定的困难,但通过转颈试验(左右侧转颈时,取样深度在基底动脉水平)前后,血流速度改变超过 30％,可以考虑颈椎病变与椎动脉血流异常的相关性。

4.锁骨下动脉盗血

双侧锁骨下动脉(SA)或无名动脉(INA)近端狭窄或闭塞时,患侧椎动脉(VA)的血供,由健侧 VA 逆流进入患侧 VA 再进入锁骨下动脉远端,也可造成椎—基底动脉系统缺血病变。

(1)SA 盗血的血流途径为健侧 VA→双侧 VA 汇合于 BA 水平→患侧 VA→患侧 SA。患侧椎动脉血流频谱可以表现为收缩期切迹(隐匿型盗血)、振荡型(部分型盗血)、完全逆转(完全型盗血)。

(2)INA 病变引起的盗血征,可由患侧的 PCoA 开放→患侧 ICA→患侧 CCA→患侧 SA。当 INA 严重狭窄但未闭塞时,患侧从 CCA 和 ICA 颅外段也可以出现"振荡型"血流频谱改变。

(3)双侧 SA 均存在严重的狭窄或闭塞时,可出现 PCoA 开放,若患者 PCoA 一侧发育不全或不发育时,可表现为一侧开放,并同时向对侧 PCA 与 BA 供血,再向双侧 VA→双侧 SA。

(二)临床意义

TCD 对于椎—基底动脉系统的缺血性病变是很好的筛查手段,特别是对于锁骨下动脉盗血综合征的鉴别具有重要的临床意义。近年来,随着介入治疗的开展,早期发现椎—基底动脉或锁骨下动脉血管狭窄性病变,可以使患者获得及时有效的治疗,对预防椎性基底动脉缺血性脑血管病的发生是十分有意义的。

第二节　循环系统疾病超声诊断

一、经胸超声心动图(TTE)

M 型、二维、三维、多普勒超声心动图与组织多普勒经胸检查是超声心动图检查最常用、最基本的检查方法。一次完整的检查应以二维扫查为基础,综合应用 M 型、多普勒等技术,获取全面的心脏结构、舒缩功能、血流动力学信息。检查时患者通常取左侧卧位或仰卧位,连接同步心电图。

(一)二维超声心动图

二维超声心动图又称切面超声心动图,以二维切面显示心脏与大血管的断层结构、毗邻关系及动态变化,是超声心动图检查最基本、最重要的技术;血流多普勒、组织多普勒、三维超声等检查都需在二维检查的基础上进行。

二维超声心动图图像以扇形显示,扇尖为近场,显示身体浅表结构如胸壁软组织的反射回声;扇弧为远场,显示探头远处如心脏不同层次结构的反射回声。超声成像的方位与探头间有固定的关系,与人体解剖方位的关系随探头位置而变化。为了避免混淆,方位描述均以解剖学的上、下、左、右、前、后为标准。扫查时因探头位置和声束方向的不同,可获得众多心脏与大血管切面图像。为了便于交流与对比,常规检查推荐使用标准切面。依据扫查时探头在体表放置的位置不同,经胸检查的常用声窗包括:胸骨旁、心尖、剑突下、胸骨上窝,必要时还可于胸骨右侧扫查。

(二)胸骨旁区

1.胸骨旁长轴切面

(1)左心室长轴切面。由近场到远场依次为右室前壁、右室腔的一部分及与之相连的右室流出道部分、室间隔、左室腔、左室后壁,以及与室间隔相延续的主动脉根部前壁、与二尖瓣前叶相延续的主动脉根部后壁、主动脉右冠瓣与无冠瓣、部分升主动脉、左房。

(2)右室流入道长轴切面。近场为右室、远场为右房,其间可见三尖瓣的前叶与后叶。右房下方可见下腔静脉开口。

(3)右室流出道长轴切面。显示右室流出道、肺动脉瓣、肺动脉主干、室间隔、二尖瓣及左房。

2.胸骨旁短轴切面

(1)主动脉根部短轴切面。图像中央为圆形的主动脉根部横断面,其内可见主动脉瓣的3个瓣叶。远场为左房。右房、三尖瓣、右室流出道、肺动脉瓣、肺动脉主干从右向左包绕主动脉根部。探头方位略做调整,可显示左、右冠状动脉开口及主干。尚可显示肺动脉分叉及左、右肺动脉。

(2)二尖瓣口水平短轴切面。由近场到远场依次为右室腔的一部分、室间隔、左室、二尖瓣前叶、二尖瓣后叶、左室游离壁。

(3)左室乳头肌水平短轴切面。显示二尖瓣腱索水平以下的室间隔及左室游离壁,左室腔内可见前外侧及后内侧两组乳头肌。右室腔的一部分呈月牙形附着左室右前方。

(4)心尖水平短轴切面。显示心尖段的左室壁及左室腔。

3.胸骨旁四腔心切面

显示左房、左室、二尖瓣前叶与后叶,右房、右室、三尖瓣前叶与隔叶,房间隔与室间隔(走行方向与声束方向呈一定角度)。

(三)心尖区

1.心尖四腔心切面

显示内容同胸骨旁四腔心切面,即 4 个心腔、二尖瓣前叶与后叶、三尖瓣前叶与隔叶、房间隔与室间隔(与声束方向平行)。左房顶部可显示肺静脉入口。房间隔卵圆窝部位回声弱。

2.心尖五腔心切面

除心尖四腔心切面所显示的结构外,尚可显示主动脉根部、主动脉右冠瓣与左冠瓣、主动脉前壁(与室间隔相延续)、主动脉后壁(与二尖瓣前叶相延续)。

3.心尖左室长轴切面(心尖三腔心切面)

显示内容同胸骨旁左心室长轴切面,可见左房、左室、二尖瓣、主动脉根部及右冠瓣与无冠瓣、部分右室。

4.心尖两腔心切面

显示左房、左室、二尖瓣前叶与后叶、左室前壁与下壁。

（四）剑突下区

1. 剑下四腔心切面

图像的右上为部分肝叶，心尖位于左侧，显示结构大致同心尖四腔心切面。因声束近于垂直投射房间隔，故为观察房间隔缺损的良好切面。

2. 剑下五腔心切面

显示结构基本同心尖五腔心切面。因声束投照方位不同，心尖位于图像左侧，房、室间隔趋于水平位。

3. 剑下右室流出道长轴切面

主动脉根部位于图像中央，环绕其周由右向左依次为右房、三尖瓣、右室的一部分并延续为右室流出道、肺动脉瓣、肺动脉主干及左右分支。

4. 下腔静脉长轴切面

近场为肝左叶回声，其深处可见下腔静脉长轴切面及其右房入口、右心房。有时可见欧氏瓣、三尖瓣回声。

（五）胸骨上窝

1. 主动脉长轴切面

显示升主动脉、主动脉弓及 3 支分支、降主动脉，中央为右肺动脉断面。

2. 主动脉短轴切面

近场为主动脉弓横断面，深处为右肺动脉纵切面，远场为左心旁。

（六）M 型超声心动图

M 型超声心动图采用一维声束探测心脏和大血管的各层结构，图像为由浅至深的各层结构回声随时间而展开的时间一运动曲线。M 型超声是最早用于心脏检查的超声技术，由于其所能提供的空间结构信息有限，目前临床上已不再单独使用；但 M 型超声时间分辨力极佳，用于观察与评价室壁厚度在心动周期中的变化、运动速度与幅度、瓣膜高速运动轨迹等有独特优势。

近年出现的"解剖 M 型"新技术可在声束扫查平面内任意角度取样，克服了传统 M 型只能在声束方向取样的局限，对于观察任意节段心肌运动、分析运动与时相的关系具有优势。但"解剖 M 型"是基于二维图像的后处理分析技术，其帧频与相应的二维图像帧频相当，时间分辨力远不及传统的 M 型超声。

超声心动图检查时通常在二维图像的引导下，将 M 型取样线放置于感兴趣区进行观察与测量。在胸骨旁左室长轴切面图像中，由心尖向心底放置取样线，可获取不同层次结构的特定波形。

1. 心尖波群

由浅（近）入深（远）显示右室前壁、右室腔、室间隔、左室腔（近心尖部）、左室后壁。

2. 心室波群

由浅入深显示右室前壁、右室腔、室间隔、左室腔、二尖瓣腱索、左室后壁。测量左室与右室内径、室壁厚度等通常在此波群中进行。

3. 二尖瓣前、后叶波群

显示右室前壁、右室腔、室间隔、左室腔、二尖瓣前叶与后叶、左室后壁。常用于观察二尖瓣叶的运动。

4. 二尖瓣前叶波群

显示右室前壁、右室腔、室间隔、左室流出道、二尖瓣前叶体部、左房后壁。

5. 心底波群

显示右室流出道前壁、右室流出道、主动脉根部前壁、主动脉瓣、主动脉根部后壁、左房后壁。

6. 三尖瓣波群

在胸骨左缘 3~4 肋间扫查时，将探头内斜，可见距体表较近、活动幅度较大的双峰曲线，为三尖瓣前叶反射。由浅入深依次可见右室前壁、右室腔、三尖瓣、右房、房间隔、左房。

7. 肺动脉波群

胸骨左缘 2~3 肋间扫查可及肺动脉左瓣曲线，收缩期开放、舒张期关闭。

除上述几组较常用的胸骨旁波群外，尚可于剑突下、胸骨上窝扫查获取相应 M 型波群。

(七)三维超声心动图

早期的三维超声图像由系列二维图像经重建获得。目前三维超声技术已实现真正的实时三维，可实时获取较小角度(如 60°×15°)的瓜瓣样立体动态图像，也可通过数个心动周期"瓜瓣图"拼接而获得较大角度(如 60°×60°)、包含更多心脏结构的金字塔形全容积立体动态图，还可通过多个心动周期图像采集获得三维多普勒彩色血流图。

三维探头兼具二维扫查功能。目前，三维超声检查通常是在全面的二维检查基础之上，切换为三维模式，在与二维扫查相同的方位获取三维立体图像。检查者可对三维立体图进行任意旋转，或进行从上到下、从左到右、从前到后及任意方向的剖切，灵活地观察结构关系。三维超声的主要优势在于不依赖检查者抽象思维、直观显示心脏与大血管的立体结构与毗邻关系，以及不依赖几何假设而能准确定量心腔容积、计算心功能。目前的临床应用包括定量心室容积与质量、同步观察多室壁节段心肌运动、先天性畸形评估、瓣膜病变评价，以及心室机械运动同步性评价等。其不足为图像分辨力与帧频仍有限。

(八)多普勒技术

根据发/反射频率与接收频率之间位置变化时，接收频率会发生变化，这种效应称为多普勒效应，可以计算相对运动的速度。心脏和血管内的血液处于流动状态，运用多普勒效应可以反映血流速度与方向。

目前主要有三种多普勒技术：脉冲多普勒(pulsed wave doppler，PWD)、连续多普勒(continuous wave doppler，CWD)、彩色多普勒(color doppler flow imaging，CDFI)。PWD 可距离选通，具有良好的定位能力；但显示的极限频率受组织深度的影响，不能用于测量高速血流。

CWD 由于使用两个换能器工作，一个用于发射超声波，另一个用于接收反射信号，从而能够接收来自血流的全部信号，理论上可测量任何高速血流，实际上由于仪器处理信号速度的影响，一般能以频谱显示大约 7m/s 的速度。

CDFI 技术将反射脉冲信息进行彩色编码，并将彩色信号叠加在二维图像上，即能显示所取切面内的结构状态,又能显示这些腔内的血流分布。多普勒组织成像(tssue doppler imaging,TDI)是近年来发展起来的一种无创性定量分析心室壁运动的超声心动图新技术。

TDI技术是从心脏的多普勒信号中选出低频高振幅的室壁运动信息,滤除高频血流信息,通过计算处理后,以多种显示方式供临床使用。这些显示方式主要有:组织速度显像(tissue velocity imaging,TVI)、脉冲多普勒速度频谱曲线(doppler tissue pulsed wave,DTPW)、组织追踪显像(tissue tracking imaging,TTI)、组织同步显像(tissue synchronize imaging,TSI)、应变显像(strain imaging,SI)、应变率显像(strain rate imaging,SRI)、M型显示模式和彩色解剖M型组织多普勒(color anatomic M mode,CAMM)等。目前主要用于心肌组织成像,又称为多普勒心肌显像(doppler myocardial imaging,DMI)或心肌组织速度成像(tissue velocity imaging,TVI)。多普勒技术的临床应用如下。

1.CWD 与 PWD

(1)对取样线/点上的血流进行定量分析。PWD可测量某一点的瞬时速度,CWD可测量整条取样线上的最高流速。根据伯努利方程 $\triangle \rho = 4o^2$ 可计算出峰值压差。在有瓣膜或流出道狭窄时,腔内血流速度必然增快,压差增大,根据压差值可较准确地判定狭窄的程度。

(2)利用分流或反流测定心内压力。临床最常用的压力测定是对肺动脉压的估测。在没有右室流出道及肺动脉瓣狭窄的情况下,右室压大致等于肺动脉压。如果三尖瓣反流存在,根据右房的大小设定右房压。右房无明显增大设为5mmHg以下;轻中度增大,设为10mmHg;明显增大伴下腔静脉扩张,则为15mmHg。取得三尖瓣反流压差与所设右房压相加,即为右室压及肺动脉压。房缺、动脉导管未闭患者及原发肺动脉高压,均可用此法判断肺高压程度。右房压也可根据下腔静脉内径来估测。需要注意的是三尖瓣反流量超过中量时,不能用此方法测定肺动脉压力。室间隔缺损也不能用三尖瓣反流判断肺动脉压力。可根据室水平分流压差判断。以肱动脉压作为左室压,减去分流压差即得到右室压。

2.CDFI

CDFI的彩色血流信号叠加于二维切面上实时显示,可清楚地显示血流的来源及分布范围。

(1)定性判断狭窄疾病。血管横截面积的突然改变会造成血流性质的变化,从稳定的层流转变为湍流,流速加快。CDFI上则出现血流信号由宽变窄,色彩倒错,呈喷射性流入狭窄远段。

(2)定性及半定量诊断瓣膜反流。CDFI可敏感地检出瓣膜关闭不全出现的反流。根据反流束在受血心腔所占的比例判断反流的程度。房室瓣反流:反流束面积 V 心房面积小于20%为轻度反流;20%～40%为中度反流;大于40%提示重度反流。主动脉瓣反流按反流束宽度占左室流出道宽度的百分比判断反流程度。小于30%为轻度,30%～60%为中度,大于60%为重度。这种方法受仪器敏感性、仪器的增益调解及操作技术等多因素的影响。

(3)检出心内异常分流。房、室间隔缺损可看到血流过隔分流,根据流速及方向可提示是否合并肺动脉高压或其他畸形。动脉导管未闭可在肺动脉发现源于降主动脉导管相接处,的连续分流信号。其他包括主动脉窦瘤破裂、冠状动脉瘘、肺静脉异位引流等,均可通过CDFI发现异常血流走行。

3. TDI

(1)对左室整体收缩功能的评价。TDI测量二尖瓣环的收缩期速度指标是反映左室整体收缩功能的重要参数。在二维图像质量不佳、心内膜边界显示不清时,应用二尖瓣环运动速度评价左室整体收缩功能更有价值。

(2)对左室整体舒张功能的评价。TDI所测量二尖瓣环的舒张期速度指标相对不受血流动力学影响,是评价左室整体舒张功能的重要参数。在二尖瓣口血流频谱表现为假性正常时,QTVI所测定的二尖瓣环运动速度可准确评价左室整体舒张功能。

(3)对左室局域收缩和舒张功能的评价。TDI能够把获得的多个(最多可获得8个)局部心肌(包括瓣环)的速度曲线同步显示在同一时间轴上,分析局域心肌功能时直观、效能高,充分显示了该技术的优势。

(4)评价右室功能。TDI通过对三尖瓣环运动速度的测量,是一种简易、定量、有价值的评价右室功能的方法。TDI测量三尖瓣环运动获得的曲线与二尖瓣环相似,由收缩期S波(基线上方),舒张早期E波(基线下方)及舒张晚期A波(基线下方)3个主波组成。三尖瓣环运动速度可用于评价右室功能。TDI对右室长轴方向的局域室壁心肌的评价与左室相似。

(5)评价心肌缺血。在心肌梗死患者的病变节段,平均峰值收缩速度 S_m、平均舒张早期峰值速度 E_m 和 E_m/A_m(其中 A_m 是平均舒张晚期峰值速度)较正常人显著下降。TDI客观定量地反映心肌运动的变化,可用以评价早期的心肌缺血。

(6)组织多普勒与心脏再同步化起搏治疗。心脏再同步化起搏治疗(cardiac resynchronization therapy,CRT)对药物疗效不佳的心力衰竭患者显示了临床应用的良好前景。CRT可以改善血流动力学状态,减轻心力衰竭症状,增加活动耐量,提高生活质量,其可行性和有效性已被多个大规模临床试验验证。TDI的作用涉及对CRT病例的选择、电极植入的指导和程控参数的调节等多个方面。

心脏收缩或舒张的不协调,将降低心室收缩形变的力学效应,加重血流动力学紊乱。CRT治疗的机制就在于:①改善了室内同步性。②改善了室间的同步性。③缩短了等容收缩时间,延长了充盈时间,减少了二尖瓣反流。研究表明,存在不同步的心力衰竭CRT疗效最好。所谓"不同步"包括心房间、房室间、心室间和左室内的不同步,其中左室内不同步的临床意义最大。

存在室内传导阻滞和QRS波增宽曾被认为是判断不同步的标准。在2002年ACC/AHA/NASPE对心室再同步起搏治疗慢性心力衰竭的适应证中已有体现:

NYHA分级Ⅲ~Ⅳ级,伴心室内传导阻滞,QRS宽度>130ms,左心室舒张末内径≥55mm,左室射血用哪种组织多普勒方法,采用哪些参数做测量标准尚无一致意见。虽然不同的学者对判断室内不同步运动所采用的参数不相同,但是所得出的结论基本相同,即对于正确选择CRT的适宜病例来说,对室内不同步的分析要比单纯依靠QRS波重要。

应用TDI可预测CRT效果。有研究表明,运用TVI测量左室壁12个节段的收缩达峰时间(TS)的标准差作为不同步指数,认为不同步指数在术前>32.6ms,可以准确预测CRT有应答的患者(以左室收缩末期容积较术前减小15%以上为有应答标准),其敏感性和特异性均达到100%。

二、经食管超声心动图

各种心血管疾病在常规经胸超声心动图检查图像不清晰、深部结构不易观察或位于经胸检查的"盲区",因而诊断不能明确者,可行经食管超声心动图(TEE)检查。TEE 避开了胸壁与肺气干扰,近距离对心脏进行扫查,探头频率高,图像分辨力优于经胸检查。因需将探头管体送入食管与胃内,患者会有恶心等不适;偶尔可致咽部和食管损伤,穿孔罕见;局麻药或镇静剂过敏反应少见。

(一)探头与切面

经食管探头与食管内窥镜相似,管体(标有长度刻度)顶端装配小的超声探头,可前后左右转动,操作方便。其成像方式包括:单平面、双平面、多平面。目前超声心动图仪配备的经食管探头多为多平面电子相控阵探头,在手动按钮的控制下探头扫查平面可从 0°～180°任意旋转,0°为水平切面,90°为(身体)长轴方向切面,其间为不同方向的系列斜切面。为了便于理解与观察,可参考 Seward 等介绍的 3 个基本 TEE 断面(心底短轴、四腔图、经胃底断面)进行扫查,这些断面取决于探头在食管内的深度与位置,在每一断面水平通过旋转 TEE 角度又可获得系列切面图像。

1.心底短轴

探头距门齿 25～30cm 时首先观察到心底断面,主动脉根部系重要标志。通过转动探头方向与扫查角度,可在这一深度显示肺动脉的近端、肺静脉、右室流出道、左心耳、冠状动脉近端、主动脉根部、升主动脉、主动脉瓣和房间隔。

2.四腔图

该断面深度可显示房室瓣、四心腔、主动脉瓣、左室流出道和房间隔,是评价房室瓣病变的理想切面,易观察二尖瓣或三尖瓣的反流。

3.经胃底断面

探头深入胃底,此断面显示的心脏短轴相当于胸骨旁短轴水平,可观察左室乳头肌和二尖瓣的横断面及右室斜切面,常用于术中观察整体与局部左室心肌运动情况;向左后方旋转探头连续扫查可观察到大部分胸主动脉图像,但因气管夹在食管和主动脉弓之间,升主动脉上部及主动脉近心端是 TEE 扫查盲区。

(二)禁忌证与检查前准备

以下情况不宜行 TEE 检查。

1.与食管相关的禁忌证

食管狭窄、新生物、瘘管、裂伤、穿孔、憩室等(疑有此禁忌证者应先行食管钡餐造影检查排除)。

2.与心脏相关的禁忌证

严重心律失常、严重心力衰竭、心肌梗死急性期。

3.胸部症状

剧烈胸痛、胸闷、剧烈咳嗽不能缓解。

4.全身状态

体质极度虚弱,持续高热不退,血压过高、过低。

5.颈椎不稳定状态

6.相对禁忌证

新近的胃—食管手术、食管静脉曲张、已控制的上消化道出血、较大的膈疝、颈椎关节炎、纵隔放射治疗、不能解释的吞咽困难和吞咽疼痛。

检查前准备:嘱患者检查前 12h 内禁食(或至少禁食水 4h),以防呕吐物误吸而致窒息。检查者(或申请检查的临床医师)须向患者与家属说明检查的必要性、解释检查过程及可能出现的意外,消除患者的疑虑和不安,征得合作与理解,并签署知情同意书。

(三)检查操作方法

(1)复查经胸超声心动图或回顾先前(近期)经胸超声心动图检查报告,明确检查目的,再次核实适应证和禁忌证情况,并检查患者一般情况(体温、脉搏、呼吸、血压)。

(2)局部喷雾麻醉使用。1‰～2‰利多卡因或 1‰丁卡因溶液喷雾咽部 2～3 次,间隔 5min,以充分麻醉咽部黏膜,减轻插管时的恶心与呕吐反应。

(3)确认患者无活动义齿(如有术前取出,以免脱落误入食管或气管)后,嘱患者取左侧卧位,连接超声仪器设备的心电图。

(4)检查者立于患者左侧。患者上下齿间垫咬口器(以免咬坏探头管体)。润滑探头与管体表面(使用利多卡因凝胶或无菌耦合剂)后,插入食管。

(5)扫查各切面图像,重点观察经胸超声心动图检查不明确或本次检查欲了解的部位或病变。检查全过程一般为 15min 左右,时间不宜过长。

(6)密切观察患者情况。检查过程中须密切观察患者的一般情况和反应,全程密切监护心电图。轻度恶心者可按压合谷,并说服安慰。一旦发现病情有不良变化,应立即退出探头,及时进行处理。检查室应备有必要的急救设施(急救药品、输液器材、吸氧设备、吸痰器、除颤器等)。病情严重的患者,检查时应有临床医师陪同。

(7)检查完毕退出探头。嘱患者休息数分钟再离开检查台,并嘱其 2h 内不宜饮食,4h 内宜进流食。

有条件的情况下,可在使用静脉镇静剂的情况下进行检查,患者处于睡眠但可唤醒状态,无明显不适。检查中应予患者鼻管吸氧,全程密切监测血氧饱和度。

(四)食管探头的消毒

检查结束后须对探头进行消毒。通常使用 0.1‰氯己定浸泡 30min 以上,或戊二醛溶液浸泡 20min,继以自来水反复冲洗、晾干。

(五)临床应用

(1)瓣膜病变。二尖瓣、三尖瓣、主动脉瓣疾病;人工瓣功能评价及判断是否存在瓣周漏。感染性心内膜炎检出赘生物、发现瓣叶破坏及脓肿形成等均优于经胸检查。

(2)心腔内肿物及血栓形成,尤其对发现左心耳等经胸检查不易显示部位的血栓独具优势。

(3)主动脉病变。主动脉扩张、硬化斑块、主动脉夹层、主动脉撕裂(如外伤致降主动脉起始段撕裂)等。

(4)冠脉病变。冠状动—静脉漏、冠状动脉起源异常等。

(5)先天性心脏病。房间隔缺损、室间隔缺损、法洛四联征，右室流出道及肺动脉狭窄等。

(6)心脏及非心脏手术的术中监护。

三、血管内超声

随着介入技术的不断发展，血管内超声(IVUS)逐渐应用于临床。目前 IVUS 主要用于冠状动脉疾病的检查。由于具有分辨力高、可多角度观察、定量测量功能等优势，IVUS 对冠状动脉疾病的诊断及评估作用明显优于冠状动脉造影。

(一)诊断冠状动脉造影不能明确的病变

冠脉造影不能明确的病变包括狭窄程度不确定的中间病变、分支部位病变、扭曲血管、左主干病变、局灶痉挛部位、斑块破裂部位、冠脉血管成形后夹层、血管造影淡染病变及局部血流紊乱病变。IVUS 常用于检查具有上述特征的病变。某些情况下，IVUS 能够提供有用的证据来确定狭窄有无临床意义。研究表明，冠脉造影的敏感性远较 IVUS 低，并常常低估狭窄程度。

(二)选择冠脉介入治疗方法

IVUS 可弥补冠脉造影不能提供病损详细形态学特征及斑块主要成分的不足，对决定治疗方案非常重要。严重钙化斑块行球囊扩张后，可发生大而深的夹层，引起血管闭塞，导致急性心肌缺血甚至心肌梗死。IVUS 可准确分析斑块的形态和组成，尤其对钙化的识别非常敏感。因此，其可指导冠脉介入术，即选择合适的、技术治疗特定的病变，以达到更好的效果，减少并发症。

(三)评价介入治疗效果

冠脉成形术后，许多病例虽然行冠脉造影提示管腔明显扩大，但 IVUS 往往显示残留斑块仍很大，狭窄程度仍很高。冠脉成形术后多有不同程度的内膜撕裂和血管壁夹层形成，IVUS 可明确血管损伤的范围、程度，以决定进一步治疗，预防心肌梗死的发生。

(四)经皮腔内冠脉成形术后随访

IVUS 为临床提供了一种可在活体内直接观察血管腔及管壁结构的方法，对经皮腔内冠脉成形术(PTCA)的机制有了更深入的认识。由于 IVUS 有高度敏感性和准确性，已被应用于冠脉粥样硬化的病理研究，长期随访可阐明 PTCA 后再狭窄是由于内膜过度增生还是血管负性重构所致，为预防和治疗再狭窄提供依据。

(五)定量测量的临床意义

应用 IVUS 可做一些指标的定量测量。用 IVUS 测定最小管腔面积(MLA)，以 4.0mm 作为分界值，区分是否行介入治疗，临床效果满意。研究发现，心绞痛患者的冠脉粥样斑块面积占管腔总面积的百分比为(67 ± 9)%，稳定型心绞痛的百分比为(57 ± 12)%。

(六)评价冠脉重构和狭窄

IVUS 是在活体上精确地测量及评价冠脉重构的最好方法。重构指数是病变血管段的血管面积与近端参考段的血管面积之比，重构指数>1.05 的区域为正重构，<0.95 为负重构；$0.95\sim1.05$ 为中间类型重构(或称无重构区域)。不同种类斑块中的重构程度也不尽相同，研究显示，软斑块中较多发生正重构；钙化斑块中较多发生负重构。正重构多发生于远端冠脉，负重构多发生于近端冠脉。说明动脉粥样斑块的组成成分及斑块部位是冠脉粥样病变进程中

血管重构的主要因素。收缩性重构(即负重构)是动脉粥样病变的晚期表现。硬斑块的出现是收缩性重构的独立预测因子。软斑块合并正重构容易破裂,从而导致心绞痛。

四、负荷超声心动图

(一)临床应用

(1)评价心肌缺血(运动负荷试验、大剂量多巴酚丁胺药物负荷试验、腺苷药物负荷试验、双嘧达莫潘生丁药物负荷试验等)。中度危险患者冠心病的诊断;对中/高度危险患者进行冠心病危险因素分层及预后评估;心肌血运重建治疗(药物或手术)疗效评价;评估冠心病患者的活动耐力,或对非心脏手术、有创性检查的耐受力;鉴别缺血性心肌病与扩张性心肌病。

(2)检测存活心肌(小剂量多巴酚丁胺负荷试验、小剂量腺苷负荷试验)。预测心肌血运重建术后的效果,辅助治疗策略选择;血运重建术疗效评价。

(3)联合(经胸或冠脉内)冠脉多普勒超声或心肌声学造影检查评价冠脉血流储备(腺苷负荷试验、双嘧达莫负荷试验)。评价冠状动脉微循环状态,协助介入性治疗前病例选择、术后疗效评价;从血流动力学角度评价冠脉狭窄的严重程度;为心肌微血管病变(如 X 综合征)提供诊断依据;评价患者预后。

(二)禁忌证

(1)不稳定型心绞痛,急性心肌梗死。

(2)血流动力学状况不稳定时,尤其正在接受儿茶酚胺类药物治疗时。

(3)严重室性心律失常、心房纤颤,预激综合征并阵发性室上性心动过速、心房纤颤史者。

(4)有附壁血栓及其他心内占位病变者。

(5)假性室壁瘤者。

(6)血压过高者:收缩压≥160mmHg 和/或舒张压≥110mmHg。

(7)未能纠正的心功能不全。

(8)肥厚性梗阻型心肌病。

(9)对负荷药物极度敏感不能耐受、长期服用影响负荷试验的药物且不能停药者。

(三)负荷方式与方案

药物负荷,包括多巴酚丁胺(dobutamine)、腺苷(adenosine)、双嘧达莫(dipyridamole)负荷试验等。

(1)多巴酚丁胺负荷试验。用输液泵将准备好的浓度为 1mg/mL 或 2mg/mL 的多巴酚丁胺用静脉泵按一定速度输入。

小剂量试验从 $2.5\mu g/(kg \cdot min)$ 开始,后依次按 $5.0\mu g/(kg \cdot min)$、$7.5\mu g/(kg \cdot min)$、$10.0\mu g/(kg \cdot min)$ 递增给药。必要时小剂量多巴酚丁胺负荷试验可与大剂量多巴酚丁胺负荷试验一起进行,即完成小剂量负荷级别后,继续进行大剂量负荷试验。

大剂量试验从 $5\mu g/(kg \cdot min)$ 开始,后依次按 $10\mu g/(kg \cdot min)$、$20\mu g/(kg \cdot min)$、$30\mu g/(kg \cdot min)$、$40\mu g/(kg \cdot min)$ 递增给药。如果达到最大剂量,心率仍未达标,且无其他终止试验的指征,可酌情静脉注射阿托品 $0.5\sim1.0mg$。

每一剂量开始 3min 后记录超声心动图,每一剂量的持续时间控制在 $5\sim10min$。停药后 6min 记录恢复期超声心动图。

（2）腺苷负荷试验

评价心肌缺血：以 140μg/(kg·min)剂量静脉泵给药 6min(总剂量 0.84mg/kg)。检测存活心肌：初始剂量 80μg/(kg·min)，继之 100μg/(kg·min)，最后 110μg/(kg·min)，每一剂量持续 3min。

测定冠脉血流储备：方案一，140μg/(kg·min)给药 6min。方案二，初始剂量 50μg(kg·min)持续 1min，随后每间隔 1min 逐渐增加至 75μg/(kg·min)、100μg/(kg·min)、140μg/(kg·min)，最大剂量 140μg/(kg·min)持续 2min。

运动负荷，包括动态型(如站立踏车及仰卧位踏车负荷试验)、静态型(如握力、冷加压试验)。以踏车运动负荷试验为例，负荷量从 25W 开始，50W、75W、100W、125W、150W 依次递增(1W＝6kg·m/min)每级 3min，蹬速 60r/min。

（3）双嘧达莫药物负荷试验。双嘧达莫 0.56mg/kg，用 5％葡萄糖稀释，4min 内缓慢静脉注射，观察 4min，如无节段性室壁运动异常，追加静脉注射双嘧达莫 0.28mg/kg 持续 2min(总量 0.84mg/kg)，再观察 4min。无论是否出现节段性室壁运动异常，均静脉注射氨茶碱 250mg，结束试验。记录超声心动图。

(四)操作方法

（1）药物负荷试验前停用 β 受体阻滞剂、硝酸盐及钙离子拮抗剂 2～3d。腺苷负荷试验前 12h 禁服茶、咖啡及其他含咖啡因饮料。

（2）备好心电、血压监护设备、氧气、硝酸甘油及除颤器、抢救药物等。

（3）向受检者交代整个检查程序征得合作、签署知情同意书。

（4）药物负荷试验受检者接受肘静脉或手背静脉注射，接通输液泵。

（5）根据负荷方式患者取合适体位，一般取左侧卧位或平卧位。连接心电、血压监护，按预先选定的负荷方案进行试验。在负荷前(基线)、每一个剂量下和负荷后(恢复期)均须记录心电图、血压及症状，并采集与存储的图像，包括左室长轴切面、左室短轴二尖瓣、乳头肌水平切面及心尖四腔心与二腔心切面等，以便按美国超声心动图学会的 16 段左室壁分析方法，做出定量评价。

（6）终止标准。当发生下列情况之一时，应终止试验：①出现节段性室壁运动异常(或小剂量多巴酚丁胺负荷时出现节段性室壁运动异常改善)。②出现新的节段性室壁运动异常。③达到最大剂量。④心率达到(190－年龄)次/min。⑤心电图 ST 段较基线下移超过 1mV。⑥出现心绞痛。⑦出现严重心律失常。⑧收缩压＞160mmHg，或舒张压＞110mmHg，收缩压＜90mmHg。⑨出现其他不能耐受的症状。

（7）结果判断

1)诊断心肌缺血。①阴性：完成试验，无新的节段性室壁运动异常出现。②阳性：在试验过程中出现新的节段性室壁运动异常，或原有的节段性室壁运动异常进一步恶化。

2)检测存活心肌。①阴性：完成试验，室壁运动异常的节段无任何改善，即无心肌存活性。②阳性：在试验过程中出现下列情况之一者，表明室壁运动异常的节段有存活心肌：试验中首先出现节段性室壁运动异常改善，随负荷级别增加，原室壁运动改善的节段再度恶化，即"双向反应"(冬眠心肌)；节段性室壁运动异常改善(顿抑心肌)。

3)测定冠脉血流储备(CRF)。冠脉血流多普勒评价 CRF 参数计算:负荷后冠脉峰值流速/负荷前(基础)冠脉峰值流速;或负荷后冠脉血流速度时间积分/负荷前冠脉血流速度时间积分。

心肌声学造影评价 CRF:动态记录感兴趣区心肌在负荷前后的灰度变化,得到时间—强度变化曲线,计算视频密度峰值、峰值强度减半时间、曲线下面积积分等参数。

五、对比增强超声心动图

对比增强超声心动图(contrast supersonic and enchanted the grapn),也即心脏声学造影是帮助诊断及研究心脏疾病的一项技术。通过外周静脉或心导管向心脏内注入造影剂,由于造影剂产生强烈超声波反射,与心肌形成强烈对比,便于观察心脏的解剖结构、心内膜边界及心功能、心肌灌注等。

(一)右心声学造影适应证

1.检出心内分流

最常用的适应证之一。对各种先心病可通过观察左心系统有无造影剂回声及右心系统有无负性显影而确定或提示有无分流,分流的方向和分流量。

肺动静脉瘘的检查:经静脉注入声学造影剂,右心房显影后经 3～5 个心动周期左心也会出现较明显的显影。

2.检出静脉畸形引流

如永存左上腔静脉引流入左房,经左肘静脉注入造影剂后,左心房先于右房首先显影。

3.帮助显示心内膜及心腔结构

对经胸超声图像显示不佳者,可以帮助显示心内膜,以便了解心腔内径、右心功能,同时可以观察心腔内的血流变化。

(二)右心声学造影的禁忌证

(1)冠心病不稳定型心绞痛或急性心肌梗死。

(2)严重心功能不全。

(3)严重缺氧发绀

(4)严重贫血患者。

(5)有血管栓塞病史或高凝状态

(6)既往对声学造影剂有过严重不良反应者。

(三)操作方法

1.右心声学造影造影剂种类及使用方法

(1)含空气的声学造影剂。临床较常使用,且安全简便。主要是利用注射器反复推注将 5%葡萄糖液和少量空气混合,制作成微气泡,快速注入静脉。

(2)二氧化碳类声学造影剂。主要包括稀盐酸和碳酸氢钠造影剂,维生素 C 和碳酸氢钠造影剂。方法均是将两者按一定比例混合,产生大量二氧化碳气泡,混匀后缓慢静脉注射。

(3)过氧化氢造影剂。将 3%过氧化氢 0.01mL/kg(体重),经稀释后缓慢静脉注射。此方法的安全性颇有争议,目前临床上已不再使用。

2.右心声学造影的分析

(1)正常情况。正常人经外周静脉注射声学造影剂后,造影剂先出现在右心房,然后右室、肺动脉。永存左位上腔静脉者,经左肘静脉注入造影剂后,可见造影剂先出现于扩张的冠状静脉窦,之后进入右房、右室。如果永存左上腔引流入左房,则可见左房最先显影,然后右房,左、右室。肺动静脉瘘者经静脉注入造影剂,右心显影后,2～3个心动周期左心会清楚显影。

(2)分流与反流。房、室间隔缺损或动脉导管未闭患者合并严重肺高压时,彩色多普勒观察分流已不明显,诊断有困难。右心声学造影,右心显影后如观察到左心也有显影,则提示存在双向分流。对于较难诊断的间隔缺损(如冠状静脉窦型房间隔缺损),左上腔通过缺损的冠状窦顶与左房相通,经左肘静脉注入造影剂后右房显影的同时左房也会显影。

(3)充盈缺损。又称负性显影区。房、室间隔缺损的患者,肺动脉压无明显升高时主要为左向右分流。经外周静脉注入造影剂后,右侧心腔内充满"云雾"状显影,在房、室间隔缺损处因左侧不含造影剂的血液分流过来,会出现局部无造影剂显影,称充盈缺损。

(4)滞留时间。造影剂在心腔内出现至消失的时间即滞留时间;可间接反映心脏功能、压力阶差、有无流出道梗阻及心内分流等。右心功能减低或右室流出道有梗阻时,血流速度较慢,滞留时间延长。存在三尖瓣反流或右向左分流时,也会延长滞留时间。滞留时间缩短见于甲状腺功能亢进等弓起的高血流动力状态,房间隔缺损左向右分流者。

(四)心肌声学造影

心肌声学造影(myocardial contrast echocardiography,MCE)是诊断微循环水平心肌灌注的新技术。它采用特制的微泡造影剂由冠状动脉直接注入或经周围静脉注入,应用超声技术,观察微泡的背向散射信号。由于微泡直径小于红细胞,能够与红细胞一起自由地通过心肌的毛细血管并均匀分布于心肌,可视为红细胞的示踪剂,故能够真实地反映心肌血流。近年来,MCE发展迅速,已经从实验室走向临床应用。目前临床的研究较多,并且已证明其诊断作用。

1.心肌声学造影的声学造影剂

声学造影剂所产生的微泡由两部分组成:外壳及其内含的气体。外壳由蛋白质、糖类、脂质或多聚化合物构成。根据内含气体的不同,声学造影剂可分为两代:第一代内含气体为空气,如Levovist、Albunex、Echovist等。这类造影剂的特点是包裹空气的壳厚、易破,谐振能力及稳定性差。第二代内含气体为氟碳气体或其他惰性气体,如Optison、Echogen、Sonovue等,由于氟碳气体或其他惰性气体分子量大,溶解度低,在血液中持续的时间长,因此第二代造影剂较第一代造影剂更加稳定,而且微泡能够产生较好的谐波信号。第三代声学造影剂目前正在研制之中,主要为造影剂微泡上携带具有治疗目的的基因片段,这类造影剂的研制有助于心肌声学造影向治疗方面发展。

2.心肌声学造影成像技术及原理

造影剂的特异性成像技术基于微泡的非线性声学效应,提高了灰阶成像的对比分辨力和空间分辨力。在心肌声学造影方面,目前主要应用低机械指数的实时成像技术和高机械指数的间歇性触发成像技术。

(1)二次谐波成像技术。

(2)间歇性触发成像技术。

（3）脉冲反相谐波技术。

（4）能量调制成像技术。

（5）实时超声造影成像技术，是目前心肌血流灌注的新技术。

（6）分子成像技术。

3.心肌声学造影的临床应用

（1）在急性心肌梗死、侧支循环形成及再灌注疗效的应用。当心肌梗死时，由于心外冠脉某主支发生急性血栓性闭塞，因此含有微泡的血液不能进入该支冠脉灌注区域的微循环，MCE 显示为局部心肌灌注缺损，称为危险区。危险区代表心肌缺血，而真正的心肌坏死的范围常常比危险区小，故危险区大小具有重要的预后和治疗意义。

（2）测定冠脉血流储备及心肌血流量。MCE 通过分别测定冠脉最大程度扩张前、后的心肌血流量，定量反映冠脉血流储备。

（3）评估存活心肌。MCE 能够正确评估存活心肌及范围，对急性心肌梗死后存活心肌的识别及慢性缺血性心脏病的诊断具有重要意义。MCE 通过是否具有完整的心肌微血管灌注来区分心肌梗死患者的存活心肌和坏死心肌。

（4）评估左室功能。目前研究表明，应用 MCE 测量左室功能是非常可靠的方法。

（5）评价介入治疗或冠脉搭桥术的疗效。在术前应用 MCE 可以判断心肌梗死的范围，选择手术方案，术中可以根据心肌灌注情况判断搭桥术是否成功，并且术后 MCE 显示毛细血管水平的心肌血容量、血流速度和血流量均明显增加。

（6）在急性冠状动脉综合征（ACS）的应用。结合多巴酚丁胺负荷超声造影可以用来早期预测冠状动脉疾病，WMA 阳性而 MPA 阴性的患者 3 年生存率为 49%；WMA 阴性而 MPA 阳性的患者 3 年生存率为 51%。MCE 已成为 ACS 危险因素的分层、诊断、选择治疗的一种手段和重要方法。

上列为输注不同剂量多巴酚丁胺静息状态下、$10\mu g/(kg \cdot min)$、$30\mu g/(kg \cdot min)$ 的心肌声学造影，可见静息状态下与小剂量多巴酚丁胺输注时前壁、下壁和心尖部心肌灌注正常，$30\mu g/(kg \cdot min)$ 时下壁灌注缺损；下列左侧为冠状动脉造影显示右冠状动脉狭窄。

（7）协助梗阻性肥厚型心肌病的消融治疗。MCE 能够确定冠脉分支灌注的心肌范围，从而帮助选择合适的冠脉进行化学消融，以降低并发症，达到最佳的疗效。

（8）超声介导的心肌靶向治疗。随着分子生物学的发展，可以将靶基因转移到人体的细胞上，使得基因转移的方法得到了改进。同时为 MCE 在预防和治疗心血管疾病方面提供了一个新的方法。其主要原理是，将靶基因黏附于造影剂微泡上，经体外超声波照射，使得微泡释放该基因，以达到治疗的目的。

六、瓣膜反流

瓣膜反流或称关闭不全，可由多种病因造成，包括感染、退行性变、钙化、纤维化、瓣膜支撑结构变化、瓣环扩张等。病变导致瓣叶对合不良，或脱垂、连枷、运动受限、穿孔，造成瓣叶在本应闭合的心动周期时相（二尖瓣、三尖瓣于收缩期，主动脉瓣、肺动脉瓣于舒张期）出现反流。微量至少量的瓣膜反流在正常人群中常见，且随年龄增长而更多发。

多普勒技术因敏感性极佳而可发现这些听诊不易发现的生理性反流。Klein 等应用彩色多普勒血流显像对一组正常志愿者的观察发现，少量反流在二尖瓣、主动脉瓣、三尖瓣、肺动脉瓣的发生率分别约为 48％、11％、65％、31％，无性别差异，但主动脉瓣反流通常不发生于 50 岁以下的正常人。生理性反流者瓣膜结构、心腔大小正常。

（一）二维与 M 型超声

二维与 M 型超声用于评价瓣膜结构，以及因反流所致容量负荷增加而造成的受累心腔扩大、肥厚、功能障碍等情况。

瓣叶增厚、粘连、钙化、运动受限、脱垂、连枷运动、赘生物形成等造成反流的病理改变易于在二维超声检查中发现。心腔扩大情况由反流持续时间、反流严重程度等因素决定，如慢性明显反流（中度以上）可造成受累心腔扩大、肥厚；而急性反流即使为重度反流，受累心腔常常并无明显扩大。

（二）多普勒超声心动图

多普勒超声用于发现瓣膜反流、测量血流动力学参数、评价反流程度。

1. 彩色多普勒血流显像（CDFI）

CDFI 可直观地显示反流信号，表现为与瓣口正向血流方向相反、时相不同的异常血流束。传统上通过反流束的最大面积半定量评估反流程度，但需考虑反流持续时间也影响反流量大小，有时反流并非全收缩期（二尖瓣、三尖瓣）反流或全舒张期（主动脉瓣、肺动脉瓣）反流，如二尖瓣脱垂时反流可只发生于收缩中晚期，在反流束最大面积相同的情况下，反流量很可能少于全收缩期反流。CDFI 显示的反流束面积大小虽与反流程度密切相关，但准确评估反流程度应对反流信号的 3 个组成部分进行综合观察与分析。

（1）反流束。在接受反流的心腔内观察到反流束是瓣膜反流的直接征象。通常反流束面积越大反流程度越重，故可通过反流束面积大小半定量评估反流程度。但反流束面积受探头频率、仪器设置（尤其是脉冲重复频率与彩色增益）、瓣膜病变情况、生理状态等因素影响明显，因而单独依赖反流面积评价反流程度可能造成明显误差。反流束面积与脉冲重复频率成反比，常规检查应将尼奎斯特极限设置为 50～60cm/s，彩色增益调节为心腔内不出现噪声斑点的最大增益。反流束所显示的彩色信号并非完全为反流血液的信号，因反流血液以高速进入接受心腔后，将推动心腔内原有血流沿反流方向四散运动，即彩色反流束面积包含反流血液与外周被其推动的心腔内血液两部分所产生的多普勒信号。故在反流量相同的情况下，偏心型反流的反流束面积会比中央型者明显小，因偏心反流撞击接受心腔的心壁而消耗能量、对心腔内血液的推动减小。偏心型反流常提示反流束对侧瓣叶存在结构异常，如脱垂、连枷、穿孔等。此外，反流束面积还受流率与压力等生理因素影响，瓣口压差增大、反流增加，因此了解患者检查当时的血压情况有助于全面评价左心瓣膜反流量。

（2）反流颈。反流颈是反流血流行程中最窄的部分，位于反流通过的瓣口处，或紧邻其下游。由于边界效应影响，反流颈略小于解剖反流口。反流颈的面积等于有效反流口面积（EROA）。反流颈的大小不受流率、压力影响，受技术条件（如脉冲重复频率）影响很小，因而可更准确地反映反流程度。但反流颈大小有可能在心动周期中有动态变化。因反流颈直径通常较小（很少超过 1cm），所以很小的测量误差即可对反流程度判断的准确性造成显著影响，故对测量精度的要求较高。检查时应使用尽可能小的彩色取样框（增加时间分辨力）、放大图像(使用 zoom 功能)、在能够探及最大反流颈的切面(可为非标准切面)测量反流颈直径。

2.脉冲多普勒(PWD)与连续多普勒(CWD)

使用 PWD 获取瓣环处的速度频谱,包络勾画频谱、测量一个心动周期的瓣环处血流速度一时间积分(VTI);再使用二维超声测量瓣环的直径 d,即可计算每搏输出量(SV):SV＝半环面积×VTI＝$(\pi d^2/4)$×VTI。使用该公式的前提是假设瓣环为圆形,三尖瓣环因形态不规则而不适用于该公式。在没有反流与分流、心律规则的正常人中,使用该方法在二尖瓣环处、主动脉瓣环处、肺动脉瓣环处测量的 SV 应均相等。而存在反流的瓣膜其 SV 将大于无反流瓣膜的 SV。

(三)反流程度定量

轻度反流通常为良性临床病程,而重度反流将造成心腔重构、死亡率增高。准确评价反流程度对临床治疗决策的选择与预后评估非常重要。然而虽有上述诸多参数可供参考,定量评价反流程度仍非易事。因受图像质量、测量者经验、参数本身在理论上的不足等因素影响,各种参数测量虽可为定量反流程度提供重要参考依据,但对其准确性与局限性仍应有充分认识。检查当时的临床情况(如血压、用药情况)也会对反流定量产生影响。工作中可综合多普勒参数、心腔大小、患者临床情况等,对反流量进行轻度、轻~中度、中度、中~重度、重度等分级。

(四)各瓣膜反流特点

1.二尖瓣反流

二尖瓣装置包括瓣叶、瓣环、腱索、乳头肌、乳头肌所附着的室壁。装置的任何部位病变或功能失调都可导致二尖瓣反流的发生。常见病因包括风湿性心脏病、脱垂、连枷、腱索断裂、乳头肌功能失调或断裂、瓣环钙化、瓣叶裂、感染性心内膜炎、穿孔等。

功能性二尖瓣反流者二尖瓣叶结构并无异常,反流由左室重构造成。多见于缺血性心脏病、扩张型心肌病等,常为中央型反流。左室重构导致室腔扩大、瓣环扩张,乳头肌空间移位而与瓣叶间距离增大、腱索紧张而牵拉瓣叶致其闭合不良,此外缺血导致的节段性室壁运动不良与乳头肌功能障碍也是功能性二尖瓣反流的常见原因。

二尖瓣脱垂常为瓣叶黏液样变性的结果。诊断标准通常为二尖瓣叶于收缩期脱入左房侧,超过瓣环连线水平 2mm。因二尖瓣环的立体形态类似马鞍形,所以应在胸骨旁左室长轴切面(该切面瓣环空间位置更靠近左房侧)测量脱垂瓣叶超过瓣环的距离;如在心尖四腔心切面(该切面瓣环空间位置更靠近左室侧)测量将明显增加诊断的假阳性。

2.主动脉瓣反流

主动脉瓣反流的病因包括退行性钙化、风湿性心脏病、先天性瓣叶畸形(如二叶瓣)、主动脉根部扩张、Marfan 综合征、感染性心内膜炎、主动脉夹层、人工瓣功能失常等。TEE 对于明确经胸检查不能明确的瓣膜病变有帮助。长期大量的主动脉瓣反流将造成左室扩大。偏心型主动脉瓣反流如冲击二尖瓣前叶可造成二尖瓣前叶舒张期震颤。M 型超声可很好地观察二尖瓣前叶的震颤、二尖瓣提前关闭、舒张期主动脉瓣开放等现象,后二者常为急性重度主动脉瓣反流、左室舒张压升高的标志。

3.三尖瓣反流

轻度三尖瓣反流见于 2/3 以上的正常人,并无血流动力学意义,但可用以估测肺动脉收缩压。方法为使用 CW 测量三尖瓣反流最大速度时的压差(右房—右室收缩期最大压差,因收缩期肺动脉瓣开放、右室与肺动脉相通,故可认为右室压=肺动脉压,所以三尖瓣反流压差=肺动脉—右房压差),估计右房压(最简单的方法为经验估计:右房大小正常的情况下,右房压为 5mmHg,右房增大时为 10mmHg,右房显著增大并重度三尖瓣反流时为 15mmHg),肺动脉收缩压=三尖瓣反流压差+右房压。右室流出途径收缩期存在压差时(如流出道狭窄、肺动脉瓣狭窄)此法不适用于肺动脉收缩压估测。

病理性三尖瓣反流的原因包括风湿性心脏病、脱垂、类癌瘤综合征、Ebstein 畸形、瓣环扩张、右室梗死、感染性心内膜炎(右心瓣膜受累多见于静脉不洁注射者)、三尖瓣破损等。功能性三尖瓣反流多由肺动脉高压造成,肺动脉压恢复后反流可减少或消失。右心起搏导线通常只造成轻度或轻至中度三尖瓣反流,但偶尔也可造成大量反流。

4.肺动脉瓣反流

不同的研究报道少量肺动脉瓣反流见于 40%～78% 的受检者,无瓣叶结构异常与器质性心脏病证据。病理性肺动脉瓣反流少见。成人功能性三尖瓣反流多继发于肺动脉高压,常伴肺动脉扩张、右室右房扩大,多数情况下反流程度并不严重。重度肺动脉瓣反流多见于瓣叶解剖异常及瓣叶切除术后。

七、瓣膜狭窄

(一)二尖瓣狭窄

正常二尖瓣开口面积可达 4～6cm^2,面积轻度减小时虽有解剖狭窄,但并不造成血流动力学障碍;通常面积小于 2.0cm^2 时引发血流动力学异常。风湿性心脏病是二尖瓣狭窄最常见的病因。其他少见原因包括退行性钙化、二尖瓣手术后、药物毒性(抗偏头痛药物咖啡角、减肥药芬—芬等)、嗜伊红细胞增多症、赘生物等。

风湿性二尖瓣反流的超声心动图表现为:①二尖瓣叶、瓣下结构(腱索)增厚、钙化,瓣叶联合处粘连。②长轴图像中二尖瓣前叶开放时呈"鱼钩"样(或"曲棍球杆"样)、后叶运动障碍,短轴图像中二尖瓣开口呈"鱼口"样。③二尖瓣口舒张期多普勒频谱 E 峰降支平缓。④左房扩大,可见自发显影,甚至附壁血栓形成。对于拟行经皮二尖瓣球囊成形术的患者,应通过评价瓣叶厚度、钙化、活动度、瓣下结构等情况进行超声积分,≤8 分者更可能从球囊扩张术中获益。

(二)主动脉瓣狭窄

正常主动脉瓣为纤薄的三叶结构,开放面积为 3～4cm^2,瓣叶间距约 2cm,且在收缩期持续不变。低心排或左室流出道梗阻患者可出现主动脉瓣早期关闭。主动脉瓣狭窄常见病因包括退行性瓣叶钙化、风湿性心脏病、先天性瓣叶畸形。退行性变者可见瓣叶增厚、僵硬、回声增强、开放受限。风湿性心脏病者常二尖瓣亦有累积,瓣叶粘连明显。中青年患者孤立的主动脉瓣狭窄者常常为二叶主动脉瓣畸形,经胸检查多可明确瓣叶数目,图像不良者可行 TEE 检查。瓣膜狭窄几乎均为慢性病程。狭窄进展导致左室肥厚(室壁增厚、质量增大)、舒张功能减低,并可继发肺动脉高压。中等到重度的主动脉瓣狭窄者仍可无明显临床症状。

超声心动图随访评价瓣口速度、压差、面积的进展情况及左室肥厚与收缩功能变化情况,对于瓣膜置换手术时机的选择非常重要。当重度狭窄者出现左室收缩功能减低、每搏量减小时,瓣口速度可减低。

(三)三尖瓣狭窄

三尖瓣狭窄最常见的病因为风湿性心脏病。其他少见原因包括：类癌瘤综合征、肿瘤、赘生物、导管术或起搏器植入术中损伤瓣叶、瓦氏窦瘤外压、人工瓣狭窄等。正常三尖瓣口舒张期血流速度<0.5～1.0m/s，平均压差<2mmHg。平均压差>7mmHg、PHT>190ms 提示重度三尖瓣狭窄。

(四)肺动脉瓣狭窄

肺动脉瓣狭窄常为孤立的先天性畸形，或复杂先天畸形（如法洛四联征）的一部分。少见病因包括类癌瘤综合征、赘生物、心内或心外团块（肿瘤、血栓）阻塞。使用 CWD 测量瓣口流速与压差可反映狭窄程度。

八、心绞痛

并非所有胸痛均为心绞痛。即使一过性或反复发作的胸痛确为心肌缺血所致，静息状态下的单次超声心动图检查也很少能够提供明确的诊断信息。负荷超声心动图在疑似冠心病患者的诊断中有重要价值。但常规超声心动图检查仍可明确心脏结构与心功能情况，除可能造成类似心绞痛症状的其他器质性心脏疾患（如主动脉瓣狭窄）外，或为可能危及生命的其他胸痛综合征提供诊断线索（如肺栓塞、主动脉夹层、心包压塞等）。偶尔患者恰于检查时发作胸痛，或发作胸痛时有条件即时行超声心动图检查，此时发现节段性室壁运动异常或室壁运动无变化，对于确立或排除冠心病的诊断均具有重要意义。

九、急性心肌梗死

节段性室壁运动异常是急性心肌梗死的特征性表现，但不仅见于急性心肌梗死，还可发生于急性（顿抑心肌）或慢性缺血（冬眠心肌）但仍存活的心肌及陈旧心肌梗死的瘢痕组织。

急性心肌缺血发生后，缺血节段的运动异常（低动力、无动力）立即出现，甚至早于心电图的变化。缺血心肌达到室壁厚度的 20% 以上即可导致室壁收缩运动减弱或消失，因此无论心肌梗死为透壁性或非透壁性（心内膜下心梗、非 Q 波心梗），急性期超声心动图检查均可发现节段性室壁运动异常。非缺血节段的心肌往往表现为代偿性运动增强，否则可能表明冠状动脉病变为多支病变、心肌缺血范围广泛。前壁心梗常表现为左室前壁、前间隔中段、心尖段，以及左室心尖运动不良；下壁心梗多表现左室下壁、后间隔基底段、中段运动不良；侧壁心梗常为左室侧壁中段运动不良。左束支传导阻滞可表现为类似心肌缺血的室壁运动异常，但多为左室前壁与室间隔基底段与中段的运动异常，心尖运动多不受累，而前壁心梗很少不累及心尖；此外，束支阻滞造成的室壁运动异常为时相上的收缩延迟，而收缩增厚率正常。

需要说明的是，心肌梗死早期超声检查所发现的运动不良节段与梗死范围大小直接相关，但并不等同于梗死范围，因其中包含顿抑心肌等功能障碍但仍存活的心肌。经再灌注治疗（溶栓、PTCA、搭桥术）后，运动不良的心肌节段可部分恢复；如再灌注治疗及时（<4h），甚至可以完全恢复。部分患者也有可能自行侧支开通而使缺血改善，但多数未经治疗的急性心梗患者将发生心肌坏死、纤维化、心室重构。

超声心动图检查对于明确急性心肌梗死诊断，评价梗死部位、范围、预测预后、评估心功能状态及血流动力学情况均有重要作用。胸痛合并心电图改变、节段性室壁运动不良是急性心肌梗死的直接诊断指标，但多数医院并不以单独超声心动图检查作为常规诊断急性心梗的手段,原因为急诊即刻超声心动图检查不及心电图与心肌酶学检查简便易行,而后者亦有良好的诊断准确性且临床应用经验丰富。动物实验表明,缺血受累心肌需达到1.0g以上,超声心动图才可检出节段性室壁运动异常;由此推测,范围很小的心肌缺血与梗死,在超声心动图检查中可能不会发现节段性运动异常。临床研究结果显示80%~95%的心肌梗死患者可检出室壁运动异常。

第三节　呼吸系统疾病超声诊断

一、检查方法

(一)仪器装置

采用高分辨力实时超声诊断仪。观察胸壁、胸膜和表浅肺病变,宜选用视野较宽的高频或宽频线阵探头,探头频率为5~13MHz。观察深部肺组织病变、纵隔病变时,宜选用凸阵或扇扫式探头,频率为3~5MHz。某些纵隔病变可通过经食管探头检查。有时彩色多普勒超声诊断仪获取血流信息有助于病变的诊断与鉴别诊断。

胸部超声检查应根据观察范围调节聚焦区和TGC曲线,观察近场病变时,应适当降低增益,必要时可加用水囊,以减少近场噪声干扰。

(二)患者体位

根据检查要求与X线和CT提示病变部位选择患者体位。必要时检查中更换体位。

1.坐位

坐位是胸部检查,特别是胸腔积液检查的常用体位,对少量胸腔积液更为敏感。术后、重症不能坐立者,可半卧半坐位检查。

2.仰卧/俯卧位

根据病变贴近前胸壁或后胸壁,选择仰卧位或俯卧位。嘱患者上肢上举,使肋间充分展开、肩胛骨外移而增大声窗。

3.侧卧位

病变位于腋前线、腋中线、腋后线区域,或利用重力推挤肺组织,使纵隔占位易于检出。

(三)扫查方法

根据X线和CT提示病变部位选择扫查范围及部位。胸腔病变主要在各个肋间扫查,为观察纵隔病变,宜在患者呼气后的屏气状态下扫查,可减少肺内气体干扰。肋间宽度、肺内含气量、呼吸运动均可影响扫查结果,充分利用吸气呼气的不同状态进行观察很重要。

1.经肋间扫查

要求左手触肋间做引导,右手持探头,从肋骨上缘向足侧变动角度扫查,然后嘱患者缓慢呼吸,防止遗漏肋骨后方的病变。扫查时探头应缓慢顺肋间滑行移动。

2.肋缘下和剑突下扫查

可利用肝脾做声窗,观察横膈、肺底、胸膜、胸腔等部位的病变。

3.胸骨上窝和锁骨上窝扫查

使用小凸阵探头可观察肺尖和上纵隔病变。

4.其他

背部脊柱旁肋间扫查可检查较大后纵隔占位,食管内超声检查主要用于中、后纵隔占位。

二、正常声像图

沿肋间扫查,在胸壁肌肉层的深方,可见弧形明亮的细带状回声,为壁层胸膜回声。该条细带状回声系由壁层胸膜、极少量生理性胸腔积液的界面反射而产生。脏层胸膜紧贴肺表面,与肺形成强回声多次反射称混响伪像。脏层与壁层胸膜分离,其间为极少量的生理性胸腔积液。正常脏层胸膜与肺形成的线条状强回声随呼吸移动,称为滑动征(gliding sign),具有特征性。脏层胸膜后方肺的深部结构因受肺内气体影响而不能显示。

前上纵隔病变比较适宜于超声检查,前上纵隔最显著的正常结构是胸腺,见于 8 岁以下儿童。随着年龄的增长,胸腺组织脂肪增多,年长儿童及成人声像图上无法显示正常胸腺。

三、胸膜病变

胸膜壁层紧贴胸壁内侧,呈细线样强回声,不随呼吸移动;脏层胸膜紧贴肺表面呈强回声线,随呼吸上下移动,可见滑动征。正确识别两层胸膜结构是超声判断病变来源的关键。

(一)胸腔积液

临床上胸腔积液以渗出性积液多见,中青年患者应首先考虑结核性,中老年患者特别是血性积液应考虑恶性肿瘤引起。当上腔静脉回流受阻,血管内静水压升高或各种原因引起的低蛋白血症时,可导致漏出性积液,如心衰、肝硬化、肾病综合征患者等。

胸部 X 线检查对大量胸腔积液引起的阴影,难以分辨其内部结构。超声显示胸腔积液十分灵敏而准确。它不仅能显示很少量胸腔积液,还能估计积液量、确定积液部位、协助穿刺定位或置管引流等。

1.少量胸腔积液

通过肋间直接扫查或经肝脾声窗腹部间接扫查,常积聚于胸腔最底部即后肋膈角。患者坐位从肩胛下角线至腋后线肋间扫查,可见液体呈无回声,位于肺底膈上,常见含气肺随呼吸上下移动。须注意与腹腔积液及膈下积液鉴别,应注意横膈与积液的关系,改变体位观察液体范围的变化有助于鉴别。有的胸腔积液内部有回声,难与胸膜病变鉴别,当受到心脏搏动等影响时,彩色超声可能显示出红蓝相间的"液体彩色"伪像,此征象有助于判断为积液。

2.包裹性积液

多发生于胸腔侧壁或后壁,肋间扫查可见不规则形、椭圆形局限性无回声区,有的见分隔,改变体位后液体无流动现象。局部胸膜常增厚,可达 5mm 以上。胸腔积液位于叶间裂时称为叶间积液,为小范围的局限性积液。

3.血性胸腔积液或脓胸

早期在胸腔积液无回声区内见散在大量细点状或颗粒状回声,体位改变后点状回声可移动。晚期胸腔积液内见多数细回声带与胸膜相连,形成不规则多房蜂窝状,周围包裹大量纤维组织。

4.估计胸腔积液量

胸腔少量积液首先聚集于肺底和肋膈窦区,液体微量仅 50～60mL 时,超声便能敏感地显示。积液量达 200～300mL 时,膈上见细长条状无回声区,厚度随呼吸略有变化。随着积液量增多,无回声区逐渐扩大。积液量超过 1000mL 的大量积液,胸腔内呈大片状无回声区,肺受压,膈肌下移,纵隔可向对侧移位。

5.胸腔穿刺抽液的超声定位与引导

中或大量胸腔积液一般只需要超声定位,描述穿刺进针深度即可。较少量、有分隔、特殊部位积液或临床抽液失败的病例,需要实时超声引导下进行,选择最佳进针途径,在确保穿刺针位于积液区域时抽吸、置管或注药治疗。

(二)胸膜增厚

胸膜增厚分为弥散性和局限性两种。弥散性胸膜增厚常提示胸膜纤维化或胸膜恶性肿瘤,可见于结核性胸膜炎、脓胸、胸腔术后、胸膜肿瘤等。局限性胸膜增厚常代表纤维化,多为炎症的结局,常见于肺炎、肺梗死、外伤,以及药物相关性胸膜疾病等。

弥散性胸膜增厚超声表现为胸膜广泛不规则增厚,呈等或稍低回声;局限性胸膜增厚时胸膜见边界清晰的低回声结节,呈扁平状或椭圆形。通过呼吸运动滑动征可鉴别病变来源于壁层或脏层胸膜。发生粘连时,呼吸运动受限。明显的局限性胸膜增厚有时与胸膜肿瘤鉴别困难,可考虑穿刺活检确诊。胸膜病变细针活检成功率稍低(80％以上),建议使用 18G 或 16G 针及自动活检枪取材,并重视参考细胞学检查结果。

(三)胸膜肿瘤

胸膜原发性肿瘤主要为间皮瘤,根据病变分布形态可分为局限型和弥散型。胸膜继发性肿瘤主要为肺癌转移,或乳腺癌、胃癌、肝癌等肿瘤的胸膜转移。胸膜肿瘤的声像图有以下共同特点:

(1)肿瘤多自壁层胸膜向腔内突起,与胸壁相连或分界不清。

(2)多呈低回声或等回声,内部无气体强回声。

(3)病变多为结节状或不规则状。

(4)肿瘤常不随呼吸而移动。

(5)恶性肿瘤常合并较大量胸腔积液。

胸膜肿瘤突向肺内易误诊为肺周围性肿瘤。若发现少量胸腔积液位于肿瘤与受压肺部之间,或呼吸时肺与脏层胸膜在肿瘤深面滑动,有助于胸膜病变确诊。超声引导下胸膜占位病变穿刺活检,常可获得明确病理诊断。

(四)气胸

正常脏层胸膜—肺组织界面产生强回声反射,随着呼吸运动而移动,存在滑动征。当胸膜腔内出现游离气体形成气胸时,气体产生的混响反射也呈强回声,但不随呼吸运动而移动,故滑动征消失。胸腔内积气可随体位改变而移动。结合病史怀疑气胸者,应行 X 线检查。X 线胸片可显示气胸线,肺实质被压缩的程度,便于决定治疗方案。

四、肺不张

肺不张是由于支气管内阻塞及肺外压性因素(如大量胸腔积液等),造成部分或全部肺组织内无气体,肺体积不同程度缩小。应用超声可清晰观察到萎陷肺的内部结构,如支气管状况等。其声像图根据病变范围和性质表现如下。

(一)一侧肺不张

可见一侧肺各叶明显缩小,回声类似肝实质,呈等回声,内有较强的支气管回声;阻塞性肺不张的 CDFI 表现为不张肺内血流丰富、分布规律,如树枝状,肺动脉与扩张的支气管和静脉伴行。肺叶的大小形态因无气的程度、范围、病程不同而不同。萎陷肺的底部呈楔形,常伴有多量胸腔积液。

(二)部分肺不张

一侧肺部分无气并缩小,多呈楔形低至中等回声,尤以下叶不张显示较清晰。

(三)肺膨胀不全

肺不张病变回声较肝脏回声稍增强,内有散在气体强回声闪动,随呼吸肺体积有改变,吸气状态体积增大,气体强回声范围也增大,说明支气管尚未完全阻塞。去除病因或抽出积液后可使肺重新充气膨胀,声像图见肺内气体强回声逐渐增多,肺体积渐增大。

(四)肿瘤合并肺不张

由于多量胸腔积液,易显示位于不张肺内的肿瘤,呈弱回声、等回声或强回声,如肺内转移癌、中心型肺癌等。

五、肺炎性病变

肺炎性病变通常累及肺段一部分或整个肺段、肺叶。当病变贴近胸膜时超声可显示。炎性病变声像图特点:

(1)病灶常呈楔形、类三角形,与正常肺分界欠清。

(2)呈等回声或稍低回声。

(3)内部可见支气管气相,散在分布。

(4)大叶性肺炎可见支气管气相和液相,随呼吸可见扩张支气管内气体强回声在液体中来回滑动。

(5)肺体积无明显缩小。

(6)随着炎症消退好转,病变回声逐渐增强,边界显示不清,直至消失。

六、肺脓肿

肺脓肿指肺组织局限性化脓感染并继发液化坏死。部分脓肿适合超声引导经皮穿刺置管引流治疗。声像图特点:

(1)早期病灶类圆形,低回声而不均匀。

(2)周边逐渐形成不规则增厚的偏强回声脓腔壁,内部可见强弱不等的杂乱回声,为脓液、坏死物和气体的混合物,可出现液—气分层平面。

(3)可引起胸膜增厚、粘连或胸腔积液。

七、肺肿瘤

(一)周围型肺肿瘤

胸部 X 线片及 CT 扫描发现贴近胸膜的肿瘤,若表面没有正常肺组织,超声多数能显示。声像图特征如下:

（1）肿瘤位于肺周围近胸壁，多呈类圆形、分叶状、不规则形，分叶状肿瘤因含气肺对肿瘤两侧的遮掩，声像图亦可显示为类圆形。

（2）肿瘤多呈低回声，少数可呈等回声。肿瘤较大合并坏死则可呈较强回声，中心有液化坏死时可见无回声区。

（3）肿瘤后方为含气肺，呈现为强回声多次反射，该图像易将肺的低回声实性肿瘤误诊为囊性肿瘤，需注意鉴别。

（4）观察肿瘤与胸膜关系，可判断肿瘤浸润程度。肿瘤侵犯脏层胸膜时，肿瘤两侧细线状回声的脏层胸膜逐渐增厚不平整，并向内凹陷，形成"兔耳"征，肿瘤与壁胸膜间常伴少量胸腔积液。肿瘤侵犯胸壁时一般较大且不规则，胸膜模糊或中断，呼吸时活动受限或固定不动，肋骨也可被侵犯包绕。

（5）需要与肺炎实变、结核瘤、肺脓肿等良性疾病鉴别。

（二）中心型肺肿瘤

中心型肺肿瘤因肺组织与肿瘤间有气体的干扰常不能显示。当肿瘤压迫阻塞支气管，致使远端肺含气量减少或消失，肺组织呈阻塞性实变、不张时，该段肺组织即成为较好的声窗，常可使中心型肿瘤得以显示。超声诊断需注意识别肺组织与肿瘤。

（1）阻塞性无气肺为楔形或三角形，多呈较均匀等回声或稍强回声，胸膜层连续完整。无气肺内多可见支气管扩张，呈平行线或管道样结构，其腔内充满液体呈无回声，称为"支气管液相"；其腔内充满强回声伴后方多重反射，称为"支气管气相"；若在充满液体的支气管内并有气体强回声，称为"支气管气液相"。支气管液相、气相、气液相有助于判断阻塞性无气肺、肺实变的存在，是中心型肺肿瘤的继发征象，提示进一步扫查中心部有无肿瘤。

（2）中心型肺肿瘤呈圆形、类圆形、不规则形；内部回声较无气肺更低，肿瘤较小时以弱回声多见，较大时可出现强而不均回声甚至液腔。3/5肿瘤与无气肺组织的分界清晰，分界欠清者应根据支气管分布及回声特点确认肿瘤范围。病灶内部较少有支气管。

（3）因各种原因不适宜纤维支气管镜检或镜检失败，经超声检查，通过实变肺能够显示中心型肺肿瘤者，可在超声引导下行穿刺活检，患者痛苦小；在超声及彩超引导下可避开大血管、支气管，通过无气肺或胸腔积液直接穿刺肿瘤，一般可安全获得组织学诊断。

第四节　消化系统疾病超声诊断

一、肝局灶性结节性增生

肝局灶性结节性增生（focal nodular hyperplasia，FNH）属于良性非肿瘤病变，发生率仅次于肝血管瘤，比肝腺瘤多见。FNH的病因未明，与内分泌激素有关，女性尤其生育期妇女多见。常无症状。往往在超声检查时被偶然发现。表现为肝内孤立性肝内结节或肿物，一般＜5cm，呈巨大肿物者极少见。结节与肝组织分界较明显，常有纤维包膜。肿物中央有不规则的纤维间隔和血管供应，呈放射状排列，还有大量增生的肝细胞、小胆管和枯否（Kupffer）细胞。病变极少发生坏死或出血。

(一)超声表现

FNH以肝内单发结节居多数;形态呈圆形或近圆形;边缘清晰,无声晕;内部回声多呈等回声,与正常肝脏较相似,少数FNH呈低回声或回声增强。有时可见中央瘢痕高回声和分隔结构。以上灰阶声像图表现,应想到FNH的可能性,但不足以与肝癌区别。本病CDFI呈中央多血管病变,典型者呈星芒状排列的动脉血供,此征具有很高的特异性,但敏感性较差。频谱测定动脉阻力指数较低,RI 0.50～0.60。本病超声造影显示特征性改变,即病灶中央动脉早期增强,向四周呈放射状或星芒状强化;在增强的高峰期可见中央瘢痕的缺失增强区。门脉期和实质期持续强化,呈等回声。中央星形血管的出现强烈提示本病,并具有重要诊断意义。

(二)其他影像学检查

血管造影36%～78%有特征性的中央放射状分布改变。放射性同位素对＞3cm的结节表现放射性摄取过度增强。CT表现为境界清楚的低密度或等密度肿物。在增强早期肿物显著不均匀强化,有时见中央放射状低密度区;增强后期呈等密度。MR能够显示病灶中央瘢痕,因而有助于确诊。超声引导组织学活检目前仍为最为实用而有效的确诊手段。

二、肝腺瘤

本病少见,有肝细胞腺瘤与胆管细胞腺瘤之分。患者多为女性,20世纪70年代后发病率增多,与口服避孕药物有关,发生率为0.03%～0.04%。本病多呈良性经过,较少引起恶变。可分巨块型和结节型。有症状患者瘤体一般8～15cm,甚至更大,容易发生中央坏死和出血,甚至引起疼痛和出血性休克。

超声表现:声像图呈圆形或椭圆形,边缘清晰,部分患者可见包膜回声。内部回声一般偏低而不均匀。但可因钙化灶出现瘤内强回声。肿瘤中心多见出血、坏死引起回声增多或液化引起的无回声区。CDFI常见丰富的动脉血流信号,RI＜0.60。超声造影由于瘤内缺乏Kupffer细胞,其表现与肝癌近似,故与肝癌难以鉴别。

诊断与鉴别诊断:肝腺瘤声像图表现无特异性,仅凭超声征象、CDFI和超声造影均很难与肝癌鉴别。CT表现为境界清楚的低密度肿物,近半数在其中有高密度区代表新鲜出血。增强CT对鉴别肝癌无帮助,动脉相出现强化,门脉相迅速呈等密度或低密度。核素扫描表现放射性缺损区。血管造影可见少血管或多血管病变,无毛细血管染色,与原发性肝癌有所区别。本病的最后确诊有赖于超声引导病理组织检查。

三、原发性肝癌

原发性肝癌90%为肝细胞癌,尚有胆管细胞癌和混合细胞癌等少见类型。声像图表现多种多样,主要取决于病理类型。

(一)原发性肝癌大体病理分类标准

原发性肝癌大体病理分类标准分为以下类型(根据中国肝癌病理协作组,1979):

(1)大块型(massive type)。直径＞5cm;超过10cm或一叶者称"巨块型"。其中又分单块型、多块型、融合型三个亚型。

(2)结节型(nodular type)。直径≤5cm。其中又分为单结节、多结节和融合结节三个亚型。

（3）弥散型（diffuse type）。无数细小结节遍布全肝。

（4）小肝癌型。指单个结节＜3cm，或多个结节不超过 2 个，相邻两个结节在 3cm 以下。小肝癌常有包膜，及早发现和治疗预后较好。

根据肿瘤生长方式差异，主要有以下分类（Kojiro 等）。①浸润型：边界模糊，多不伴有肝硬化，大小病灶相互融合成大病灶。②膨胀型：边界清楚，有纤维包膜，常伴有硬化，可为单发结节或多发结节。③混合型。④弥散型：0.5～1.0cm 小结节布满全肝，常伴有硬化。⑤特殊型：包括外生型（有蒂）、门静脉栓塞为主者。

（二）声像图类型

根据肝肿瘤内部回声，可做以下分类：

（1）高水平回声型（回声增多型）。代表血管和间质成分增多，或中央变性坏死、组织修复等非均质性改变。多见于体积较大的大块型肿瘤，占 30％～50％。

（2）低水平回声型（回声减少型）。多见于体积较小较均质的肿瘤，占 15％～35％。

（3）等回声型。回声强度与周围肝组织相等。此型超声检查容易漏诊。

（4）囊性变型。肿块中心小片液化性坏死，呈不规则低回声以至无回声区（混合型）。液化坏死占优势者无回声区增大，可伴有瘤内出血。

（5）靶型，即结节中心回声增强，也称靶环征（bull's eye 或 target sign）。

（三）原发性肝癌声像图直接征象

（1）大块型

1）肿块直径＞5cm，以非均匀性回声增强为特征（高水平回声型）。典型者呈"镶嵌"状或"块中块"。其中，巨块型肝癌＞10cm 也以非均匀性强回声型为主。合并中心明显液化性坏死和出血者，呈囊性变型（混合型）。

2）边缘不清晰或不规则，常伴有低回声晕。

3）肿块周围可有"卫星结节"，体积小，呈低水平回声。卫星灶可单发或多发，提示肿瘤的肝内转移。

4）肝大十分显著。

（2）结节型

1）直径一般 5cm 以内。

2）单发性或多发性分布于左右肝。

3）呈高回声、等回声或低回声型，回声常不均匀。

4）单发结节边缘较清晰，声晕显著，多发性癌结节的边界常不清晰，结节的大小常不一致。

5）多数伴有明显的肝硬化表现，与转移癌不同。

（3）弥散型

1）肝脏变形，表现凹凸不平，颇似肝硬化。患者常有显著肝大或进行性增大。

2）肝实质弥散性回声紊乱，似"虫蚀"样。缓慢扫查有时可见肝内许多直径 1cm 左右的可疑结节（"结节感"）或明显的小结节。

3）肝静脉和门静脉分支扭曲、变形，回声减弱。门静脉可增宽，管腔内多见癌栓引起低水平回声。

4)肝脏深部组织可以出现回声衰减。

（4）小肝癌型

1)直径<3cm,单发性,或 3 个以内,相邻两个结节直径之和在 3cm 以内。

2)回声强度一般与癌结节大小有关:小结节(<2cm)多为低回声,瘤体增大逐渐转变为等回声以至强回声。总的来说,低回声居多数。个别小肝癌自始至终保持高回声,多系肝癌细胞伴有脂肪变性。

3)边界清晰或很清晰,常有假包膜或声晕。

4)后方肝组织回声增强(代表肝癌低衰减组织特性),部分还伴有侧边声影。

5)小肝癌多数与肝硬化合并存在。

(四)原发型肝癌声像图间接征象

（1）肿瘤边缘无回声晕和边缘血管征,门静脉分支、肝静脉等受压变形或血管绕行现象。小血管横断面可呈小圆形或小"等号"征。

（2）肿物引起包膜隆起如驼峰征,边缘圆钝或角度变大征(anglesign)。

（3）肿物压迫邻近器官征象如横膈、右肾、胆囊等,也可称"挤压"征。

（4）门静脉等血管受侵犯及转移征象。门静脉内癌栓形成在肝癌最为常见(占 40%~70%),癌栓常伴有门静脉增宽,多见于门静脉的 1~2 级分支。肝门部肿物压迫引起肝内胆管"星芒"状扩张,多见于肝门部胆管癌。肝静脉和下腔静脉内癌栓也可发生,但相对少见。

（5）肝内转移征象如与肿物相邻的"卫星灶"。

(五)肝癌的多普勒超声表现

（1）肿瘤结节周边和内部常有丰富的动静脉血流信号,可呈点状、线条状、蓝网状分布。动脉血流往往呈现高速、高阻,RI 一般超过 0.60~0.70。

（2）门静脉癌栓内出现血流信号提示新生血管存在,并可与门静脉血栓鉴别。

注意:CDFI(CDI/PDI)能够显示肝细胞癌的丰富血供和滋养血管,故有利于本病诊断,小肝癌也具有丰富血流特点。但是 CDFI 的特异性和敏感性可能有一定限制,应采用微泡超声造影检查和增强 CT 进一步加以证实。

根据原发性肝癌声像图类型及其回声特征,包括多种间接征象,结合多普勒超声检查,以及血清甲胎蛋白测定等,一般可以作出正确诊断。超声诊断对于肿瘤>5cm 准确率 90% 以上,肿物<5cm 也可达 80% 以上。经腹壁常规超声敏感性和准确性不及血管造影、增强 CT 及磁共振检查,但是超声可以检出 2cm 或更小的肿瘤。大量临床研究证实,微泡超声造影检查的应用可以大大提高肝脏恶性肿瘤的检出率和准确性,并能够与增强 CT 和 MR 媲美。

四、转移性肝肿瘤

肝转移瘤来自人体各部位许多器官。胃肠、食管、胆、胰等消化系肿瘤最易通过门静脉转移,乳腺、肺、胃、卵巢、子宫肿瘤等还可通过血行和淋巴管转移,胆囊、胃、结肠、胰腺还可通过直接蔓延方式转移。因此,声像图表现多种多样。

(一)转移性肝肿瘤声像图

可分为大块型(>5cm;超过 10cm 者称巨块型)、结节型(5cm 以下)和弥散型。典型的转移癌特点:多发性,边界清晰,极少合并肝硬化(仅 0.67%,Torres)。CDFI:与原发性肝癌相比,相对少血流信号。

(二)转移瘤声像图类型

声像图表现多种多样,高、中、低回声和混合性回声型皆可有之,并且不同类型回声的癌结节可能同时存在。"靶环"征(target sign)或靶形结节,表现为结节中央回声增多,是转移癌的典型征象,但并不十分多见。

(1)回声增强型。较多见,占半数以上。有显著回声增强、轻度回声增强和靶型回声增强三种不同表现。高回声型可来自全身各部器官,其中以消化道肿瘤居多。结肠和直肠黏性腺癌常表现特征性的密集强回声。

(2)回声减低型。也较多见,约占40%。可见于多部位癌转移。呈无回声型者不足2%。常见于乳腺癌、胰腺癌、恶性淋巴瘤、黑色素瘤,可伴轻度后方组织回声增强。

(3)等回声型。比较少见。由于肿瘤结节回声与周围肝实质回声相似,故易漏检。此型可与以上两型病变合并存在。

(4)混合回声型。兼有囊实性成分,较少见,仅占5.5%。多见于较大的转移性黏液腺癌、平滑肌肉瘤,中央液化坏死产生不规则片块状无回声区;也见于某些卵巢囊腺癌的肝转移(可有多房)。实性肿瘤放疗或化疗后也可引起,并可伴有瘤内钙化(钙化型)。

(三)转移性肝癌常见的继发性征象

(1)肿块对其周围肝组织、邻近血管、胆管以至相邻器官压迫、侵犯可产生系列继发征象,并有助于诊断(详见原发性肝肿瘤继发征象)。

(2)声像图少见较大门脉分支内、肝静脉内或下腔静脉内癌栓,与原发性肝癌不同。

(四)转移性肝肿瘤声像图诊断与鉴别诊断

声像图对转移性肝肿瘤的敏感性约86%,特异性可达99%。增强CT和术中超声证实,对于直径<2cm的癌结节,经腹壁超声容易漏诊,灰阶超声造影的应用可显著提高检出率,有助于发现直径仅几毫米的微小肿瘤结节。声像图在与原发性肝癌、血管瘤鉴别诊断方面具有一定的实用价值。全面结合病史、临床检验资料,有选择地采用超声造影、增强CT或MR其他影像检查,对不典型病例可做出比较正确的诊断。病理学诊断有赖于超声引导肝脏肿物穿刺组织学和细胞学活检。

五、胆囊结石

(一)超声表现

1.典型声像图表现

(1)胆囊腔内出现弧形、团块状或斑点状强回声。

(2)结石回声后方伴有声影。声影边缘锐利清晰,也称"干净声影"。

(3)改变体位时结石强回声依重力方向移动。偶见有浮动的小结石(floating stone),其点状强回声可在胆汁中浮动。

同时具备以上3个特征是超声诊断胆囊结石的可靠根据。

注意:①胆囊结石可单发或多发,并且有大小的不同,有的细小呈胆砂或泥沙样结石。②弧形、贝壳状强回声,常代表混合性叠层或放射状结石,以胆固醇成分为主,声影很显著。③团块状、斑点状或无定形强回声,常代表胆红素结石或胆色素为主的结石,有的声影欠显著,无定形结石可无声影。

2.胆囊结石的一些特殊类型

(1)胆囊充满结石。"囊壁－结石－声影"三联征("WES"征):①胆囊窝内正常无回声的胆囊腔消失,胆囊壁增厚(W)。②出现宽大的弧形回声(E)。③其后伴有明显声影(S)。

"WES"征具有重要诊断意义,为慢性胆囊炎胆囊萎缩合并结石的特征。此征代表胆囊内多数结石积聚,但不易计数并区分每一块结石的大小和形态。

注意:此型结石常需与肝门附近含气的十二指肠肠襻鉴别。含气肠襻常有肠蠕动,伴有模糊声影,与恒定的结石声像图不同。

(2)泥沙样结石。颗粒状强回声,沉积于较厚胆泥中的多数细小结石,为泥沙状结石典型表现。此外,多发性颗粒状小结石沉积并平铺在胆囊后壁,其回声较强,声影不很明显,称为胆砂(gravel)。变动体位容易观察到胆砂沉积物的移动。注意胆砂应与胆泥鉴别。后者沉积带宽,移动较慢,回声较弱,并无声影。

(3)胆囊颈部结石。当结石嵌顿于颈部时,其强回声团有时不清晰,容易漏诊,但伴有颈部声影。颈部嵌顿结石可伴有胆囊肿大。采用左侧卧位和深吸气,便于发现结石强回声。必要时借助脂餐试验,判断颈部是否阻塞。

关于胆囊壁内微小结石:胆囊壁内可见1～2mm的点状强回声,伴有"彗星尾"征,体位改变时不移动,一般为多发。本病实际上属于"胆囊腺肌增生症"(后述),与胆囊结石是两个概念。

(二)临床评价

胆囊结石声像图检查具有高度敏感性和准确性(95％～99％),是影像诊断首选的检查方法。但是,超声检查存在着假阳性与假阴性,而且应当尽可能设法加以避免。

假阴性或漏诊:见于充满结石型、胆囊颈结石、高位胆囊,以及因过度肥胖胆囊显像不满意者,小结石(无声影)等。

避免假阴性或漏诊的方法:①对于胆囊腔显示不清者,采用右肋缘下斜断扫查技巧(由第二肝门向第一肝门和低位肝来回进行胆囊冠状断面或短轴方向搜寻),以证实"WES"征,并与生理性胆囊不充盈或其他重要病变如胆囊癌(实块型)等鉴别。②注意适当聚焦,增益勿用过高,采用 THI 技术等。

假阳性或误诊见于:①十二指肠襻气体强回声和声影与胆囊部分重叠,有时酷似胆囊内较大结石。②胆囊的折叠或胆囊颈部螺旋瓣强回声及其声影。③超声旁瓣形成的伪像,有时酷似胆泥。谐波成像有助于消除此伪像。④胆囊内团块状回声增多的稠厚胆泥,实际上为"软结石",术中挤捏后可以"消失"。这并非真正的超声假阳性,术前图像记录十分重要。

第五节　泌尿系统疾病超声诊断

一、多囊肾

(一)超声表现

1. 成人型多囊肾

典型进展期患者一般中年以上,双肾显著增大,表面不规则,肾皮质、髓质内许多大小不等囊泡样无回声和低回声结构(注意:低回声通常代表囊内陈旧性出血,少数合并囊内感染),囊壁清晰、整齐。肾窦区被多数囊泡压迫变形,甚至显示不清。早期病情轻者(多见于对患者子女的超声筛查),声像图表现可不典型,囊肿数目较少,有时酷似多数性肾囊肿应注意鉴别。

2. 婴儿型多囊肾

本病少见,发病年龄包括围生期和儿童,特点是双肾肿大,弥散性回声增强。

(二)诊断与鉴别诊断

根据前述超声征象诊断多囊肾一般没有困难。需要注意鉴别的疾病有以下几种。

1. 多数性单纯肾囊肿

部分患者单侧或双肾有多数性囊肿,故与多囊肾有相似之处。但肾囊肿数量较少,发生在肾皮质,肾窦回声比较完整,且无家族史,故比较容易区别。

Bear 提出多囊肾的诊断标准与年龄有关:有家族史的患者,30 岁以下至少有 2 个囊肿,单侧或双侧皆有;30～59 岁至少有 2 个,而且双肾受累;60 岁以上至少有 4 个,而且双肾受累。

2. 重度肾积水

某些断面可似多囊或多房囊状,因而可能与多囊肾混淆。利用肾冠状断面扫查,特别注意寻找有无残存肾实质(残存肾实质很像较厚而不太整齐的囊壁),以及肾的"囊腔"是否与其他囊腔甚至和扩张的肾盂相通。此为鉴别的要点。多囊肾为双侧性,多数囊肿大小相差悬殊,每个囊壁清晰,彼此不相通。此外,多囊肾的表面常高低不平,致使肾轮廓和肝肾间界限不清,与肾积水境界清楚的肾包膜轮廓(有时尚见残存的薄层肾实质)形成了鲜明对比。根据这些超声特点可以对两者进行鉴别。

3. 多囊性肾发育异常

本病属先天性非遗传性发育异常,常为单侧肾累及。若为双侧性肾脏受累,其结局早已是胎死宫内。本病好发于围生期胎儿、新生儿和 2 岁以内的婴幼儿,多因腹部包块来诊,成年人少见(本病围生期可以见到,参见产科异常和胎儿图片)。

超声表现:①一侧肾区多囊性肿物,囊肿大小不等,常失去肾脏外形,以致与成人型多囊肾混淆;肾实质和肾窦显示不清。②对侧肾代偿性肥大,回声正常。这些与多囊肾双肾受累表现全然不同。本病预后良好,可以手术治疗,据称腹部肿物也可能渐趋消失,故正确的超声诊断有着重要意义。

二、肾细胞癌

(一)超声表现

肾细胞癌声像图特点取决于肿瘤的大小及其侵犯范围。

1.肾外形改变

较大的肿物常引起,包括局部肿大、隆起,包膜不规则。多呈圆形和椭圆形实性肿物,边界可清晰或不清晰。偶见肿物外向性生长,甚至带蒂,易误为肾外肿物或漏诊(注意:采用肾脏长轴和短轴多平面扫查,可以避免误诊、漏诊)。

2.回声类型

有低回声型(10%)、等回声型(86%)和极少数的高回声型。此外,较大肿物往往内部回声不均匀,中央还可出现钙化斑块强回声,以及小片低回声和无回声区,可称为混合型或囊性变型,代表肿瘤内液化坏死和出血。

3.具有明显的占位特点

除包膜局部隆起外,常引起正常肾实质和肾中央区(肾盂肾盏)明显压迹和浸润。

4.CDFI

血流信号增多型较多见(如"抱球"状或点、线状散在分布的高速血流),或肿物局部的肾血管分布紊乱;然而,可见不少体积较大的RCC呈少血流信号和无血流信号型。CDFI显示肿瘤滋养血管的敏感度较差,故未见血流信号增多不能排除RCC诊断。

5.超声造影

新型微泡超声造影可以显著提高RCC的肿瘤血管显示率,表现为动脉期快速增强和廓清,帮助进一步明确肿瘤的范围,提高RCC超声诊断的敏感性和准确性。此外,超声造影还可用来鉴别正常的肾柱—假肿瘤。

(1)小肾癌。体积≤3cm的小RCC,在影像学称为小肾癌。通常分化良好,生长缓慢(平均每年生长0.45cm),无转移,手术治疗效果极好,据报道8年治愈率可达98.4%。

声像图特点:①边界清晰,多数回声增多,可伴有斑点状小钙化。②可有假包膜,有明显的占位效应如向包膜表面隆起。③可呈"不典型囊肿"表现,即囊内有回声,多房性或蜂窝状,囊壁或间隔增厚,有壁立乳头实性或成分。④CDFI常显示肿物内、囊壁或间隔血流信号增多。超声造影和增强CT均有助于进一步明确诊断。

(2)囊肿型肾癌。囊肿型肾癌是比较少见的特殊类型RCC(5%~7%),但容易被忽视。

声像图特点:①囊肿可小(≤3cm)、可大(≥5cm)。②单房或多房,囊壁较厚而不规则,内部回声增多,可有斑点状钙化或多数厚的分隔。③"单纯囊肿"内出现实性回声。④实性肿物内出现不规则以囊为主的混合性回声,透声较差。⑤CDFI往往有助于发现囊壁、瘤内间隔和实性成分中的血流信号,包括囊性小肾癌。超声造影和增强CT有助于进一步确定此型RCC的血流特征。

6.RCC的转移征象

RCC常沿肾静脉扩散,引起肾静脉、下腔静脉瘤栓和阻塞,用CDFI可以进一步证实静脉瘤栓及其范围。有时可见肾门淋巴结和腹膜后淋巴结肿大导致肾静脉和下腔静脉移位、受压。

(二)鉴别诊断

1. 肾脏假肿瘤—正常肾柱

肾柱是肾皮质伸向肾窦的组织块,其回声比肾窦低,可似肾肿瘤。但肾柱回声通常与正常皮质相同(注意:左肾柱受肋软骨声衰减影响,回声减低,更似肿瘤)。该"肿物"不伴有肾盂肾盏畸形等占位征象。通常用彩色多普勒超声可以做鉴别诊断,超声造影、增强 CT 扫描、MR 均有助于识别。

2. 肾表面分叶现象

正常肾可保留胎儿期的分叶残迹,常为双侧性。有时由于分叶较大而叶间沟较深,被误认为肿瘤结节,但此"结节"的回声与正常肾实质其余部分相同,无占位特点,其 CDFI 表现正常。

3. 黄色肉芽肿性肾盂肾炎

本病容易与肾肿瘤混淆,需结合病史和其他临床资料(如感染症状)综合分析。超声造影、增强 CT 均难以鉴别,组织学穿刺活检可以明确诊断。

4. 良性肾肿瘤

常见的血管平滑肌脂肪瘤,应与回声增多性小肾癌鉴别诊断。增强 CT 是可靠的鉴别诊断方法。

三、肾移行细胞癌

(一)主要超声表现

(1)无尿路阻塞的小肿瘤,由于肾窦区回声较强,超声常显示不清,需要进行其他影像检查。

(2)肾窦内低回声型。肿物部分或全部占据肾窦,使肾窦区呈低回声,边界清楚,提示较大的乳头状肿瘤,有时似"肾积水",但无后方回声增强表现。

CDFI:肿瘤内很少显示血流信号。超声造影可见肾窦内肿物以低灌注、缓慢增强为主要特征。

(3)阻塞型 TCC。肿物阻塞可继发肾盏或肾盂扩张。此时,声像图容易显示实性肿物的形态、大小和范围。

CDFI:肿瘤内很少显示血流信号。超声造影可见肾窦内肿物以,低灌注、缓慢增强为主要特征。

(4)弥散浸润生长型 TCC。肿瘤细胞由肾盂、肾盏向肾实质破坏性弥散性浸润,其特殊声像图表现:单侧肾弥散性肿大,可保持肾外形;实质显著增厚,皮髓质界限不清;肾盂、肾盏似"轻度积水"但充满实性回声;可伴有肿瘤血管转移等其他表现。此型 TCC 需要与内科弥散性肾病鉴别。

(二)诊断与鉴别诊断

(1)常规超声检查小的肾盂肿瘤敏感性虽然较差,但不失为首选无损影像检查法。无痛性血尿患者,如果超声未显示肿物或显示不满意,可建议进一步 X 线尿路造影,或做增强 CT、MRI 检查。

(2)肾窦内低回声型肿物应与肾积水、肾窦脂肪增生鉴别。TCC 有时酷似肾积水(或肾积水合并感染),肾窦区出现低回声,边界清晰,但其透声性较差。肾窦脂肪增生(the renal sinus fat hyperplasic)肾窦也出现较宽的低回声区,见于部分老年人和肥胖者,无任何症状,CDFI 和超声造影可以鉴别。

(3)超声造影可见肾窦内肿物以低灌注、缓慢增强,对于明确 TCC 的大小、范围很有帮助。

四、良性前列腺增生

(一)超声表现

1.前列腺增生的形态特征

前列腺轮廓完整而且光滑,增生的内腺断面形态呈圆形或近圆形,有非常清晰的外科包膜。前列腺各径增大,以前后径增大为著。

2.基本表现

内腺(移行区)显著增大,外腺不同程度受压变薄,重者萎缩呈"橘皮"样。内腺增大多数两侧对称,但少数左右不对称。近段尿道延长,甚至发生扭曲。

内腺与全腺宽度正常比值为 0.33。比值＞0.5 有助于良性前列腺增生(BPH)的诊断。

3.内部回声

经直肠扫查,增生的内腺通常为回声减低(回声低于外腺);少部分内腺也可呈等回声型,或回声增强型。采用高分辨力直肠探头可见内腺常由多数小圆形结节组成,故实际上内腺多呈非均质性改变。小结节可呈低回声、等回声和高回声,取决于腺体、平滑肌、纤维结缔组织的成分比。经腹壁扫查:外腺回声常较内腺为低,可能由于声衰减的缘故。

4.CDFI

增生的内腺血流信号增多,特点是分布均匀、两侧对称。

(二)诊断与鉴别诊断

根据良性前列腺增生声像图特点(上述 1～2),不难做出 BPH 诊断。经腹壁超声前列腺显示遇有困难时,改用经会阴扫查,或经直肠扫查,便可诊断。本病常向膀胱腔内隆起,有时酷似膀胱肿瘤。鉴别诊断应包括:膀胱肿瘤、前列腺癌、良性增生合并腺癌。

极少数发生在外腺的 BPH 低回声小结节,很难与早期癌鉴别,确诊有赖于超声引导组织学活检。

五、前列腺癌

(一)超声表现

1.早期癌声像图(T_1、T_2 期)

(1)低回声小结节。典型的早期癌多位于外腺区,通常为低回声,代表癌细胞为其主要成分,侵袭性也较高(值得注意的是出现典型征象者仅占 53%～80%)。

(2)等回声性肿物。不少见,约占 30%。多位于内腺区,经直肠超声一般难以发现。病变较大则引起间接征象—腺体不对称和局部包膜隆起,因而具有提示诊断作用。等回声性肿物常为多灶性,多数边界不清。

(3)高回声病变。比较少见。病变可能发生在已有前列腺增生病变的钙化处,使该处呈非均匀性改变;还可发生在外腺癌组织的低回声区内,其中有分散的多个细点状强回声,应注意与 BPH 合并钙化相区别。

(4)彩色超声显示局部病灶区域血流增加。

2.进展期癌声像图（T_3、T_4 期）

(1)前列腺不规则增大，包膜局部隆起或凹凸不平，两侧失去对称。

(2)肿物结节内部回声强弱不均，内外腺和正常结构模糊不清。

(3)邻近器官被肿瘤浸润的超声征象。比如精囊增宽，腔内出现实性成分，血流信号增多。

(4)彩色超声显示前列腺病灶内血流信号增加。

（二）超声评价

(1)据报道，直肠超声（TRUS）有助于敏感地发现 0.5～1.5cm 的前列腺癌（PCA）。经直肠超声敏感性超过了直肠指诊，后者仅能发现 45％的癌，但在早年，学者曾普遍高估经直肠超声在前列腺癌诊断中的作用，并试图用于前列腺癌的人群普查。

(2)自 20 世纪 90 年代以来，经直肠超声用于发现和诊断前列腺癌的实际作用及其局限性逐渐被人们认识。当代高分辨力经直肠超声显示前列腺癌的敏感性仅为 60％～70％。由于等回声肿瘤的存在，经直肠超声有较高的假阴性率（24％～30％）。彩色多普勒超声可以进一步提高肿瘤的检出率，但也有一定的限度，比灰阶超声仅增加 5％～10％。有学者提出彩色超声敏感性 49％，特异性 93％，某些局限性炎症出现血流增加可造成假阳性。迄今，普查早期前列腺癌的首选方法应属前列腺特异性抗原（PSA）测定结合直肠指诊检查。

(3)经直肠超声包括彩色多普勒检查的临床重要性，主要在于评估前列腺癌和引导前列腺穿刺活检。规范的系统前列腺穿刺活检（后述），对于前列腺癌分期和组织学分级以及指导癌的治疗起着极为重要的作用。

(4)前列腺癌经直肠超声检查包括彩色多普勒表现缺乏诊断特异性。对于 PSA 增高，触诊可及或不可触及的可疑病变，声像图发现的可疑病变，最可靠的确诊方法是经直肠超声引导穿刺组织学活检。

(5)经直肠超声引导还卓有成效地用于放射性粒子置入治疗前列腺癌（近距离放疗）。20 余年临床应用证明，其疗效可以与前列腺手术根治方法相媲美，而可免除手术创伤和某些严重并发症。

第六节　运动系统疾病超声诊断

一、软组织异物

多有明确外伤史，金属锐器、玻璃、木刺、细塑料管等是常见异物。超声由于不受异物密度影响，特别是对 X 线阴性异物的检查，已逐渐成为首选方法。

超声表现：

(1)异物本身显示为大小不等点状、线状或团状强或高回声。

(2)金属、玻璃碎片等异物，后方多出现典型的"彗星尾"征和模糊声影。在脓腔内或邻近骨皮质的异物声影可不明显。

(3)异物合并周围组织出血、渗液、脓肿形成时，异物周围可出现无回声区。慢性肉芽肿形成时表现为低回声结节。

此外,为便于术中寻找异物,可在超声引导下,用适当长度注射针穿刺至异物表面,注射适量亚甲蓝溶液帮助定位。还可从伤口注射 3% 过氧化氢作为声学造影方法,判断异物与伤道的关系。

二、肌肉损伤

无论是一般人群还是职业运动员,肌肉损伤都十分常见。按发病原因可分为直接损伤:外力直接作用于肌肉导致肌纤维破裂,血肿形成等病理改变;间接损伤:以运动伤最常见,多由不恰当或过量的运动负荷所致。少数间接损伤与运动无关,如凝血因子缺乏导致肌肉自发血肿,横纹肌溶解症等。按发病时间,肌肉损伤又可分为急性损伤和慢性损伤。

(一)急性肌肉损伤

多为运动损伤,最常发生在跨越两个关节的肌肉如半膜肌、半腱肌、股二头肌、腓肠肌及股四头肌等。

超声表现:

(1)轻度损伤。肌纤维破裂<5%,受伤区以少量出血和水肿为主要病理改变。超声表现为局部肌肉正常的羽状结构消失,回声减低。筋膜回声延续无中断,其周围可见无回声区。

(2)中度损伤(部分断裂)。肌纤维断裂 1/3~2/3,超声显示肌肉回声部分中断,出现低回声裂隙,断端被血肿包绕,轻压探头肌肉断片出现异常飘动称为"铃舌"征。肌腹内筋膜周围积液出现无回声区,如合并肌外膜破裂出血沿肌筋膜向外扩散。慢性期病变区呈不均质低至无回声,壁厚不规则,腔内含有断端肌肉组织。

(3)重度损伤(完全断裂)。肌纤维断裂>2/3 或全层断裂,声像图显示受伤肌肉回声完全中断,肌肉回缩出现较大的裂隙其内充填血肿,并沿筋膜破裂缝隙延伸。动态试验肌肉断片可见异常活动("铃舌"征)。

肌肉损伤愈合期,由于含铁血黄素沉着和纤维组织增生导致断端回声增强,瘢痕形成引起局部筋膜或肌间隔向中心部回缩,部分可演变为骨化性肌炎。严重损伤,肌腱附着部可发生骨皮质撕脱骨折。

(二)肌肉血肿

多见于肌肉损伤,此外还可发生在血友病 A 与血友病 B、抗凝血药物治疗、其他凝血因子缺乏等。

声像图特点:

(1)少量出血,局部肌肉羽状结构回声消失,出现低或无回声灶,邻近肌外膜者,肌肉与筋膜面分离,无明显肿块效应。

(2)大的血肿,在肌肉内形成均匀低回声肿块;数小时后血清、血细胞和纤维蛋白分开,血肿内形成液—液分层;数天后血肿完全液化,则显示为均匀无回声,血肿壁呈较高回声,后方可有回声增强;数周后血肿逐渐吸收消失。早期血肿 CDFI 显示周边血流信号丰富。

(三)横纹肌溶解症

由多种病因引起,肌肉直接创伤引起者少见。最常见于感染、肢体长时间受压、化学药物中毒(如海洛因、甲醇、工业用酒精及一氧化碳中毒)等。有 30% 的患者因此引起急性肾衰竭,及时诊断极为重要。

超声表现：轻者肌肉内仅出现局限性结构回声紊乱，表现为肌纤维模糊或消失，出现低或无回声灶；重者受累肌肉弥散性肿大，回声明显减低或增高，或在弥散性低回声中出现多发高回声灶。

值得指出的是，横纹肌溶解症的肌肉超声表现并无特异性，应首先除外深静脉血栓。诊断本病需结合病史，做血、尿肌球蛋白，血中尿酸、肌酸和肌酸激酶等实验室检查。

(四)骨化性肌炎

属于肌肉损伤的慢性并发症，多继发于肌肉挫伤，甚至有 40％的患者无明确外伤史。其中 80％发生在四肢大肌肉，常见于大腿、骨盆等部位，病灶往往单发。

超声表现：

(1)早期(假炎症期)，伤后 3 周内，肌肉内肿块呈不均匀回声，边界较清楚。CDFI 病灶内可见较多血流信号。

(2)中期(假肿瘤期)，伤后 3～4 周开始肿块周边部出现带状或环状薄层钙化强回声。

(3)成熟期，自伤后 6 周持续至 5～6 个月，肿块完全钙化或骨化，呈多层强回声，伴明显声影。

钙化区外缘及声影深部无异常软组织包绕，钙化区与周围软组织边界清晰，邻近骨皮质无异常是骨化性肌炎与骨肿瘤区别的重要声像图特点。

三、肌腱、韧带损伤

(一)肌腱损伤

青年人多为急性运动损伤，老年人多由肌腱炎引起。常发生于肱二头肌长头腱、胫后肌腱、髌腱、肩袖、跟腱及股四头肌腱等。

超声表现：

(1)急性完全性断裂。肌腱回声中断或因肌腱断端回缩看不到肌腱回声，断端间隙有液体充填呈低回声或无回声，动态试验断端活动异常。腱周、腱鞘内及邻近滑囊积液。

(2)不完全性断裂。肌腱回声连续性部分中断，断端部回声减低，呈梭形肿大，腱周或腱鞘内可见少量积液。急性损伤 CDFI 示断端周边血流信号增多。

(3)陈旧性损伤。断裂处呈不均匀性高回声、肌腱变薄、表面凹陷；有肉芽组织形成或有滑膜嵌入时出现低回声肿块；合并肌腱钙化时出现灶状强回声，可伴有声影。

肌腱损伤超声诊断的敏感性为 100％，特异性为 85％左右。

(二)膝内侧副韧带损伤

膝内侧副韧带损伤十分常见。在严重运动损伤时，常同时合并交叉韧带和内侧半月板损伤，超声可在伤后快速做出诊断，并能准确判定损伤范围。

超声表现：

(1)全层断裂。超声显示韧带的深浅两层均回声中断，断端间出现裂隙，被血肿充填，呈现无或低回声，韧带其余部分回声减低，肿大增厚。

(2)部分性断裂。只限于深层或浅层，韧带明显肿胀增厚，回声减低，无回声中断及裂隙。超声检查侧副韧带损伤时，应同时扫查内侧半月板和交叉韧带。

四、关节积液

活动性关节疾病诊断的重要指标。超声诊断关节积液既敏感又准确，还可在超声引导下穿刺抽液和注药治疗，方便疗效的观察和随访。

超声表现：

（1）大量积液关节腔增宽，滑膜增厚，关节囊外突，关节腔内充满液体无回声；有时液体内可见点状回声。

（2）少量积液只存在关节囊隐窝内，表现为带状无回声，宽度可能不超过 3mm。

各关节最易探测到积液的部位：①膝关节在髌骨上方股骨髁间沟。②髋关节在关节前方股骨颈间隙。③肘关节在鹰嘴窝。④踝关节在胫骨远端前方。⑤肩关节在肩后方或腋下。⑥腕关节在桡骨茎突前方。

关节液性状及病因的判定需结合临床其他表现和关节液的检查。

五、半月板损伤

因半月板位置深在，超声检查的准确性明显低于 MR。MR 是目前术前明确诊断的可靠手段。但是，超声检查因其方便、灵活，常常在膝关节的常规超声检查中发现或提示半月板病变，因此已成为重要的筛选检查项目。

声像图上半月板内出现横向或纵向低回声裂隙，是半月板损伤的重要征象。边缘型撕裂半月板外缘与副韧带和关节囊分离，向内移位出现裂隙，超声易于诊断。桶柄型撕裂内侧断片向关节中心移位，内缘的楔状回声消失，但受声窗限制，超声往往不能显示。严重的半月板损伤常合并关节积液、软组织肿胀、髌上滑囊积液、侧副韧带和交叉韧带损伤等其他超声征象。

六、半月板囊肿

半月板囊肿不少见，因大部分突出膝关节腔外，所以超声是极有用的诊断方法，并较易与膝周其他囊性肿物鉴别。超声诊断的敏感性为 97％，特异性为 94％。

超声表现：

（1）膝旁关节线附近出现圆形、分叶状或椭圆形低或无回声肿物，外侧缘有壁，内侧缘通过损伤裂隙（多为水平裂）与关节腔相连。外侧半月板囊肿多位于半月板中 1/3，突向外侧副韧带前方；内侧半月板囊肿多位于半月板后 1/3，突向内侧副韧带后方。

（2）屈膝时囊肿出现并增大，伸膝时囊肿缩入关节，明显变小或消失，这种屈伸膝囊肿的实时显没过程，是诊断半月板囊肿的重要特征并成为与膝周其他囊性肿物鉴别的重要依据。CDFI 无血流信号显示。

参考文献

[1]李斯琴,等.临床超声医学诊断精要[M].北京:科学技术文献出版社.2020.

[2]池肇春.腹痛诊断、鉴别诊断与治疗[M].北京:人民卫生出版社.2021.

[3]杨娅,马宁,李嵘娟,等.超声心动图诊断[M].北京:科学出版社.2021.

[4]王伟,卢明春,等.实用医学影像诊断[M].北京:科学技术文献出版社.2020.

[5]刘健,牟焕晨.影像诊断学研究[M].北京:中国纺织出版社有限公司.2020.

[6]赵丽娜.新编医学影像基础与诊断[M].昆明:云南科技出版社.2020.

[7]郑娜,姜波,崔文超,等.实用临床医学影像诊断[M].青岛:中国海洋大学出版社.2020.

[8]潘宁,等.现代医院临床超声影像诊断学[M].长春:吉林科学技术出版社.2020.

[9]杜广芬,等.医学影像诊断思维与临床实践[M].北京:科学技术文献出版社.2020.

[10]赵一平,袁欣.乳腺疾病影像诊断与分析[M].北京:科学出版社.2020.

[11]于呈祥,等.医学影像理论基础与诊断应用[M].北京:科学技术文献出版社.2020.

[12]车德红,韦虹.影像医学诊断及介入治疗[M].北京:中国纺织出版社有限公司.2020.

[13]葛郁荣,李莎,闫继栋.医学影像新解[M].北京:中医古籍出版社.2020.

[14]翟宁,等.实用临床影像技术与诊疗应用[M].北京:科学技术文献出版社.2020.

[15]李永玲.实用超声诊断新进展[M].哈尔滨:黑龙江科学技术出版社.2020.